《实用临床药物治疗学》丛书

主任委员　吴永佩　金有豫
总 主 译　金有豫　韩　英

国家卫生健康委医院管理研究所药事管理研究部　组织翻译

APPLIED THERAPEUTICS
The Clinical Use of Drugs

实用临床药物治疗学
总　论

第 11 版

主　　　编　Caroline S. Zeind　Michael G. Carvalho

分 册 主 译　蒋学华　杜晓冬

分 册 副主译　王　凌　徐　琙

分 册 译 者　（按姓氏笔画排序）

尹　茜　占　美　叶晓莉　刘　静　许璺文

严　郁　谷　娟　张　莹　张芸榕　张晞倩

周晓丹　徐铭宇　唐　瑞　魏　薇

分 册 负责单位　四川大学华西药学院

四川大学华西医院

人民卫生出版社

图书在版编目（CIP）数据

实用临床药物治疗学：总论/（美）卡罗琳·S. 扎因得（Caroline S. Zeind）主编；蒋学华，杜晓冬译. —北京：人民卫生出版社，2019

ISBN 978-7-117-28916-0

Ⅰ. ①实… Ⅱ. ①卡…②蒋…③杜… Ⅲ. ①药物疗法 Ⅳ. ①R453

中国版本图书馆 CIP 数据核字（2019）第 209784 号

| 人卫智网 | www.ipmph.com | 医学教育、学术、考试、健康，购书智慧智能综合服务平台 |
| 人卫官网 | www.pmph.com | 人卫官方资讯发布平台 |

版权所有，侵权必究！

图字：01-2018-6491

实用临床药物治疗学　总论

分册主译：蒋学华　杜晓冬

出版发行：人民卫生出版社（中继线 010-59780011）

地　　址：北京市朝阳区潘家园南里 19 号

邮　　编：100021

E-mail：pmph @ pmph. com

购书热线：010-59787592　010-59787584　010-65264830

印　　刷：北京顶佳世纪印刷有限公司

经　　销：新华书店

开　　本：889×1194　1/16　　印张：8.5

字　　数：347 千字

版　　次：2019 年 11 月第 1 版　2019 年 11 月第 1 版第 1 次印刷

标准书号：ISBN 978-7-117-28916-0

定　　价：65.00 元

打击盗版举报电话：010-59787491　E-mail：WQ @ pmph. com

质量问题联系电话：010-59787234　E-mail：zhiliang @ pmph. com

《实用临床药物治疗学》（第11版）译委会

主 任 委 员 吴永佩　金有豫

副主任委员 颜　青

总 主 译 金有豫　韩　英

副 总 主 译 缪丽燕　吕迁洲　樊德厚　蒋学华

分册（篇）主译

第一篇	总论		蒋学华　杜晓冬
第二篇	心血管系统疾病		牟　燕　周聊生
第三篇	呼吸系统疾病		杨秀岭　蔡志刚
第四篇	消化系统疾病		韩　英
第五篇	肾脏疾病		缪丽燕　卢国元
第六篇	免疫失调		张雅敏　徐彦贵
第七篇	营养支持		吕迁洲
第八篇	皮肤疾病		鲁　严　孟　玲
第九篇	骨关节疾病		伍沪生　毛　璐
第十篇	妇女保健		赵　霞　张伶俐
第十一篇	内分泌系统疾病		梅　丹　邢小平
第十二篇	眼科疾病		王家伟
第十三篇	神经系统疾病		王长连　吴　钢
第十四篇	感染性疾病	夏培元	吕晓菊　杨　帆
第十五篇	精神疾病和物质滥用		姚贵忠　孙路路
第十六篇	肿瘤		杜　光　桂　玲
第十七篇	儿科疾病		徐　虹　李智平
第十八篇	老年疾病		封宇飞　胡　欣

译者的话

《实用临床药物治疗学》为 APPLIED THERA-PEUTICS：the Clinical Use of Drugs 第 11 版的中译本。其第 8 版中译本曾以《临床药物治疗学》之名于 2007 年出版。

《实用临床药物治疗学》一书为临床药学的经典教材和参考书。其第 1 版由美国被誉为"药师对患者监护开拓者"(Pioneering the Pharmacists' Role in Patients Care)且 2010 年美国 Remington 荣誉奖获得者的著名药学家 Marry Anne Koda-Kimble 主编，于 1975 年作为教材面世，至今出版已 44 载，虽经多版修订，但始终未离其编写初衷：采用基于"案例"和"问题"进行教育的特点和方法，帮助学生掌握药物治疗学的基本知识；学生可从中学习到常见疾病的基本知识；培养学生解决问题的能力，以制定和实施合理的药物治疗方案；每个案例均融入各章的治疗关键概念和原则等。

为了表彰作者的贡献，其第 10 版书名首次被冠名为"Koda-Kimble & Young's Applied Therapeutics"，以资纪念。

本版与第 8 版相比，其参加编写和每篇负责人的著名药学院校专家分别增为 214 人和 26 人。

本书第 11 版的章节数经调整后共 18 篇 110 章。与第 8 版的 101 章相比，增改了 9 章。各章内容均有所更新，特别是具有本书特点的"案例"和"问题"的数量，分别增至约 900 例和 2 800 多题，个别案例竟多达 12 题，甚至 18 题，从病情到治疗，由繁到简，环环丝扣，最终解释得清清楚楚。原版全书正文总面数达 2 288 面，堪称与时俱进的经典巨著。

当前，我国正处于深化医疗改革的阶段，医疗、医保和医药联动的改革工作任务甚重。特别是在开展"以患者为中心"的药学监护(Pharmaceutical Care)工作方面，我国药师无论是在数量或质量方面，都有相当大的差距，任重而道远。因此本书的翻译出版，定将为药师学习提高专业实践技能，促进药师在医改进展中的服务能力起到重要作用。

为此，简略地回顾一下药师的发展历史，可能有助于读者更深刻地体会本书的特点、意义和价值。

二次世界大战后，欧美各国家制药工业迅速发展，新药大量开发应用于临床。随着药品品种和使用的增加，药物不良反应也频繁发生，不合理用药加重，药物的不合理使用导致药源性疾病的增加，患者用药风险增大。同时，人类面临的疾病负担严峻，慢性病及其他疾病的药物应用问题也愈加复杂，医疗费用迅速增加，促进合理用药成为共同关注的问题，因而要求医院药学部门工作的转型、药师观念与职责的转变，要求药师能参与临床药物治疗管理；要求高等医药院校培养应用型临床药学专业人才，这就导致药学教育的改革。美国于 1957 年首先提出高等医药院校设置 6 年制临床药学专业 Pharm D. 培养计划，培养临床型药学专业技术人才。至今美国 135 所高等医药院校的药学教育总规模 90% 以上为 Pharm D. 专业教育；规定 Pharm D. 专业学位是在医院和社会药店上岗药师的唯一资格。并在医院建立学员毕业后以提高临床用药实践能力为主的住院药师规范化培训制度。

在此背景下，美国加州旧金山大学药学院临床药学系主任、著名的药学家 Marry Anne Koda-Kimble 主编了本书的第 1 版，作为培养新型药师的教材于 1975 年问世。本书第一版前言中指出"正是药师——受过高级培训、成为药物治疗专家，掌握药物的最新知识及了解发展动态、为患者和医师提供咨询，在合理使用药物、防止药物不良反应等方面——将起到关键作用"。美国的一些药学院校在课程设置方面增加了相应的内容，使药师能够胜任

"以患者为中心"参与临床药物治疗管理的工作职责。其后40年来，药师的教育和实践任务随着医疗保健工作的发展，在"以患者为中心"的基础上，不断地向临床药学、实践规范化和系统管理方面进行改革和提高。其中比较突出的有3位美国学者Robert J. Cipolle（药师和教育学家）、Linda M. Strand（药师和教育学家）和Peter C. Morley（医学人类学家和教育学家），作为一个团队，通过调查、研究、试点、总结而提出"药学监护"（Pharmaceutical Care）的理念（philosophy）、实践和规范（practice），指南（guide）以至"药物治疗管理"（Medication Therapy Management，MTM）系统。4位专家的"革命"性变革，提高了药师在医疗保健中的地位及其重要性的认识，促进了药师专业作用的发挥。因此Robert J. Cipolle、Linda M. Strand两人和Koda-Kimble分别于1997年和2010年获得美国药师协会颁发的、代表药学专业领域最高荣誉的Remington奖章，对他们在药学专业领域所作的巨大贡献予以肯定和鼓励。

迄今，世界各国的药学教育和药师的工作重点和作用，也都先后向这方面转变。在我国也正在加速药学教育改革和医院药师职责的转变。本版第1章"药物治疗管理和治疗评估"（Medication Therapy Management and Assessment of Therapy）的内容，很适合我国药师的现状和需要。

有鉴于此，我们组织了本书的翻译，以飨读者。

本书的翻译工作由金有豫教授和吴永佩教授牵头，韩英、缪丽燕、吕迁洲、樊德厚、蒋学华等教授出任总译校审阅工作。由23家三级医院和药学院校有丰富理论和实际经验的药学、医学专家教授及部分临床药师近200人分别承担了18篇共110章的翻译、校译和审译工作，我们对各篇章译校专家所付出的辛勤劳动深表感谢。由于专业知识、翻译水平与经验的不足，难免有疏漏或不当之处，恳请专家和读者提出宝贵意见。

译委会
2019年10月

距第 1 版《实用临床药物治疗学》出版已经 40 多年了,这期间健康卫生的蓝图发生了巨大的变革。虽然科技的巨大进步改变了个体化医疗,但我们也意识到在日益复杂的医疗保健服务系统中所面临的重大挑战。我们比以往任何时候都更需要具有批判性思维和可以运用问题解决技能来改善患者预后的卫生专业技术人员。

大约 40 年后,这本教科书的基本原则——以患者为中心,以案例为基础的学习方法——仍然是卫生专业教育的基石。我们的编者们列出了约 900 个案例来帮助读者在特定的临床环境中综合应用治疗学原则。我们也给卫生专业学生和实践者提供了简要的有关临床医师批判性的思考、解决问题的技能评估和解决治疗问题的思维方式。卫生专业的学生和实践者通过初步了解临床医师评估和解决治疗问题的思维来提升自身批判性思维和解决问题的能力。

熟悉本书过去版本的读者会注意到本书的整体设计与第 10 版一致,每章开头都包含了核心原则部分,提供了本章最重要的概括性信息。每个核心原则都定位于每章将被详细讨论的特定案例,关键性的参考文献和网站在每章结尾列出,每章所有的参考文献都可在网上看到。

基于过去版本中提供的基于案例学习的良好基础,第 11 版做了一些改变,以满足全球卫生专业教育工作者和学生不断变化的教育需求。主编们和编者们将美国医学研究所(Institute of Medicine, IOM)的 5 个核心能力,即以患者为中心的监护能力、跨学科团队的协作能力、基于循证证据的实践能力、质量改进技术的应用能力和信息技术的应用能力作为在书中提出案例研究和问题的主要框架。

此外,2016 年药学教育认证委员会(the Accreditation Council for Pharmacy Education, ACPE)认证标准,药学教育促进中心(the Center for the Advancement of Pharmacy Education, CAPE)教育成果和北美药剂师执照考试(the North American Pharmacist Licensure Examination, NAPLEX)修订版的能力声明作为编写团队和编者们设计编撰第 11 版的指导方针。

本版的特点在于 200 多位经验丰富的临床医师做出了积极的贡献,对每一章都经过修订和更新,以反映我们不断变化的药物知识以及这些知识在患者个体化治疗中的应用。几部分内容已经过广泛的重组,引入了新的章节来扩展重要主题,其中包括总论、免疫失调、类风湿性疾病、骨关节疾病、神经系统疾病、精神疾病和药物滥用及肿瘤部分。特别值得注意的是总论部分关于药物相互作用、药物基因组学和个体化用药及职业教育与实践的新章节。此外,还重新设计了 1 章,重点关注重症患者的监护,现在还补充了关于儿童危重症监护的章节。

鉴于将跨专业教育(interprofessional education, IPE)纳入教学、实践和临床环境的重要性,我们添加了一系列由本书各个部分编者们的代表编写的 IPE 案例研究。

由于我们正在计划下一个版本,因此我们欢迎您的反馈。作者从文献、现行标准、临床经验中提取信息,从而分享合理的、深思熟虑的治疗策略。然而,每个实践者都有责任去评估书中实际临床环境中某些观点的适用性,我们支持任何在此领域的发展。我们强烈要求学生和实践者在需要使用新的和不熟悉的药物时参考适当的信息来源。

原著致谢

我们十分感激那些致力于完成第 11 版《实用临床药物治疗学》的所有编者。我们感谢所有编者在平衡承担教育工作者、临床医师和研究人员众多责任的同时，不懈地提供最高质量的编写工作。我们感谢 26 位分册(篇)主编的出色工作，他们在本书的组织结构和章节的个性化编写中提供了必要的关键性的反馈意见，没有他们的奉献和支持，这个版本也是不可能出版的。另外，我们特别感谢那些已退休的主编们——Jean M. Nappi、Timothy J. Ives、Marcia L. Buck、Judith L. Beizer 和 Myrna Y. Munar，因为他们是第 11 版的指导力量。我们衷心感谢本书之前版本的编写团队，特别感谢 Brian K. Alldredge 博士和 B. Joseph Guglielmo 博士对第 11 版的指导和支持。我们还要感谢"Facts and Comparisons"允许我们使用他们的数据来构建本书的一些表格。

来自 Wolters Kluwer、Matt Hauber、Andrea Vosburgh 和 Annette Ferran 的团队应该得到特别的认可。他们非凡的耐心、对细节的关注和指导对于这个项目的成功至关重要。我们衷心感谢 Tara Slagle(项目管理)和 Samson Premkumar(制作)协助我们完成这个版本。最重要的是，我们要感谢我们的配偶和家人对我们的爱、理解和坚定的支持。他们无私地给予我们编写本书时所需要的一个个清晨、深夜、周末和假期。

与过去的版本一致，我们继续将我们的工作奉献给激励我们的学生以及教会了我们宝贵经验的患者。我们还将第 11 版献给那些临床医师和教育工作者，他们在应用基于团队的方法提供以患者为中心的监护服务方面发挥了先锋领袖和行为榜样作用。

分册主编

Michael C. Angelini, PharmD, MA, BCPP
Associate Professor of Pharmacy Practice
School of Pharmacy–Boston
MCPHS University
Boston, Massachusetts

Judith L. Beizer, PharmD, CGP, FASCP
Clinical Professor
Department of Clinical Pharmacy Practice
College of Pharmacy & Allied Health Professions
St. John's University
Jamaica, New York

Marcia L. Buck, PharmD, FCCP, FPPAG
Professor
Department of Pediatrics
School of Medicine
Clinical Coordinator, Pediatrics
Department of Pharmacy
University of Virginia
Charlottesville, Virginia

Michael G. Carvalho, PharmD, BCPP
Assistant Dean of Interprofessional Education
Professor and Chair
Department of Pharmacy Practice
School of Pharmacy–Boston
MCPHS University
Boston, Massachusetts

Judy W. Cheng, PharmD, MPH, BCPS, FCCP
Professor of Pharmacy Practice
School of Pharmacy–Boston
MCPHS University
Boston, Massachusetts

R. Rebecca Couris, PhD, RPh
Professor of Nutrition Science and Pharmacy Practice
Department of Pharmacy Practice, School of Pharmacy–Boston
MCPHS University
Boston, Massachusetts

Steven Gabardi, PharmD, BCPS, FAST, FCCP
Abdominal Organ Transplant Clinical Specialist & Program Director
PGY-2 Organ Transplant Pharmacology Residency
Brigham and Women's Hospital
Departments of Transplant Surgery/Pharmacy/Renal Division
Assistant Professor of Medicine
Harvard Medical School
Boston, Massachusetts

Jennifer D. Goldman, BS, PharmD, CDE, BC-ADM, FCCP
Professor of Pharmacy Practice
School of Pharmacy–Boston
MCPHS University
Boston, Massachusetts

Christy S. Harris, PharmD, BCPS, BCOP
Associate Professor of Pharmacy Practice
School of Pharmacy–Boston
MCPHS University
Boston, Massachusetts

Timothy R. Hudd, PharmD, AE-C
Associate Professor of Pharmacy Practice
School of Pharmacy–Boston
MCPHS University
Boston, Massachusetts

Timothy J. Ives, PharmD, MPH, FCCP, BCPS
Professor
Eshelman School of Pharmacy
The University of North Carolina at Chapel Hill
Chapel Hill, North Carolina

Susan Jacobson, MS, EdD, RPh
Associate Professor of Pharmacy Practice
School of Pharmacy–Boston
MCPHS University
Boston, Massachusetts

Maria D. Kostka-Rokosz, PharmD
Assistant Dean of Academic Affairs
Professor of Pharmacy Practice
School of Pharmacy–Boston
MCPHS University
Boston, Massachusetts

Trisha LaPointe, PharmD, BCPS
Associate Professor of Pharmacy Practice
School of Pharmacy–Boston
MCPHS University
Boston, Massachusetts

Michele Matthews, PharmD, CPE, BCACP
Associate Professor of Pharmacy Practice
School of Pharmacy–Boston
MCPHS University
Boston, Massachusetts

10

分册主编

Susan L. Mayhew, PharmD, BCNSP, FASHP
Professor and Dean
Appalachian College of Pharmacy
Oakwood, Virginia

William W. McCloskey, BA, BS, PharmD
Professor and Vice-Chair
Department of Pharmacy Practice
School of Pharmacy–Boston
MCPHS University
Boston, Massachusetts

Myrna Y. Munar, PharmD
Associate Professor
Department of Pharmacy Practice
College of Pharmacy
Oregon State University
Oregon Health and Science University
Portland, Oregon

Jean M. Nappi, PharmD, FCCP, BCPS AQ-Cardiology
Professor
Clinical Pharmacy and Outcome Sciences
South Carolina College of Pharmacy
Medical University of South Carolina
Charleston, South Carolina

Kamala Nola, PharmD, MS
Professor and Vice-Chair
Department of Pharmacy Practice
Lipscomb University College of Pharmacy
Nashville, Tennessee

Dorothea C. Rudorf, PharmD, MS
Professor of Pharmacy Practice
School of Pharmacy–Boston
MCPHS University
Boston, Massachusetts

Carrie A. Sincak, PharmD, BCPS, FASHP
Assistant Dean for Clinical Affairs and Professor
Department of Pharmacy Practice
Midwestern University Chicago College of Pharmacy
Downers Grove, Illinois

Timothy E. Welty, PharmD, FCCP
Professor
Department of Pharmacy Practice
University of Kansas School of Pharmacy
Lawrence, Kansas

G. Christopher Wood, PharmD, FCCP, FCCM, BCPS
Associate Professor of Clinical Pharmacy
University of Tennessee Health Science Center
College of Pharmacy
Memphis, Tennessee

Kathy Zaiken, PharmD
Professor of Pharmacy Practice
School of Pharmacy–Boston
MCPHS University
Boston, Massachusetts

Caroline S. Zeind, PharmD
Associate Provost for Academic and International Affairs
Chief Academic Officer
Worcester, Massachusetts and Manchester, New Hampshire Campuses
Professor of Pharmacy Practice
Academic Affairs
MCPHS University
Boston, Massachusetts

Steven R. Abel, PharmD, FASHP
Professor of Pharmacy Practice
Associate Provost for Engagement
Purdue University
West Lafayette, Indiana

Jessica L. Adams, PharmD, BCPS, AAHIVP
Assistant Professor of Clinical Pharmacy
HIV and Infectious Diseases Specialist
Department of Pharmacy Practice and Pharmacy Administration
Philadelphia College of Pharmacy
University of the Sciences
Philadelphia, Pennsylvania

Brian K. Alldredge, PharmD
Professor and Vice Provost
University of California–San Francisco
San Francisco, California

Mary G. Amato, PharmD, MPH, BCPS
Professor of Pharmacy Practice
School of Pharmacy–Boston
MCPHS University
Boston, Massachusetts

Jaime E. Anderson, PharmD, BCOP
Oncology Clinical Pharmacy Specialist
MD Anderson Medical Center
University of Texas
Houston, Texas

Michael C. Angelini, PharmD, MA, BCPP
Associate Professor of Pharmacy Practice
School of Pharmacy–Boston
MCPHS University
Boston, Massachusetts

Albert T. Bach, PharmD
Assistant Professor of Pharmacy Practice
School of Pharmacy
Chapman University
Irvine, California

Jennifer H. Baggs, PharmD, BCPS, BCNSP
Clinical Assistant Professor
University of Arizona
Tucson, Arizona

David T. Bearden, PharmD
Clinical Professor and Chair
Department of Pharmacy Practice
Clinical Assistant Director

Department of Pharmacy Services
College of Pharmacy
Oregon State University
Oregon Health and Science University
Portland, Oregon

Sandra Benavides, PharmD, FCCP, FPPAG
Professor
Assistant Dean for Programmatic Assessment and Accreditation
Interim Chair
Department of Clinical and Administrative Sciences
Larkin Health Sciences Institute College of Pharmacy

Paul M. Beringer, PharmD, FASHP, FCCP
Associate Professor
Department of Clinical Pharmacy
University of Southern California
Los Angeles, California

Snehal H. Bhatt, PharmD, BCPS
Associate Professor of Pharmacy Practice
School of Pharmacy–Boston
MCPHS University
Clinical Pharmacist
Beth Israel Deaconess Medical Center
Boston, Massachusetts

Jeff F. Binkley, PharmD, BCNSP, FASHP
Administrative Director of Pharmacy
Maury Regional Medical Center and Affiliates
Columbia, Tennessee

Marlo Blazer, PharmD, BCOP
Assistant Director
Xcenda, an AmerisourceBergen Company
Columbus, Ohio

KarenBeth H. Bohan, PharmD, BCPS
Professor and Founding Chair
Department of Pharmacy Practice
School of Pharmacy and Pharmaceutical Sciences
Binghamton University
Binghamton, New York

Suzanne G. Bollmeier, PharmD, BCPS, AE-C
Professor of Pharmacy Practice
School of Pharmacy–Boston
St. Louis College of Pharmacy
St. Louis, Missouri

Laura M. Borgelt, PharmD, BCPS
Associate Dean of Administration and Operations
Professor
Departments of Clinical Pharmacy and Family Medicine
University of Colorado Anschutz Medical Campus
Skaggs School of Pharmacy
Aurora, Colorado

Jolene R. Bostwick, PharmD, BCPS, BCPP
Clinical Associate Professor
Department of Clinical, Social, and Administrative Sciences
University of Michigan College of Pharmacy
Ann Arbor, Michigan

Nicole J. Brandt, PharmD, MBA, CGP, BCPP, FASCP
Executive Director
Peter Lamy Center on Drug Therapy and Aging
Professor
University of Maryland School of Pharmacy
Baltimore, Maryland

Marcia L. Buck, PharmD, FCCP, FPPAG
Professor
Department of Pediatrics
School of Medicine
Clinical Coordinator, Pediatrics
Department of Pharmacy
University of Virginia
Charlottesville, Virginia

Deanna Buehrle, PharmD
Infectious Diseases Clinical Specialist
University of Pittsburgh Medical Center Presbyterian
Pittsburgh, Pennsylvania

Sara K. Butler, PharmD, BCPS, BOCP
Clinical Pharmacy Specialist, Medical Oncology
Barnes-Jewish Hospital
Saint Louis, Missouri

Beth Buyea, MHS, PA-C
Assistant Professor
Tufts University, School of Medicine
Boston, Massachusetts

Charles F. Caley, PharmD, BCCP
Clinical Professor
School of Pharmacy
University of Connecticut
Storrs, Connecticut

Joseph Todd Carter, PharmD
Assistant Professor of Pharmacy Practice
Appalachian College of Pharmacy
Oakwood, Virginia
Primary Care Centers of Eastern Kentucky
Hazard, Kentucky

Michael G. Carvalho, PharmD, BCPP
Assistant Dean of Interprofessional Education
Professor and Chair
Department of Pharmacy Practice
School of Pharmacy–Boston
MCPHS University
Boston, Massachusetts

Jamie J. Cavanaugh, PharmD, CPP, BCPS
Assistant Professor of Clinical Education, Pharmacy
Assistant Professor of Medicine
University of North Carolina at Chapel Hill
Chapel Hill, North Carolina

Michelle L. Ceresia, PharmD, FACVP
Associate Professor of Pharmacy Practice
School of Pharmacy–Boston
MCPHS University
Boston, Massachusetts
Adjunct Associate Professor
Department of Clinical Sciences
Cummings Veterinary School of Medicine at Tufts University
North Grafton, Massachusetts

Laura Chadwick, PharmD
Clinical Specialist in Pharmacogenomics
Boston Children's Hospital
Boston, Massachusetts

Michelle L. Chan, PharmD, BCPS
Clinical Pharmacy Specialist
Infectious Diseases
Methodist Hospital of Southern California
Arcadia, California

Lin H. Chen, MD, FACP, FASTMH
Associate Professor of Medicine
Harvard Medical School
Boston, Massachusetts
Director of the Travel Medicine Center
Mount Auburn Hospital
Cambridge, Massachusetts

Steven W. Chen, PharmD, FASHP, FNAP
Associate Professor and Chair
Titus Family Department of Clinical Pharmacy
William A. Heeres and Josephine A. Heeres Endowed Chair in Community Pharmacy
University of Southern California School of Pharmacy
Los Angeles, California

Judy W. Cheng, PharmD, MPH, BCPS, FCCP
Professor of Pharmacy Practice
School of Pharmacy–Boston
MCPHS University
Boston, Massachusetts

Michael F. Chicella, PharmD, FPPAG
Pharmacy Clinical Manager
Children's Hospital of The King's Daughters
Norfolk, Virginia

Jennifer W. Chow, PharmD
Director of Professional Development and Education
Pediatric Pharmacy Advocacy Group
Memphis, Tennessee

Cary R. Chrisman, PharmD
Assistant Professor
Department of Clinical Pharmacy
University of Tennessee College of Pharmacy
Clinical Pharmacist, Department of Pharmacy
Methodist Medical Center
Memphis and Oak Ridge, Tennessee

编者名单

Edith Claros, PhD, MSN, RN, APHN-BC
Assistant Dean and Associate Professor
School of Nursing
MCPHS University
Worcester, Massachusetts

John D. Cleary, PharmD, FCCP, BCPS
Director of Pharmacy
St. Dominic-Jackson Memorial Hospital
Schools of Medicine and Pharmacy
University of Mississippi Medical Center
Jackson, Mississippi

Michelle Condren, PharmD, BCPPS, AE-C, CDE, FPPAG
Professor and Department Chair
University of Oklahoma College of Pharmacy
University of Oklahoma School of Community Medicine
Tulsa, Oklahoma

Amanda H. Corbett, PharmD, BCPS, FCCP
Clinical Associate Professor
Eshelman School of Pharmacy and School of Medicine
Global Pharmacology Coordinator
Institute for Global Health and Infectious Diseases
University of North Carolina
Chapel Hill, North Carolina

Mackenzie L. Cottrell, PharmD, MS, BCPS, AAHIVP
Research Assistant Professor
UNC Eshelman School of Pharmacy
University of North Carolina at Chapel Hill
Chapel Hill, North Carolina

R. Rebecca Couris, PhD, RPh
Professor of Nutrition Science and Pharmacy Practice
Department of Pharmacy Practice, School of Pharmacy–Boston
MCPHS University
Boston, Massachusetts

Steven J. Crosby, MA, BSP, RPh, FASCP
Assistant Professor of Pharmacy Practice
School of Pharmacy–Boston
MCPHS University
Boston, Massachusetts

Jason Cross, PharmD
Associate Professor Pharmacy Practice
School of Pharmacy–Worcester/Manchester
MCPHS University
Worcester, Massachusetts

Sandeep Devabhakthuni, PharmD, BCPS–AQ Cardiology
Assistant Professor of Cardiology/Critical Care
University of Maryland School of Pharmacy
Baltimore, Maryland

Andrea S. Dickens, PharmD, BCOP
Clinical Pharmacy Specialist
MD Anderson Cancer Center
University of Texas
Houston, Texas

Lisa M. DiGrazia, PharmD, BCPS, BCOP
Director, Medical Affairs
Amneal Biosciences Bridgewater, New Jersey

Suzanne Dinsmore, BSP, PharmD, CGP
Assistant Professor of Pharmacy Practice
School of Pharmacy–Boston
MCPHS University
Boston, Massachusetts

Betty J. Dong, PharmD, FASHP, FAPHA, FCCP, AAHIVP
Professor of Clinical Pharmacy and Family and Community Medicine
Department of Clinical Pharmacy
Schools of Pharmacy and Medicine
University of California, San Francisco
San Francisco, California

Richard H. Drew, PharmD, MS, FCCP
Professor and Vice-Chair of Research and Scholarship
Campbell University College of Pharmacy and Health Sciences
Buies Creek, North Carolina
Associate Professor of Medicine (Infectious Diseases)
Duke University School of Medicine
Durham, North Carolina

Robert L. Dufresne, PhD, PhD, BCPS, BCPP
INBRE Behavioral Science Coordinator and Professor
College of Pharmacy
University of Rhode Island
Kingston, Rhode Island
Psychiatric Pharmacotherapy Specialist
PGY-2 Psychiatric Pharmacy Residency Program Director
Providence VA Medical Center
Providence, Rhode Island

Kaelen C. Dunican, PharmD
Professor of Pharmacy Practice
School of Pharmacy–Worcester/Manchester
MCPHS University
Worcester, Massachusetts

Brianne L. Dunn, PharmD
Associate Dean for Outcomes Assessment & Accreditation
Clinical Associate Professor
Department of Clinical Pharmacy and Outcomes Sciences
University of South Carolina College of Pharmacy
Columbia, South Carolina

Robert E. Dupuis, PharmD, FCCP
Clinical Professor of Pharmacy
Eshelman School of Pharmacy
University of North Carolina at Chapel Hill
Chapel Hill, North Carolina

Cheryl R. Durand, PharmD
Associate Professor of Pharmacy Practice
School of Pharmacy–Worcester/Manchester
MCPHS University
Manchester, New Hampshire

Megan J. Ehret, PharmD, MS, BCPP
Behavior Health Clinical Pharmacy Specialist
United States Department of Defense
Fort Belvoir Community Hospital
Fort Belvoir, Virginia

14

编者名单

Carol Eliadi, EdD, JD, NP-BC
Professor and Dean of Nursing
MCPHS University
School of Nursing–Worcester, Massachusetts and Manchester,
    New Hampshire Campuses

Shareen Y. El-Ibiary, PharmD, FCCP, BCPS
Professor of Pharmacy Practice
Department of Pharmacy Practice
Midwestern University College of Pharmacy–Glendale
Glendale, Arizona

Katie Dillinger Ellis, PharmD
Clinical Specialist
Neonatal/Infant Intensive Care
Department of Pharmacy
The Children's Hospital of Philadelphia
Philadelphia, Pennsylvania

Justin C. Ellison, PharmD, BCPP
Clinical Pharmacy Specialist–Mental Health
Providence Veterans Affairs Medical Center
Providence, Rhode Island

Rachel Elsey, PharmD, BCOP
Clinical Pharmacist
Avera Cancer Institute
South Dakota State University
Sioux Falls, South Dakota

Gregory A. Eschenauer, PharmD, BCPS (AQ-ID)
Clinical Assistant Professor
University of Michigan
Ann Arbor, Michigan

John Fanikos, MBA, RPh
Executive Director of Pharmacy
Brigham and Women's Hospital
Adjunct Associate Professor of Pharmacy Practice
MCPHS University
Department of Pharmacy Practice, School of Pharmacy–Boston
Boston, Massachusetts

Elizabeth Farrington, PharmD, FCCP, FCCM, FPPAG, BCPS
Pharmacist III–Pediatrics
Department of Pharmacy
New Hanover Regional Medical Center
Wilmington, North Carolina

Erika Felix-Getzik, PharmD
Associate Professor of Pharmacy Practice
School of Pharmacy–Boston
MCPHS University
Boston, Massachusetts

Jonathan D. Ference, PharmD
Assistant Dean of Assessment and Alumni Affairs
Associate Professor of Pharmacy Practice
Director of Pharmacy Care Labs
Nesbitt School of Pharmacy
Wilkes University
Wilkes-Barre, Pennsylvania

Kimberly Ference, PharmD
Associate Professor
Department of Pharmacy Practice
Nesbitt College of Pharmacy and Nursing

Wilkes University
Wilkes-Barre, Pennsylvania

Victoria F. Ferraresi, PharmD, FASHP, FCSHP
Director of Pharmacy Services
Pathways Home Health and Hospice
Sunnyvale, California

Joseph W. Ferullo, PharmD
Associate Professor of Pharmacy Practice
School of Pharmacy–Boston
MCPHS University
Boston, Massachusetts

Christopher K. Finch, PharmD, BCPS, FCCM, FCCP
Director of Pharmacy
Methodist University Hospital
Associate Professor
College of Pharmacy
University of Tennessee
Memphis, Tennessee

Douglas N. Fish, PharmD, BCPS–AQ ID
Professor and Chair
Department of Clinical Pharmacy
Skaggs School of Pharmacy and Pharmaceutical Science
University of Colorado
Clinical Specialist in Critical Care/Infectious Diseases
University of Colorado Hospital
Aurora, Colorado

Jeffrey J. Fong, PharmD, BCPS
Associate Professor of Pharmacy Practice
School of Pharmacy–Worcester/Manchester
MCPHS University
Worcester, Massachusetts

Andrea S. Franks, PharmD, BCPS
Associate Professor, Clinical Pharmacy and Family Medicine
College of Pharmacy and Graduate School Medicine
University of Tennessee Health Science Center
Knoxville, Tennessee

Kristen N. Gardner, PharmD
Clinical Pharmacy Specialist–Behavioral Health
Highline Behavioral Clinic
Kaiser Permanente Colorado
Denver, Colorado

Virginia L. Ghafoor, PharmD
Pharmacy Specialist–Pain Management
University of Minnesota Medical Center
Minneapolis, Minnesota

Brooke Gildon, PharmD, BCPPS, BCPS, AE-C
Associate Professor of Pharmacy Practice
Southwestern Oklahoma State University College of Pharmacy
Weatherford, Oklahoma

Ashley Glode, PharmD, BCOP
Assistant Professor
Department of Clinical Pharmacy
Skaggs School of Pharmacy and Pharmaceutical Sciences
University of Colorado Anschutz Medical Campus
Aurora, Colorado

Jeffery A. Goad, PharmD, MPH, FAPhA, PCPhA, FCSHP
Professor and Chair
Department of Pharmacy Practice
School of Pharmacy
Chapman University
Irvine, California

Jennifer D. Goldman, BS, PharmD, CDE, BC-ADM, FCCP
Professor of Pharmacy Practice
School of Pharmacy–Boston
MCPHS University
Boston, Massachusetts

Joel Goldstein, MD
Assistant Clinical Professor
Harvard Medical School
Division of Child/Adolescent Psychology
Cambridge Health Alliance
Cambridge, Massachusetts

Luis S. Gonzalez, III, PharmD, BCPS
Manager
Clinical Pharmacy Services
PGY1 Pharmacy Residency Program Director
Conemaugh Memorial Medical Center
Johnstown, Pennsylvania

Larry Goodyer, PhD, MRPharmS, BCPS
Professor, School of Pharmacy
De Montfort University
Leicester, United Kingdom
Medical Director
Nomad Travel Stores and Clinic
Bishop's Stortford, United Kingdom

Mary-Kathleen Grams, PharmD, BCGP
Assistant Professor of Pharmacy Practice
School of Pharmacy–Boston
MCPHS University
Boston, Massachusetts

Philip Grgurich, PharmD, BCPS
Associate Professor of Pharmacy Practice
School of Pharmacy–Boston
MCPHS University
Boston, Massachusetts

B. Joseph Guglielmo, PharmD
Professor and Dean
School of Pharmacy
University of California, San Francisco
San Francisco, California

Karen M. Gunning, PharmD, BCPS, BCACP, FCCP
Professor (Clinical) and Interim Chair of Pharmacotherapy
Adjunct Professor of Family and Preventive Medicine
PGY2 Ambulatory Care Residency Director
Clinical Pharmacist–University of Utah Family Medicine Residency/
    Sugarhouse Clinic
University of Utah College of Pharmacy and School of Medicine
Salt Lake City, Utah

Mary A. Gutierrez, PharmD, BCPP
Professor of Pharmacy Practice
Chapman University School of Pharmacy
Irvine, California

Justinne Guyton, PharmD, BCACP
Associate Professor of Pharmacy Practice
Site Coordinator
PGY2 Ambulatory Care Residency Program
St. Louis College of Pharmacy
St. Louis, Missouri

Matthew Hafermann, PharmD, BCPS
Medical ICU/Cardiology Clinical Pharmacist
Harborview Medical Center
PGY1 Pharmacy Residency Coordinator
Medicine Clinical Instructor
University of Washington School of Pharmacy
Seattle, Washington

Jason S. Haney, PharmD, BCPS, BCCCP
Assistant Professor
Department of Clinical Pharmacy and Outcome Sciences
South Carolina College of Pharmacy
Medical University of South Carolina
Charleston, South Carolina

Christy S. Harris, PharmD, BCPS, BCOP
Associate Professor of Pharmacy Practice
School of Pharmacy–Boston
MCPHS University
Boston, Massachusetts

Mary F. Hebert, PharmD, FCCP
Professor
Department of Pharmacy
Adjunct Professor of Obstetrics and Gynecology
University of Washington
Seattle, Washington

Emily L. Heil, PharmD, BCPS-AQ ID
Assistant Professor
Infectious Diseases
University of Maryland School of Pharmacy
Baltimore, Maryland

Erika L. Hellenbart, PharmD, BCPS
Clinical Assistant Professor
University of Illinois at Chicago College of Pharmacy
Chicago, Illinois

David W. Henry, PharmD, MS, BCOP, FASHP
Associate Professor and Chair
Pharmacy Practice
University of Kansas School of Pharmacy
Lawrence, Kansas

Christopher M. Herndon, PharmD, BCPS, CPE
Associate Professor
Department of Pharmacy Practice
School of Pharmacy
Southern University Illinois Edwardsville
Edwardsville, Illinois

Richard N. Herrier, PharmD, FAPhA
Clinical Professor
Department of Pharmacy Practice and Science
College of Pharmacy
University of Arizona
Tucson, Arizona

Karl M. Hess, PharmD, CTH, FCPhA
Vice Chair of Clinical and Administrative Sciences
Associate Professor
Certificate Coordinator for Medication Therapy Outcomes
Keck Graduate Institute Claremont, California

Curtis D. Holt, PharmD
Clinical Professor
Department of Surgery
University of California, Los Angeles
Los Angeles, California

Evan R. Horton, PharmD
Associate Professor of Pharmacy Practice
School of Pharmacy–Worcester/Manchester
MCPHS University
Worcester, Massachusetts

Priscilla P. How, PharmD, BCPS
Assistant Professor
Director of PharmD Program
Department of Pharmacy
Faculty of Science
National University of Singapore
Principal Clinical Pharmacist
Department of Medicine
Division of Nephrology
National University Hospital
Singapore, Republic of Singapore

Molly E. Howard, PharmD, BCPS
Clinical Pharmacy Specialist
Central Alabama Veterans Health Care System
Montgomery, Alabama

Timothy R. Hudd, PharmD, AE-C
Associate Professor of Pharmacy Practice
School of Pharmacy–Boston
MCPHS University
Boston, Massachusetts

Bethany Ibach, PharmD, BCPPS
Assistant Professor of Pharmacy Practice
School of Pharmacy, Pediatrics Division
Texas Tech University Health Sciences Center
Abilene, Texas

Gail S. Itokazu, PharmD
Clinical Associate Professor
Department of Pharmacy Practice
University of Illinois, Chicago
Clinical Pharmacist
Division of Infectious Diseases
John H. Stroger Jr. Hospital of Cook County
Chicago, Illinois

Timothy J. Ives, PharmD, MPH, FCCP, CPP
Professor of Pharmacy
Adjunct Professor of Medicine
Eshelman School of Pharmacy
University of North Carolina at Chapel Hill
Chapel Hill, North Carolina

Nicole A. Kaiser, RPh, BCOP
Oncology Clinical Pharmacy Specialist
Children's Hospital Colorado
Aurora, Colorado

James S. Kalus, PharmD, FASHP
Director of Pharmacy
Henry Ford Health System
Henry Ford Hospital
Detroit, Michigan

Marina D. Kaymakcalan, PharmD
Clinical Pharmacy Specialist
Dana Farber Cancer Institute
Boston, Massachusetts

Michael B. Kays, PharmD, FCCP
Associate Professor
Department of Pharmacy Practice
Purdue University College of Pharmacy
West Lafayette and Indianapolis, Indiana

Jacob K. Kettle, PharmD, BCOP
Oncology Clinical Pharmacy Specialist
University of Missouri Health Care
Columbia, Missouri

Rory E. Kim, PharmD
Assistant Professor of Clinical Pharmacy
University of Southern California School of Pharmacy
Los Angeles, California

Lee A. Kral, PharmD, BCPS, CPE
Clinical Pharmacy Specialist, Pain Management
Department of Pharmaceutical Care
The University of Iowa Hospitals and Clinics
Iowa City, Iowa

Donna M. Kraus, PharmD, FAPhA, FPPAG, FCCP
Pediatric Clinical Pharmacist/Associate Professor of Pharmacy
  Practice
Departments of Pharmacy Practice and Pediatrics
Colleges of Pharmacy and Medicine
University of Illinois at Chicago
Chicago, Illinois

Susan A. Krikorian, MS, PharmD
Professor of Pharmacy Practice
School of Pharmacy–Boston
MCPHS University
Boston, Massachusetts

Andy Kurtzweil, PharmD, BCOP
Pharmacy Supervisor–Adult Hematology and Oncology/BMT
University of Minnesota Health
Minneapolis, Minnesota

Benjamin Laliberte, PharmD, BCPS
Clinical Pharmacy Specialist, Cardiology
Massachusetts General Hospital
Boston, Massachusetts

Jerika T. Lam, PharmD, AAHIVP
Assistant Professor of Pharmacy Practice
School of Pharmacy
Chapman University
Irvine, California

Trisha LaPointe, PharmD, BCPS
Associate Professor of Pharmacy Practice
School of Pharmacy–Boston

MCPHS University
Boston, Massachusetts

Alan H. Lau, PharmD
Professor
Director, International Clinical Pharmacy Education
College of Pharmacy
University of Illinois at Chicago
Chicago, Illinois

Elaine J. Law, PharmD, BCPS
Assistant Clinical Professor of Pharmacy Practice
Thomas J. Long School of Pharmacy and Health Sciences
University of the Pacific
Stockton, California

Kimberly Lenz, PharmD
Clinical Pharmacy Manager
Office of Clinical Affairs
University of Massachusetts Medical School
Quincy, Massachusetts

Russell E. Lewis, PharmD, FCCP
Associate Professor of Medicine, Infectious Diseases
Department of Medical and Surgical Services
Infectious Diseases Unit, Policlinico S. Orsola-Malpighi
University of Bologna
Bologna, Italy

Rachel C. Long, PharmD, BCPS
Clinical Staff Pharmacist
Carolinas HealthCare System
Charlotte, North Carolina

Ann M. Lynch, BSP, PharmD, AE-C
Professor of Pharmacy Practice
School of Pharmacy–Worcester/Manchester
MCPHS University
Worcester, Massachusetts

Matthew R. Machado, PharmD
Associate Professor of Pharmacy Practice
School of Pharmacy–Boston
MCPHS University
Boston, Massachusetts

Emily Mackler, PharmD, BCOP
Clinical Pharmacist and Project Manager
Michigan Oncology Quality Consortium
University of Michigan
Ann Arbor, Michigan

Daniel R. Malcolm, PharmD, BCPS, BCCCP
Associate Professor and Vice-Chair
Clinical and Administrative Services
Sullivan University College of Pharmacy
Louisville, Kentucky

Shannon F. Manzi, PharmD, NREMT, FPPAG
Director, Clinical Pharmacogenomics Service
Manager, Emergency and ICU Pharmacy Services
Boston Children's Hospital
Boston, Massachusetts

Joel C. Marrs, PharmD, FCCP, FASHP, FNLA, BCPS-AQ Cardiology, BCACP, CLS, ASH-CHC
Associate Professor
Department of Clinical Pharmacy
University of Colorado Anschutz Medical Campus
Skaggs School of Pharmacy and Pharmaceutical Sciences
Clinical Pharmacy Specialist
Department of Pharmacy
Denver Health and Hospital Authority
Aurora, Colorado

John Marshall, PharmD, BCPS, BCCCP, FCCM
Clinical Pharmacy Coordinator–Critical Care
Beth Israel Deaconess Medical Center
Boston, Massachusetts

Darius L. Mason, PharmD, BCPS, FACN
Clinical Pharmacist
Methodist South Hospital
Memphis, Tennessee

Susan L. Mayhew, PharmD, BCNSP, FASHP
Professor and Dean
Appalachian College of Pharmacy
Oakwood, Virginia

James W. McAuley, RPh, PhD, FAPhA
Associate Dean for Academic Affairs and Professor
Departments of Pharmacy Practice and Neurology
The Ohio State University College of Pharmacy
Columbus, Ohio

Sarah E. McBane, PharmD, CDE, BCPS, FCCP, FCPhA, APh
Professor and Chair
Department of Pharmacy Practice
West Coast University
Los Angeles, California

William W. McCloskey, BA, BS, PharmD
Professor of Pharmacy Practice
School of Pharmacy–Boston
MCPHS University
Boston, Massachusetts

Chephra McKee, PharmD
Assistant Professor of Pharmacy Practice
School of Pharmacy
Pediatrics Division
Texas Tech University Health Sciences Center
Abilene, Texas

Molly G. Minze, PharmD, BCACP
Associate Professor of Pharmacy Practice
Ambulatory Care Division
School of Pharmacy
Texas Tech University Health Sciences Center
Abilene, Texas

Amee D. Mistry, PharmD
Associate Professor Pharmacy Practice
School of Pharmacy–Boston
MCPHS University
Boston, Massachusetts

18

编者名单

Katherine G. Moore, PharmD, BCPS, BCACP
Executive Director of Experiential Education
Associate Professor of Pharmacy Practice
Presbyterian College School of Pharmacy
Clinton, South Carolina

Jill A. Morgan, PharmD, BCPS, BCPPS
Associate Professor and Chair
Department of Pharmacy Practice and Science
University of Maryland School of Pharmacy
Baltimore, Maryland

Anna K. Morin, PharmD
Professor of Pharmacy Practice and Dean
School of Pharmacy–Worcester/Manchester
MCPHS University
Worcester, Massachusetts

Pamela B. Morris, MD, FACC, FAHA, FASPC, FNLA
Director, Seinsheimer Cardiovascular Health Program
Co-Director, Women's Heart Care
Medical University of South Carolina
Charleston, South Carolina

Oussayma Moukhachen, PharmD, BCPS
Assistant Professor Pharmacy Practice
School of Pharmacy–Boston
MCPHS University
Boston, Massachusetts
Clinical Care Specialist
Mount Auburn Hospital
Cambridge, Massachusetts

Kelly A. Mullican, PharmD
Primary Care Clinical Pharmacy Specialist
Kaiser Permanente–Mid-Atlantic States
Washington, District of Columbia

Myrna Y. Munar, PharmD
Associate Professor of Pharmacy
College of Pharmacy
Oregon State University
Oregon Health and Science University
Portland, Oregon

Yulia A. Murray, PharmD, BCPS
Assistant Professor of Pharmacy Practice
School of Pharmacy–Boston
MCPHS University
Boston, Massachusetts

Milap C. Nahata, MS, PharmD, FCCP, FAPhA, FASHP
Director, Institute of Therapeutic Innovations and Outcomes
Professor Emeritus of Pharmacy, Pediatrics, and Internal Medicine
Colleges of Pharmacy and Medicine
The Ohio State University
Columbus, Ohio

Richard S. Nicholas, PharmD, ND, CDE, BCPS, BCACP
Assistant Professor of Pharmacy Practice
Appalachian College of Pharmacy
Oakwood, Virginia

Stefanie C. Nigro, PharmD, BCACP, BC-ADM
Assistant Professor of Pharmacy Practice
School of Pharmacy–Boston

MCPHS University
Boston, Massachusetts

Cindy L. O'Bryant, PharmD, BCOP, FCCP, FHOPA
Professor
Department of Clinical Pharmacy
Skaggs School of Pharmacy and Pharmaceutical Sciences
Clinical Pharmacy Specialist in Oncology
University of Colorado Cancer Center
Aurora, Colorado

Kirsten H. Ohler, PharmD, BCPS, BCPPS
Clinical Assistant Professor of Pharmacy Practice
College of Pharmacy
University of Illinois at Chicago
Clinical Pharmacy Specialist–Neonatal ICU
University of Illinois at Chicago Hospital and Health Sciences System
Chicago, Illinois

Julie L. Olenak, PharmD
Assistant Dean of Student Affairs
Associate Professor
Department of Pharmacy Practice
Nesbitt College of Pharmacy and Nursing
Wilkes University
Wilkes-Barre, Pennsylvania

Jacqueline L. Olin, MS, PharmD, BCPS, CDE, FASHP, FCCP
Professor of Pharmacy
School of Pharmacy
Wingate University
Wingate, North Carolina

Neeta Bahal O'Mara, PharmD, BCPS
Clinical Pharmacist
Dialysis Clinic, Inc.
North Brunswick, New Jersey

Robert L. Page, II, PharmD, MSPH, FHFSA, FCCP, FASHP, FASCP, CGP, BCPS (AQ-Cards)
Professor
Departments of Clinical Pharmacy and Physical Medicine
School of Pharmacy and Pharmaceutical Sciences
University of Colorado
Aurora, Colorado

Louise Parent-Stevens, PharmD, BCPS
Assistant Director of Introductory Pharmacy Practice Experiences
Clinical Assistant Professor
Department of Pharmacy Practice
University of Illinois at Chicago College of Pharmacy
Chicago, Illinois

Dhiren K. Patel, PharmD, CDE, BC-ADM, BCACP
Associate Professor of Pharmacy Practice
School of Pharmacy–Boston
MCPHS University
Boston, Massachusetts

Katherine Tipton Patel, PharmD, BCOP
Clinical Pharmacy Specialist
The University of Texas
MD Anderson Cancer Center
Houston, Texas

Jennifer T. Pham, PharmD, BCPS, BCPPS
Clinical Assistant Professor, Department of Pharmacy Practice
University of Illinois at Chicago College of Pharmacy
Clinical Pharmacy Specialist, Neonatal Clinical Pharmacist
University of Illinois Hospital and Health Sciences System
Chicago, Illinois

Jonathan D. Picker, MBChB, PhD
Assistant Professor
Harvard Medical School
Clinical Geneticist
Boston Children's Hospital
Boston, Massachusetts

Brian A. Potoski, PharmD, BCPS
Associate Professor
Departments of Pharmacy and Therapeutics
University of Pittsburgh School of Pharmacy
Associate Director, Antibiotic Management Program
University of Pittsburgh Medical Center
Presbyterian University Hospital
Pittsburgh, Pennsylvania

David J. Quan, PharmD, BCPS
Health Sciences Clinical Professor of Pharmacy
Department of Clinical Pharmacy
School of Pharmacy
University of California, San Francisco
Pharmacist Specialist–Solid Organ Transplant
University of California, San Francisco Medical Center
San Francisco, California

Erin C. Raney, PharmD, BCPS, BC-ADM
Professor of Pharmacy Practice
Midwestern University College of Pharmacy–Glendale
Glendale, Arizona

Valerie Relias, PharmD, BCOP
Clinical Pharmacy Specialist
Division of Hematology/Oncology
Tufts Medical Center
Boston, Massachusetts

Lee A. Robinson, MD
Instructor
Department of Psychiatry
Harvard Medical School
Boston, Massachusetts
Associate Training Director
Child and Adolescent Psychiatry Fellowship
Primary Care Mental Health Integrated Psychiatrist
Cambridge Health Alliance
Cambridge, Massachusetts

Charmaine Rochester-Eyeguokan, PharmD, BCPS, BCACP, CDE
Associate Professor of Pharmacy Practice and Science
University of Maryland School of Pharmacy
Baltimore, Maryland

Carol J. Rollins, PharmD, MS, RD, CNSC, BCNSP
Clinical Associate Professor
Department of Pharmacy Practice and Science
College of Pharmacy
The University of Arizona
Tucson, Arizona

Melody Ryan, PharmD, MPH, GCP, BCPS
Professor
Department of Pharmacy Practice and Science
College of Pharmacy
University of Kentucky
Lexington, Kentucky

David Schnee, PharmD, BCACP
Associate Professor of Pharmacy Practice
School of Pharmacy–Boston
MCPHS University
Boston, Massachusetts

Eric F. Schneider, BS Pharm, PharmD
Assistant Dean for Academics
Professor
School of Pharmacy
Wingate University
Wingate, North Carolina

Sheila Seed, PharmD, MPH
Professor of Pharmacy Practice
School of Pharmacy–Worcester/Manchester
MCPHS University
Worcester, Massachusetts

Timothy H. Self, PharmD
Professor of Clinical Pharmacy
College of Pharmacy
University of Tennessee Health Science Center
Memphis, Tennessee

Amy Hatfield Seung, PharmD, BCOP
Senior Director of Clinical Development
Physician Resource Management/Caret
Cary, North Carolina

Nancy L. Shapiro, PharmD, FCCP, BCPS
Operations Coordinator
University of Illinois Hospital and Health Sciences System
Clinical Associate Professor of Pharmacy Practice
Director, PGY2 Ambulatory Care Residency
College of Pharmacy
University of Illinois at Chicago
Chicago, Illinois

Iris Sheinhait, PharmD, MA, RPh
Certified Poison Information Specialist
Adjunct Assistant Professor
Regional Center for Poison Control Serving Massachusetts and Rhode
   Island
Boston Children's Hospital and MCPHS University
Boston, Massachusetts

Greene Shepherd, PharmD, DABAT
Clinical Professor and Vice-Chair
Division of Practice Advancement and Clinical Education
Director of Professional Education, Asheville Campus
Eshelman School of Pharmacy
University of North Carolina at Chapel Hill
Asheville, North Carolina

Devon A. Sherwood, PharmD, BCPP
Assistant Professor
Psychopharmacology
College of Pharmacy
University of New England
Portland, Maine

Richard J. Silvia, PharmD, BCCP
Associate Professor of Pharmacy Practice
School of Pharmacy–Boston
MCPHS University
Boston, Massachusetts

Carrie A. Sincak, PharmD, BCPS, FASHP
Assistant Dean for Clinical Affairs and Professor
Department of Pharmacy Practice
Midwestern University Chicago College of Pharmacy
Downers Grove, Illinois

Harleen Singh, PharmD, BCPS-AQ Cardiology, BCACP
Clinical Associate Professor of Pharmacy Practice
Oregon State University
Oregon Health and Science University
Portland, Oregon

Jessica C. Song, MA, PharmD
Clinical Pharmacy Supervisor
PGY1 Pharmacy Residency Coordinator
Department of Pharmacy Services
Santa Clara Valley Medical Center
San Jose, California

Suellyn J. Sorensen, PharmD, BCPS, FASHP
Director
Clinical Pharmacy Services
St. Vincent Indianapolis
Indianapolis, Indiana

Linda M. Spooner, PharmD, BCPS (AQ-ID), FASHP
Professor of Pharmacy Practice
School of Pharmacy–Worcester/Manchester
MCPHS University
Clinical Pharmacy Specialist in Infectious Diseases
Saint Vincent Hospital
Worcester, Massachusetts

Karyn M. Sullivan, PharmD, MPH
Professor of Pharmacy Practice
School of Pharmacy–Worcester/Manchester
MCPHS University
Worcester, Massachusetts

David J. Taber, PharmD, MS, BCPS
Associate Professor
Division of Transplant Surgery
College of Medicine
Medical University of South Carolina
Charleston, South Carolina

Candace Tan, PharmD, BCACP
Clinical Pharmacist
Kaiser Permanente
Los Angeles, California

Yasar O. Tasnif, PharmD, BCPS, FAST
Associate Professor
Cooperative Pharmacy Program
University of Texas at Austin and University of Texas, Rio Grande
    Valley
Clinical Pharmacist Specialist
Doctor's Hospital at Renaissance–Renaissance Transplant Institute
Edinburg, Texas

Daniel J. G. Thirion, BPharm, MSc, PharmD, FCSHP
Professeur Titulaire de Clinique
Faculté de Pharmacie
Université de Montréal
Pharmacien
Centre Universitaire de Santé McGill
Montréal, Québec, Canada

Angela M. Thompson, PharmD, BCPS
Assistant Professor
Department of Clinical Pharmacy
Skaggs School of Pharmacy and Pharmaceutical Sciences
University of Colorado
Aurora, Colorado

Lisa A. Thompson, PharmD, BCOP
Clinical Pharmacy Specialist in Oncology
Kaiser Permanente Colorado
Lafayette, Colorado

Toyin Tofade, MS, PharmD, BCPS, CPCC
Dean and Professor
Howard University College of Pharmacy
Washington, District of Columbia

Tran H. Tran, PharmD, BCPS
Associate Professor
Midwestern University, Chicago College of Pharmacy
Downers Grove, Illinois

Dominick P. Trombetta, PharmD, BCPS, CGP, FASCP
Associate Professor
Department of Pharmacy Practice
Nesbitt School of Pharmacy
Wilkes University
Wilkes-Barre, Pennsylvania

Toby C. Trujillo, PharmD, FCCP, FAHAH, BCPS-AQ Cardiology
Associate Professor
Department of Clinical Pharmacy
Skaggs School of Pharmacy and Pharmaceutical Sciences
University of Colorado
Aurora, Colorado

Sheila K. Wang, PharmD, BCPS (AQ–ID)
Associate Professor of Pharmacy Practice
Chicago College of Pharmacy
Midwestern University
Downers Grove, Illinois
Clinical Pharmacist, Infectious Disease
Program Director, Rush University Medical Center
Chicago, Illinois

Brian Watson, PharmD, BCPS
Pharmacist
University of Maryland Medical System
St. Joseph's Medical Center
Baltimore, Maryland

Kristin Watson, PharmD, BCPS-AQ Cardiology
Associate Professor, Vice-Chair of Clinical Services
University of Maryland School of Pharmacy
Baltimore, Maryland

编者名单

Lynn Weber, PharmD, BCOP
Clinical Pharmacy Specialist, Oncology/Hematology
Pharmacy Residency Coordinator and PGY-1 Residency Director
Hennepin County Medical Center
Minneapolis, Minnesota

Kellie Jones Weddle, PharmD, BCOP, FCCP, FHOPA
Clinical Professor of Pharmacy Practice
College of Pharmacy
Purdue University
Indianapolis, Indiana

C. Michael White, PharmD, FCP, FCCP
Professor and Head
Department of Pharmacy Practice
School of Pharmacy
University of Connecticut
Storrs, Connecticut

Natalie Whitmire, PharmD, BCPS, BCGP
Pharmacist Specialist
University of California, San Diego Health

Barbara S. Wiggins, PharmD, BCPS, CLS, AACC, FAHA, FCCP, FNLA
Clinical Pharmacy Specialist–Cardiology
Medical University of South Carolina
Charleston, South Carolina

Kristine C. Willett, PharmD, FASHP
Associate Professor of Pharmacy Practice
School of Pharmacy–Worcester/Manchester
MCPHS University
Manchester, New Hampshire

Bradley R. Williams, PharmD, CGP
Professor of Clinical Pharmacy and Clinical Gerontology
School of Pharmacy
University of Southern California
Los Angeles, California

Casey B. Williams, PharmD, BCOP, FHOPA
Director, Center for Precision Oncology
Director, Department of Molecular and Experimental Medicine
Avera Cancer Institute
Sioux Falls, South Dakota

Dennis M. Williams, PharmD, BCPS, AE-C
Associate Professor and Vice-Chair for Professional Education and Practice
Division of Pharmacotherapy and Experimental Therapeutics
Eshelman School of Pharmacy
University of North Carolina at Chapel Hill
Chapel Hill, North Carolina

Katie A. Won, PharmD, BCOP
Clinical Pharmacist
Hennepin County Medical Center
Minneapolis, Minnesota

Annie Wong-Beringer, PharmD, FIDSA
Professor of Pharmacy
School of Pharmacy
University of Southern California
Los Angeles, California

Dinesh Yogaratnam, PharmD, BCPS, BCCCP
Assistant Professor of Pharmacy Practice
School of Pharmacy–Worcester/Manchester
MCPHS University
Worcester, Massachusetts

Kathy Zaiken, PharmD
Professor of Pharmacy Practice
School of Pharmacy–Boston
MCPHS University
Boston, Massachusetts

Caroline S. Zeind, PharmD
Associate Provost for Academic and International Affairs
Chief Academic Officer
Worcester, Massachusetts and Manchester, New Hampshire, Campuses
Professor of Pharmacy Practice
MCPHS University
Boston, Massachusetts

Sara Zhou, PharmD
Certified Poison Information Specialist
Adjunct Assistant Professor
Regional Center for Poison Control Serving Massachusetts and Rhode Island
Boston Children's Hospital and MCPHS University
Boston, Massachusetts

Kristin M. Zimmerman, PharmD, CGP, BCACP
Associate Professor
Department of Pharmacotherapy & Outcomes Science
Virginia Commonwealth University
Richmond, Virginia

目　录

第一篇 总 论

William W. McCloskey and Maria D. Kostka-Rokosz

第1章 药物治疗管理和治疗评估

Matthew R. Machado, Amee D. Mistry, and Joseph W. Ferullo

核心原则		章节案例
①	药物治疗管理服务(medication therapy management services, MTMS)是优化个体患者治疗结果的一种或一组服务。	案例1-5(问题1~4)
②	成功的 MTMS 包括药物治疗方案的调整和详尽用药史的整理。	案例1-1(问题1~3)
③	获得 MTMS 患者信息的来源包括:患者、电子健康档案、纸质图表和药物信息系统。	案例1-5(问题1和5) 表1-1
④	与患者进行完整、细致的面谈,内容应该包括患者的病史、用药史和社会史,并且采集时必须考虑不同的文化背景。	案例1-1(问题1~3) 表1-2
⑤	成功的 MTMS 必须按照临床问题为导向的医疗记录(problem oriented medical record, POMR)的方式详实记录档案。记录须涵盖用于鉴别主要问题所在的主观和客观资料。	案例1-5(问题1)表1-4 案例1-2(问题1) 案例1-3(问题1) 案例1-4(问题1)
⑥	临床医生必须评估药物治疗或疾病特异性问题,并制订治疗计划。	案例1-5(问题1和2)
⑦	记录 MTMS 档案的最后一步是制订药物治疗实施计划和处理费用需求。	案例1-5(问题1、2和4)
⑧	药师与患者的医疗团队进行准确、完整的交流非常重要。	案例1-5(问题3)

本章以药物治疗评估为重点讨论了药物治疗管理服务(medication therapy management services, MTMS)。本章中的案例主要是针对药师,但是用于评估患者对药物治疗反应的标准适用于所有医护人员。

根据美国药师协会的定义,药物治疗管理(medication therapy management, MTM)是指药师(医疗团队中的药物专家)提供的广泛意义上的卫生保健服务。2004年,被药学界接受的由11个药师协会达成的共识将 MTMS 定义为:优化个体患者治疗结果的一种或一组服务[1]。药师通过积极管理药物治疗以及鉴别、预防和解决药物相关问题提供 MTM,以帮助患者从药物治疗中获得最大的利益。

MTM 与药学监护有直接关系。药学监护被认为是为了获得能够改善患者生活质量的明确治疗效果,尽心尽责地提供的药物治疗服务[2,3]。实际上,MTM 是一种药学监护实践中提供的一种服务[4]。然而,MTM 不同于普通的药学监护。MTM 是被付款方所认可的,设置有专门针对

药师的"当代操作术语集(current procedural terminology, CPT)"编码,并采用定义明确的干预措施。因此,MTMS 这一术语是用于描述在不同患者人群中实施的药物治疗管理。

随着2010年《患者保护与平价医疗法案》(Patient Protection and Affordable Care Act)和《卫生保健和教育协调法案》(Health Care and Education Reconciliation Act)的推进,药师在美国医疗改革实施过程中获得了巨大的机遇[5,6]。两个法案的特点之一是服务体制改革。随着医疗卫生服务体制调整,为药师提高整体服务质量,参与协作医疗(如家庭医疗团队和其他可信赖医疗机构),并为协助提高初级医疗机构内高危患者和慢性病患者的服务质量提供了机会。据估计,在美国,至少有1.33亿人患有一种慢性病[7]。2010年,患有一种或多种慢性疾病的患者的花费占所有卫生服务费用的86%[8]。为提高服务质量、减少费用和降低医院获得性疾病的发生率,医院将会实施经济激励政策,药师的职业发展将会获得额外的机会[5,6]。

无论在何种环境（如住院、社区、门诊或慈善机构），患者的自我保健和药物整合都是 MTMS 的重要方面。虽然患者的自我保健需要患者为自身疾病承担责任，但是专业人员的帮助对形成健康的自我保健体系是非常重要的。例如，根据美国糖尿病协会（American Diabetes Association，ADA）指南，糖尿病患者规律监测血糖水平和调整饮食，也是在实施自我保健。自我保健通常是基于患者和医务工作者之间交流的基础上，由患者自己实施的医疗行为。患者应该参与自我保健以确保取得最好疗效。

药物整合是指为了避免药物治疗错误（如遗漏、重复应用、剂量错误或药物相互作用），在任何需要改变患者药物治疗方案时的综合性评估，以及对患者依从性和依从模式的观察。此过程应该包含对目前和既往药物治疗方案的比较，而且在每一次治疗改变时都应该进行比较，如添加新的药物、更改或调整目前的方案、在患者自我保健方案中增加非处方药物等[9]。尽管这并非是对药学这一专业职责的重新定义，但是在联合委员会的努力下，人们在此领域的认识和关注明显提高。在 2005 年，为了对连续性医疗服务进行准确、完整的药物整合，联合委员会宣布了国家患者安全目标（National Patient Safety Goal，NPSG）8A 和 8B。此目标需要这些医疗服务机构开发和测试门急诊的药物整合程序[10]。2015 年，联合委员会的 NPSG 第三次会议继续将重点放在提高用药安全上，特别是如何准确维护和传递患者的医疗信息[11]。

医疗保险和医疗补助服务中心（the Centers for Medicare & Medicaid Services，CMS）是美国最大的医疗保险购买者，直接将医疗保险服务赔偿与患者预后连接起来。为使卫生保健从服务付费模式向新的基于质量的或绩效付费模式转变，CMS 开发了星级评价方式。CMS 每年将医疗保健计划按 1 到 5 星级进行分级，5 颗星代表最高质量。总分基于超过 50 项护理和服务质量措施，涉及了 5 大类别，包括保持健康、管理慢性病、会员满意度、客服服务及药学服务。针对药学服务，CMS 使用星级评定系统评估医疗保险处方药物计划（MA-PD's or PDPs），以 5 项质量措施为重点，其中 2 项用于评估用药安全，其他 3 项用于评估依从性。聚焦安全的质量措施关注 65 岁及以上患者的高危药品（high-risk medications，HRMs）数量是否降低，以及合并高血压的糖尿病患者是否使用 ACE 抑制剂、血管紧张素受体拮抗剂（angiotensin receptor blocker，ARB）或直接肾素抑制剂（查看 HRM 完整清单，请访问网址：https://www.cms.gov/Medicare/Medicare-Fee-for-Service-Payment/PhysicianFeedbackProgram/Downloads/Elderly-High-Risk-Medications-DAE.pdf）。CMS 将通过三个独立的措施监测患者的依从性，这三个独立的措施主要用于针对糖尿病、高血压或高脂血症评估其药物使用，尤其是他汀类药物的患者依从性水平[12]。2013 年 8 月，CMS 发布的一项研究表明，相对于没有接受此类服务的患者相比，2010 年医疗保险部分 D MTM 程序改善了患者的治疗结果，改善最显著的人群是充血性心力衰竭（congestive heart failure，CHF）、慢性阻塞性肺疾病和糖尿病患者[13]。

药师应该充分认识到，MTMS 对改善疾病预后是不可或缺的，并且不断赢得个人及公共支付部门的认可。与提高药房补偿潜力一样，药师在提供高水平服务时，其扩增自身专业范畴的机会与 CMS 星级评定是相关的。

对不同医疗机构就诊患者实施 MTMS 的一般方法将在后面的章节进行讨论。图 1-1 直观描述了综合、有效实施 MTMS 途径的系统过程。

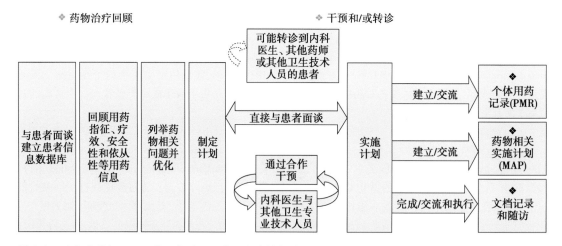

图 1-1　对患者进行 MTMS 的一般方法。[经允许转载自美国药师协会（American Pharmacists Association，APhA）]

患者信息来源

成功的患者评估和监测需要收集和整理所有的相关信息[3,14]。患者（家属或其他代表）通常是信息的主要来源。实施人员通过询问患者一系列问题而获得有助于诊断或评估目前治疗的主观信息。同样，实施人员如果无法直接获取患者资料，就必须收集主观资料或审查客观的体格检查资料来指导治疗,并对既往开具的药物治疗方案进行监控。

资料丰富和资料有限的环境

在诸如医院、长期护理中心或门诊诊所等可以提供丰富资料的医疗机构中,实施人员可从医疗记录、药方档案及用药记录(medication administration record,MAR)等途径获得大量信息。在这些机构,医生、护士、其他医务人员及患者都是可以联系的。这便于与参与药物治疗决策过程的医务人员之间及时、有效地交流信息。客观资料(如诊断、体格检查、其他实验室检查结果、生命体征、体重、用药情况、药物过敏史、静脉滴注速率和液体平衡等)很容易获取。患者记录为我们提供了鉴别和评估医疗问题所需的易于获取的信息,这对于制订患者个体化治疗方案和记录 MTMS 是必需的。在某些机构中,患者的保险信息非常重要,它有助于了解规定的药物治疗选择范围和供应途径。

临床医生常常需要在诸如社区药房这些资料有限的环境下进行病情评估。尽管可获得的信息仅限于:(a)用药概况;(b)患者基本资料;(c)药物过敏史;(d)患者保险覆盖范畴等信息,但是这些信息仍是有价值的。

表 1-1 中的信息是患者信息来源的说明性摘要。

表 1-1

患者信息来源

资料丰富的环境	资料有限的环境
纸质图表	**药房信息系统——门诊和住院患者**
■ 在持续实践过程中使用逐渐减少	■ 主要以药房计费、库存管理、药品标签生产为中心
■ 局限性	■ 临床药房的有限记录文件
■ 不同的医疗机构记录不一致	
■ 一个以上的人使用时获取困难	
■ 数据录入延迟	
电子健康档案	
■ 纸质图表的电子版	
■ 不同的医疗机构记录有所不同	
■ 可靠信息的最完整的来源之一	
■ 电子信息档案可与药房、实验室检查等系统连接	
■ 数据在各系统间实时传送	

通常认为,药房信息系统(pharmacy information systems,PIS)能提供的信息非常少。早期 PIS 建立的动机,是为了药物计费和库存管理。这些初始系统能够提供账目清单、生成患者简况,并产生药物标签,这对于逐步过渡到药物单位剂量调配系统的医疗机构药房非常有用。虽然较现代化的功能允许对临床药学工作进行一些有限的记录,但该系统能提供的资料仍然少。

美国卫生与人类服务部发起了一项称为电子健康档案(electronic health record,EHR)奖励项目的倡议,充分体现 PIS 系统与其他计算机系统整合的重要性[15]。为了保证经认证的健康信息技术产品的"有意义使用","有意义使用 EHR"这一倡议允许医疗保险和医疗资助机构奖励性地支付一定费用给实施人员和医院。这些奖励支付的范畴包括将 PIS 转换为数据更加丰富的临床信息系统(clinical information system,CIS),包括直接计算机医嘱录入、临床决策支持、EHR、电子药物使用记录(electronic medication administration record,eMAR)及各种信息系统(如药房和实验室服务)整合。附加功能引入了条形码技术,使得在用药过程中可以追踪和提升质量保证。CIS 产生的信息电子化实时传递到药房,避免了用药医嘱的丢失、难辨认或不完整。

在资料有限的环境下,临床医生必须积极主动与患者面谈,甚至可能需要成为一个调查者。调查方法是直接调查,并且需要具备较强的解决问题的能力和主动的聆听技巧。获取信息的问题应该被格式化,如药史、实际药物的使用、患者的医疗观念、非处方药(over-the-counter,OTC)的使用和天然药或草药产品的使用以及健康理念(文化或其他)。这种方法能帮助验证和确保其他资料来源的准确性。临床医生应注意不是所有患者都可以提供可靠的病史,有的患者只能提供很少的信息。即便是患者不能提供较完善的病史,面谈也可提供一些无法从其他来源获取到的关键信息(如依从性差、需要有人照顾或翻译等)。

有效沟通和患者面谈

与患者互动成功与否的关键取决于使用有效沟通准则和病史采集技巧的能力[3,14]。与患者面谈的重要性、如何为面谈做好准备、面谈的一般规则及需要从面谈中获取的基本信息等都在表 1-2 中列出。从患者获得的信息对评估和制订药物治疗管理计划非常关键。

动机性面谈(motivational interviewing,MI)是由 Miller 和 Rollnick 创立的另一种有用的面谈方法,可用于患者咨询过程中,以提高患者对治疗的依从性。动机性面谈是基于表达共情、发现差异、接受阻抗、避免争论和维持自我效能等 5 个关键原则的移情和协作型咨询,见表 1-3。MI 的基础是通过行为改变来改善患者对药物治疗的矛盾心理。应该注意的是动机性面谈不需要建立长期的药师-患者关系,因为单独某些时间段的面谈已被证明是起作用的[16,17]。

表 1-2

患者面谈

患者面谈的重要性
与患者建立职业联系：
■ 获得医疗问题的主观数据
■ 获得药物有效性和毒性方面的患者个体化信息
■ 评估患者药物使用知识、态度和用药模式
■ 制订问题列表
■ 制订用药教育和药学监护计划

如何为面谈做好准备
■ 如果可以，让患者完成书面的健康和药物治疗调查问卷
■ 尽可能在私密的环境中面谈
■ 要保持眼神交流
■ 鼓励患者叙述
■ 通过重复说明或患者示范使之明确（如某种技术）

面谈的一般规则
■ 首先阅读纸质图表或患者概况
■ 面谈需经过患者允许或进行预约
■ 使用开放式提问开始面谈
■ 逐步推进到封闭式问题
■ 记录互动

需要从面谈中获取的基本信息
■ 过敏史
■ 药物不良反应史
■ 体重和身高
■ 药物剂量、给药途径、频次和用药原因
■ 所感知的每种药物疗效
■ 所感知的药物副作用
■ 处方药用药方案的依从性
■ 非处方药的使用（包括补充和替代药物）
■ 育龄妇女妊娠的可能性
■ 家庭或其他支持系统

来源：Teresa O'Sullivan, PharmD, University of Washington.

表 1-3

动机性面谈的原则

表达共情	给患者传达你理解他们的处境，这会使患者思想更开放一些
发现差异	向患者指出他们的当前行为与能够达到他们的目标所需行为之间的差异
接受阻抗	采用不同的方法鼓励患者引导他们从抵抗转向积极
避免争论	不要与患者争论或强迫他们看待事物与你一致
维持自我效能	帮助患者相信自己的决定会影响他们行为的改变。不要去告诉患者应该去做什么，而是帮助患者使他们能够弄明白怎样做才能达到预期的效果

来源：Adapted from Miller WR, Rollnick S. Motivational Interviewing; Preparing People to Change Addictive Behavior. New York, NY; Guilford Press; 1991. Center for Substance Abuse Treatment. Enhancing motivation for change in substance abuse treatment. Rockville, MD; substance abuse and mental health services administration (US); 1999. (Treatment Improvement Protocol (TIP) Series, No. 35.) Chapter 3—Motivational Interviewing as a Counseling Style. Available from: http://www.ncbi.nlm.nih.gov/books/NBK64964/

患者医疗史采集

MTMS 的实施人员应采用标准化的形式记录从与患者面谈中获取到的信息。标准化便于信息的快速检索，最大限度地减少数据的意外遗漏，提高其他医务人员使用共享记录的能力[3,14]。

患者的面谈和记录可分为主观资料、客观资料以及评估和计划（包括预期的结果）。主观和客观资料由病史、药物治疗史和个人社会史组成。在某些情况下，这些医疗史可通过监测特定变量（如血糖、血压和体重）随时间变化，制作图表进行补充。这些图表和文件系统可以被纳入 EHR、PIS 或类似的电子平台。

病史

病史是进行 MTMS 的基础。它可以像医疗机构或医生办公室所保存的医疗记录一样详尽，也可以像社区药房保留患者的简单概况。了解病史的目的是为了明确既往重要的医疗情况或治疗过程，明确、鉴别和评估目前存在的急性或慢性疾病和症状，收集所有可能影响药物选择或给药剂量的相关信息（如：胃肠道、肝脏、肾脏等重要器官的功能；身高和体重，以及最近有何变化；年龄和性别；是否处于妊娠和哺乳状态；有无特殊的营养需求）。并不是所有的面谈都需要医务人员询问这么多的一般信息。然而，在资料有限的情况下，需要从患者那里获得较多的信息。当信息采集可以通过电子化形式获得或该信息是针对某单一疾病状态时，针对性的面谈也许更加合理。

案例 1-1

问题 1：P. J., 45 岁，女性，身高和体重正常，自述有糖尿病史。为了确定在患者的医疗记录中应记录为 1 型还是 2 型糖尿病，医务人员应该问些什么问题？

患者通常会以通俗的方式枚举他们的医疗问题，但医务人员为了提炼诊断和评估疾病的严重性，经常不得不采用特殊的询问方式。下面将以糖尿病为例，列举出一些收集重要健康信息和评估药物治疗时可以采用的问题类型。这些提问将有助于获取能够确定 P. J. 是 1 型或 2 型糖尿病的信息。

■ 你几岁的时候被告知患有糖尿病？
■ 你的亲属有糖尿病吗？关于他们的糖尿病你知道些什么？
■ 你记得你的症状吗？请描述给我听。
■ 你曾经用过什么药物治疗糖尿病？

当把这些问题和糖尿病的病理生理联系起来，鉴别此类疾病的典型症状和体征，了解治疗这两种糖尿病常规使用的药物时，就能提供有价值的 MTM。

用药史

患者前往社区药房主要是基于四种原因之一：（a）自行诊断，寻求非处方药物治疗；（b）最近被诊断为某种疾病，已经获得了药物的处方；（c）患有慢性疾病，需要继续获得既往的处方药或开始使用新的处方药；（d）按照医疗计划或者是医务人员的建议，或是患者自我意愿来寻求重点药物治疗审查（medication therapy review，MTR）。

在第一和第二种情况下，实施人员必须采用在问题1中列举出的疾病相关的问题来确认诊断。在第三种情况下，实施人员可使用与前两种情况相同类型的问题，但是，此次需要评估是否已经获得预期的治疗效果。实施人员应该评估后期随访时所收集的病史信息，并将其整合到他/她的评估和药物实施计划（medication action plan，MAP）中。在第四种情况下，患者需要一个重点MTR，用药史和病史信息同样重要。没有病史，就不可能评估药物治疗是否合适，同样，如果没有准确的用药史，就不可能确定是否患者已达到疾病治疗的目标。

收集用药史的目的是获取和评估以下信息：患者正在服用的具体处方和非处方药（包括OTC药物、植物药、膳食补充剂、消遣性毒品、酒精、烟草和家庭常备药品）；每种药物的使用目的或适应证；如何使用药物（如给药途径、摄入与饮食的关系），使用多少剂量，药物使用频率；药物已使用的疗程（起止日期）；患者是否认为这些药物正在产生治疗作用；这些药物是否正在引起或已经引起某些不良反应（特异质反应、毒性反应和副作用等）；患者是否基于某些原因停用某些药物；过敏反应，或药物超敏史或其他严重不良反应。这些信息应尽可能详细，包括对反应的描述、治疗和反应发生的日期。

成功的药物整合过程由标准的系统方法所组成。这个过程的初始步骤是尽可能对每一位患者在任何时候进入任何医疗机构时，就开始收集患者的详尽用药史。尽管药师具备独立的资格认证，并且在获取用药史准确性方面已经有所提高[18]，但是，药物整合仍需要多学科的共同努力，将可利用的资源在适当的时候整合到药物整合的每一步中[19]。在此过程中，包括护士、药房技师、临床药师和处方医师在内的医疗卫生团队中的关键成员都是必不可少的，应共同分担责任。一旦获取了准确的用药史，此信息应被用于确保患者在卫生医疗系统转换就医时，任何与处方方案的偏离都是基于患者病情的急性改变，且经过深思熟虑后做出的决定。如果处方医师基于治疗决策而明显调整了方案，那么必须采用一种恰当的文档记录来说明原因，以及修改、维持或终止药物使用的目的，使医疗团队中的所有成员都能够清楚知晓。药物列表呈现的非目的性偏差均应视为潜在的用药风险，必须等待处方医生的确认。

医疗机构变更时，用药错误最常发生。当患者从卫生保健服务机构入院或出院时，进行药物整合信息传递非常重要[20,21]。出院，是药物整合过程中最终关键步骤，也是MTMS的重要环节，要尽量避免重复治疗，药物相互作用和住院期间中止或暂停使用的药物发生遗漏。当患者离开卫生保健机构时，无论下次患者会到哪家机构就诊，应向患者和接下来负责患者诊疗的医务人员传递完整的药物清单。此过程使得处方决策更加明晰，通过提高患者在接受整个卫生保健服务过程中药物治疗的准确性，为患者创造一个更加安全的环境。

也许用药史最重要的方面是确保不会有未经证实臆断的药物用于患者。医务人员应该询问患者实际是如何使用

目前治疗药物的。面谈的人员应将患者确认的药物使用情况与药瓶上或PIS/EHR的处方信息进行比对。此信息可以用于明确处方医生和患者之间对药物使用方面存在的差异和误解。患者可能没有足够的健康知识，对印在瓶子上的用药说明或对卫生保健服务专业人员的表述可能并不理解。对患者用药史的审查是鉴别和澄清此类误解的恰当时机。

当询问P. J. 时，以下的问题类型将提供给医务人员有关P. J. 对胰岛素使用的理解和对胰岛素反应的信息。

药物的确认和使用

- 使用什么类型的胰岛素？
- 使用多少单位的胰岛素？
- 什么时候注射胰岛素？
- 注射胰岛素的部位？
- 请演示平时是如何准备注射用胰岛素的？（要求患者演示使用技巧）
- 是否存在不按处方使用胰岛素的情况？什么原因？

治疗反应评估

- 你怎么判断胰岛素是否起作用？
- 你希望达到的血糖水平目标是什么？
- 你发现什么食物或饮食最影响血糖水平？
- 你多久监测一次血糖？什么时候监测？
- 你有一些可以给我看的血糖记录吗？
- 请演示你是如何测血糖浓度。
- 对于测定糖化血红蛋白A_{1c}，你如何理解？
- 你最后一次测定糖化血红蛋白A_{1c}是什么时候？
- 最近测定的糖化血红蛋白A_{1c}值是多少？

不良反应评估

- 你经历过低血糖反应吗？
- 什么症状警告你发生了低血糖反应？
- 这些症状常在一天中什么时候发生？
- 多久发生一次？
- 什么可能会使低血糖发生更频繁？
- 当发生低血糖时你如何处理？
- 患者对这些关于药物使用、治疗效果及不良反应的问题的回答，有助于快速评估患者对胰岛素相关知识的了解程度，以及是否正依照正确的方式使用胰岛素，从而使血糖浓度不会过高或过低。患者对这些问题的反应同样也能使医务人员了解患者参与建立和监测治疗结果的情况。基于此信息，从业者可以开始制订患者的治疗计划。

社会史

社会史用于：确定患者的职业和生活方式、重要的家庭关系或其他的支持系统；了解患者是否存在一些会影响

MAP 的特殊情况(如残疾)或生活压力;了解患者对健康、疾病和治疗的态度、价值观和想法。

案例 1-1,问题 3:患者的职业、生活方式、保险状况、支付能力和态度通常能决定药物治疗的成败。因此,P. J. 的处方药物的保险覆盖情况、营养史、一天或一周的活动或锻炼水平、家庭动力和任何可能影响血糖控制的特殊压力,都需要记录和评估。为获得这些信息,需要问 P. J. 什么问题呢?

工作

■ 请描述你如何度过一个典型的工作日和典型的周末。

保险/花费

■ 你可供报销的处方药物覆盖范围类型是什么? 使用胰岛素和糖尿病辅助治疗你需要支付多少费用? 因为费用问题而使你无法使用胰岛素或辅助治疗的频率有多高?

锻炼

■ 请描述你的运动习惯。多久锻炼一次? 一次锻炼多长时间? 每天什么时候进行锻炼? 请描述当你锻炼的时候,你是如何调整你的饮食和胰岛素的。

饮食

■ 你通常一天吃几顿饭? 请描述一下你日常的进餐次数。
■ 主食和零食你通常吃些什么?
■ 每天你能按时进餐吗?
■ 如果进餐时间延迟或错过了,你怎么办?
■ 在家谁做饭? 他懂得如何为糖尿患者准备食物吗?
■ 你多久会到餐馆就餐一次?

■ 为保持合适的糖尿病饮食,在餐馆你会点些什么餐?(注:对于经常在餐馆进餐的患者应该询问此问题。)

支持系统

■ 你和谁住在一起? 他们了解糖尿病吗? 他们对你患有糖尿病有何反应? 他们如何帮你处理糖尿病? 糖尿病曾使你们关系变得紧张吗? 什么问题看起来最为麻烦?(注:这些问题同样适用于工作场所或学校。每天多次注射胰岛素的最大障碍常常是患者不愿在工作或上学时注射胰岛素。)

态度

■ 你对自己患有糖尿病是怎么看待的?
■ 患有糖尿病,最使你烦恼的是什么?(注:参与患者的保健。这种途径可能增强患者与医务人员之间的联系,这将有助于提高服务质量。)

患者治疗的评估和方法

卫生保健服务人员与患者的面谈,会因地点、提供服务的类型和获得必要信息渠道的差异而有所不同。然而,处理患者面谈的常用方法,应遵循问题导向的医疗记录(problem-oriented medical record, POMR)。根据医疗问题(如疾病)来组织信息,有助于将复杂的医疗情况(如,一个具有多个医疗问题,且需要多种治疗药物的患者)分解成单个的部分[1,2]。医学领域长期以来采用 POMR 或 SOAP 注释的形式在医疗记录中记录信息,或使用标准化图表进行记录(表 1-4)。先确定每一个医疗问题,然后按顺序罗列出来,进行编号。记录每个问题的主观及客观资料,进行评估,并确定实施方案。SOAP 是由"主观、客观、评估和计划"(subjective, objective, assessment, and plan)这四个关键词的首字母组成的缩写。

表 1-4

问题导向的医疗记录的构成[a]

问题名称:分别列出每一个问题,并编号。该问题可能是患者的主诉(如头痛等)、异常的实验室检查结果(如低血钾等)或曾经已确诊的疾病名称。若需监测既往的药物治疗,则应考虑许多与药物相关的问题(如依从性差、可疑的药物不良反应或药物相互作用,或用药剂量不合理等)。针对每个问题,应确认以下信息:

主观信息(subjective)	解释就诊原因的信息。患者提供的信息包括症状、既往的治疗、使用的药物和发生的不良反应。因为这些资料来源于患者的理解和对过去事件的回忆,所以属于不可复制的数据
客观信息(objective)	此类信息来源于体格检查、实验室检查结果、诊断性检查及药房的患者概况信息。客观资料是可测量、可复制的
评估(assessment)	对问题简洁,但完整的描述,包括被主观和客观信息支持的结论或诊断。评估不应包括尚未明确的问题或诊断
计划(plan)	详细描述建议和意图,包括进一步检查的项目(实验室检验、影像学检查,会诊等)、治疗(如持续观察、理疗、饮食、药物、手术等)、患者健康教育(自我保健、治疗目标、药物使用和监测等)、监测以及与以上评估有关的随访

[a] 有时被称为 SOAP(主观信息、客观信息、评估、计划)注释

POMR 是一种常用的方法,有助于进行有针对性的面谈,为已提供的医疗服务的档案记录建立框架。下面的章节将详细描述 POMR 和 SOAP 注释。

问题列表

通过与患者面谈收集主观和客观证据来建立问题列表,

并按照其重要性进行排列。可给列表中的每个问题编相应的识别码。当后续涉及某个具体问题时，都可以通过引用其编码进行识别（如"问题1"或简单表示为"1"）。通常将已被诊断的疾病予以编码，但编码也可能是正在被评估的综合征、一种预防措施（如免疫、避孕）或认知问题（如依从性差）。任何需要制订特别管理计划的情况都应该被视为一个问题，从而提醒医务人员此问题需要得到解决。不同的医疗机构或临床服务点决定都可以确定问题的优先级。

医疗问题可能是与药物相关的，如开错处方、剂量错误、药物不良反应、依从性问题以及是否需要用药咨询。药物相关问题可能是明确的（即问题确实存在）或有可能的（即需要进一步查明问题是否真正存在）。最常见的药物相关问题的类型已在表1-5中列出[3,14]。

表1-5

药物相关问题

需要使用药物
符合用药指征但尚未处方；医疗问题已经被诊断，但没有启动治疗的指征（可能不需要用药）
已经开具了正确的处方药物，但尚未使用（依从性差）
错误/不恰当的药物
没有明显的医疗问题证明应该使用药物
已经处方的药物不适用于该医疗问题
医疗问题已经消失
与其他治疗重复
有其他可供选择的更为经济的治疗方案
使用药物不属于处方列表范围
未考虑到怀孕、患者年龄或其他禁忌证
患者自行使用不恰当的非处方药
使用消遣性药物
剂量错误
剂量过大（包括根据肝肾功、年龄、体型调整）
处方剂量正确，但患者使用超量（过度依从）
处方剂量过小（包括根据年龄、体型调整）
处方剂量正确，但患者用量不足（依从性不足）
不正确、不便捷或非最佳的剂量间隔时间（考虑使用缓释剂型）
药物不良反应
超敏反应
特异质反应
药源性疾病
药物相关的实验室检查结果改变
药物相互作用
药物-药物相互作用
药物-食物相互作用
药物-实验室检查相互影响
药物-疾病相互作用

医疗问题与药物问题的区别有时并不明确，并存在相当一部分重叠。例如，药物可预防、治愈、缓解或加重医疗问题（如疾病、综合征、症状或健康状况）。当评估药物治疗时，可能存在以下几种情况：治疗恰当并已取得治疗效果；选择的药物无效或仅取得部分治疗效果；药物剂量未达到治疗剂量或药物未被恰当使用；既往处方或正在使用的药物对疾病不适合；或疾病未被治疗。

同样，药物相关问题也可以引发疾病或加重医疗问题。这些药物相关问题可包括：超敏反应、特异质反应、因剂量过大导致的毒性反应、副作用（如胰岛素引起的低血糖或体重增加）；药物与药物、药物与疾病、药物与实验室检查以及药物与生活方式间的相互作用；可能增加药物不良事件风险的多重用药[22]。

主观和客观资料

支持问题的主观和客观资料非常重要，因为对于患者和治疗的评估需要收集具体信息来证实该问题是否持续存在或是否真正达到治疗目标。主观资料是指由患者或他人提供的，不能被独立证实的信息。此类资料常在与患者面谈时获取。客观资料是指医务人员通过观察或测量所得到的信息［如实验室检查、血压（blood pressure，BP）测量］。客观资料通常从EMR或纸质图表（资料丰富的环境下）获得。但是有些客观资料可在资料缺乏的环境下获得。当缺乏医疗记录时，体重、身高、脉搏、血压、血糖值和其他客观信息可以在医务人员-患者面谈时收集。

案例 1-2

问题1：P. N.，28岁，男，BP为140/100mmHg。主要问题是什么？该问题与哪些主观和客观资料有关？还有什么额外的用于确定这一特定的问题的主观和客观资料没有被提供？

其主要问题是高血压。没有提供主观资料。客观资料是患者的年龄、性别和血压（140/100mmHg）。在制订患者个体治疗计划时，这些资料每一个都很重要。因为高血压往往是一种无症状的疾病（参见第9章），患者常常并不存在如头痛、疲劳或焦虑、气短（short of breath，SOB）、胸痛和视力变化等主观感受。一旦出现远期并发症，如眼部血管破裂、肾小球损害或脑病等，主观感受可表现为视力模糊或丧失、疲劳或精神错乱。客观资料应包括医师对胸部检查结果的报告［如有继发性心力衰竭（heart failure，HF），患者会出现异常的心音或呼吸音］、眼部检查（如存在视网膜出血）和肾功能的实验室检查（血尿素氮、肌酐或肌酐清除率）的实验室数据。为了更好地评价这些并发症，应该描述变化速度。例如，血清肌酐水平从6个月前的1mg/dl的水平增加到如今的3mg/dl。模糊的描述如"视力改变"或"肾损害"是没有价值的，因为高血压未得到控制会导致这些终末器官进行性破坏，需要更精确地监测疾病的进展。

问题 1：D. L. ,36 岁,建筑工人,两天前在建筑工地摔在木板上,左小腿擦伤。到急诊科就诊时受伤部位疼痛、红肿。他被诊断为患有蜂窝组织炎。主要问题是什么?支持该问题的主观和客观资料有哪些?针对这一特定问题,还有什么额外的主观资料没有提供?

主要问题是左腿蜂窝织炎。有用的主观信息是 D. L. 对他如何在建筑工地上弄伤小腿以及目前疼痛、红肿的感受的描述。他在施工现场受伤的事实是可能造成污染伤口的间接证据。此外,还应进一步询问患者受伤后是如何清理伤口的,以及在过去的 10 年内他是否接受了加强剂量的破伤风类毒素注射。客观信息是左小腿伤口。除此之外没有其他客观资料。按照 1~4+级的红肿程度划分标准,通过描述边界面积的大小、与右小腿相比其左小腿的腿围、有没有脓液和淋巴侵犯、体温和异常的白细胞计数等,进一步描述炎症区域的范围,并记录这些额外信息。

问题 1：C. S. ,58 岁,女性,过去的 1 周,感到乏力、踝部肿胀和气促,尤其是在卧位时明显。体格检查显示颈静脉怒张,双肺闻及啰音,S_3 奔马律,下肢水肿。胸部 X 线显示心脏扩大。她被诊断为心衰,正使用呋塞米和地高辛治疗。她的主要问题是什么?哪些主/客观资料支持该诊断?为了确诊,还需要哪些必备的主/客观资料?

患者的主要问题是收缩性心力衰竭。C. S. 的主观症状是乏力、脚踝肿胀和气促,卧位时加重。她自述一直在服用呋塞米和地高辛。这些症状和用药情况的补充是有帮助的。体格检查结果和胸片所显示的"心脏扩大"是支持 HF 这一主要诊断的客观资料。此外,其他可能有助于明确诊断的客观依据包括脉率、血压、血肌酐、血钾水平、地高辛血药浓度、肺部啰音的详细描述、颈静脉扩张程度和下肢水肿程度等情况。最后,还可以通过筛查药房记录来确定当前药物剂量和调整药物品种。

该病例还可能还存在一个次要问题。目前,对于 HF 管理的推荐意见包括在使用地高辛治疗前或治疗同时使用血管紧张素转换酶(angiotensin-converting enzyme, ACE)抑制剂。因此,可能存在的药物相关问题是药物治疗的不适当选择("药物选择错误")。应该询问患者或处方医生,是否以前使用 ACE 抑制剂,是否存在某些禁忌证或发生了不良反应。

评估

当收集完支持某些特定问题的主观和客观资料后,医务人员应该评估这些问题的剧烈程度、严重性和重要性。其次,还应该确定可能引起或加重该问题的所有因素。因为患者希望从此刻最关注的症状中解脱出来,所以,对该问题的严重性和剧烈程度的评估非常重要。初次接触患者时,我们可能会发现,医疗问题仅仅是一个综合征,应更为

精准地明确诊断并确定其严重程度。

评估通常是在资料收集的同时或资料收集后立即进行的,在此期间医务人员应牢记循证实践的原则。例如,如果评估糖尿病患者已经获取了相关的主观资料(药物史、社会史、饮食和运动等)和客观资料[诸如糖化血红蛋白、低密度脂蛋白胆固醇(low-density lipoprotein cholesterol, LDL-C)、BP 等实验室检查结果],接下来的评估可能是为了确定患者是否达到了 ADA 定义的糖尿病治疗目标。如果患者没有达到目标,那么在评估中应解释原因,然后应重点制订帮助患者达到治疗目标的计划。有时,在 POMR 中由患者提供的主观信息和医务人员的评估之间的差别会让人感觉困惑。患者的陈述属于主观资料,医务人员如何理解属于评估。例如,患者说她在支付治疗药物费用上有困难,这是主观信息。然而,患者存在与费用相关的依从性差,属于评估,因为这是医务人员对患者陈述的理解。

药物治疗评估

医务人员的责任是监测患者对治疗方案的反应。药物治疗监测的目的是识别和解决药物相关问题并确保所有的治疗目标被实现。除非有其他证明,否则,医疗诊断均应被认为是正确的。有时,诊断可能尚不明确或错误地将药物引发的问题错误诊断为某种疾病。

医务人员都有责任去评估和监测患者药物治疗。对于临床药师而言,在许多医疗机构都可能会涉及药物整合和药物治疗评估,包括在社区药房为患者调配、补充处方药或咨询;在家或诊所进行 MTMS 时;对长期医疗机构的住院患者每月进行的常规评估时等等。许多州已经颁布了法律,允许药师和医生对常见疾病(如哮喘、糖尿病、血脂异常和高血压等)的疾病状态管理制订合作性的药物治疗协议。通过合作性的药物治疗协议,由药师提供的附加服务通常包括抗凝监测、紧急避孕和免疫接种等[5]。这些服务往往涉及更详细的药物治疗评价和评估,并可能发生在传统意义上的药房内或药房外。不管怎样,患者的需求、时间限制、工作环境和医务人员的技能水平决定监测范围。同样,用于监测治疗的确切步骤和执行顺序会根据医务人员的个人风格有所调整。因此,读者应将本章中给出的例子作为参考,而无需完全复制。

计划

问题导向路径(如 SOAP)的下一步就是制订计划。该计划至少应由诊断计划和涵盖患者教育的 MAP 组成。计划的执行过程,应该边评估边调整,计划应该是清楚和直接的,不需要解释(解释应放在评估中)。例如,如果一个患者在服用阿片类止痛药时出现便秘,制订计划时,应推荐使用粪便软化剂和刺激性泻药,如琥珀辛酯钠。计划还应包括为评估实施的结果必须进行的任何随访。

患者教育

教育患者更好地理解他们的医疗问题和治疗是所有治疗计划必然包含的一个目标。此过程被归为患者教育计划的发展。教育水平必须根据患者需要、健康素养、学习意愿

和身心总体状态而定。应告知患者获取和评价其疗效的知识和技能。患者教育计划的一个重要组成部分是要向患者强调遵循治疗方案的必要性。

POMR 要求医务人员重视面谈,而无需考虑服务地点和服务类型。POMR 便于跨地点和跨服务类型(连续性医疗服务)提供 MTMS 记录。

接下来的几节将讨论在各种临床医疗机构如何进行 MTMS。

社区药房或门诊的 MTMS

美国药剂师协会(APHA)和全国连锁药店协会对 MTMS 的核心要素有所描述和解析[19]。根据这些组织的要求,MTMS 的核心要素应该包括以下部分:

1. 药物治疗回顾(medication therapy review,MTR)

2. 个人用药使用记录(personal medication record,PMR)

3. 药物实施计划(medication action plan,MAP)

4. 干预或转诊

5. 档案记录和随访

药物治疗回顾(MTR)

MTR 是一个包含药物整合在内的综合性回顾,在此过程中,医务人员会回顾患者目前服用的所有药物,或可能重点回顾某一个药物相关问题(如不良事件)。在 MTR 过程中提供的服务的实例见表 1-6。MTR 依赖于患者或其他数据源获取的信息。

表 1-6

MTR 期间提供的服务

- 评估患者的健康状况
- 评估文化背景、健康素养、语言障碍、经济状况和保险覆盖情况或影响患者正确用药能力的其他因素
- 与患者或其照料者进行面谈,评估、识别和解决实际或潜在的不良药物事件,重复治疗,未被处理的健康状况或疾病,服药依从性问题和药物费用的考虑
- 监测药物治疗,包括对治疗的反应、安全性、有效性
- 监测、解释和评估患者的实验室结果,尤其是在考虑可能与药物使用/滥用有关时
- 提供关于药物合理使用的教育和培训
- 和其他卫生保健服务专业人员交流相关信息,包括治疗药物的使用和选择

来源:American Pharmacists Association;National Association of Chain Drug Stores Foundation. Medication therapy management in pharmacy practice:core elements of an MTM service model(version 2.0). J Am Pharm Assoc(2003). 2008;48(3):341-353.

个人药物使用记录(PMR)

无论在什么机构,PMR 是协助采集用药信息的必备工具。药物治疗发生任何变更时,用药记录都应进行更新,并与其他医务人员共享。建立此记录的目的是增强患者自我管理和对药物治疗方案的了解[23]。PMR 应该应用于各级医疗服务机构,从而便于在连续性治疗过程中进行药物调整。图 1-2 展示了 PMR 的具体事例。

我的用药记录							
姓名:MC			出生日期:1939 年 5 月 28 日				
请记录您使用的所有药物:处方药、非处方药、草药和其他膳食补充剂。请随时携带您的用药记录,并将其出示给你的医生、药师和其他医务人员							
药物名称	剂量	什么时候服用?	开始	停止	医生	具体说明	
赖诺普利 (lisinopril)	40mg	高血压	每天 1 次	1/2/15	Sara Smith 博士		
美托洛尔 (metoprolol)	50mg	高血压	每天 2 次	1/2/15	Sara Smith 博士	上午 9:00 和下午 9:00	
格列吡嗪 (glipizide)	5mg	糖尿病	每天 1 次	1/2/15	Sara Smith 博士	上午 9:00	
吲哚美辛 (indomethacin)	50mg	背痛	需要时,最多 3 次	1/2/15	Sara Smith 博士	和食物一起服用。不能与其他抗炎药物(如布洛芬和萘普生)。一起服用不痛时不要服用	
瑞舒伐他汀 (rosuvastatin)	40mg	高胆固醇血症	每天 1 次	4/2/15	Ted Hart 博士		
此个人药物使用记录(PMR)仅仅是为了提供一般信息,不属于专业健康保健建议或治疗意见。在任何情况下,患者(或其他使用者)都不应单纯依赖于 PMR 及其中的信息。否则风险自负。PMR 是为了患者(或其他使用者)与医务人员之间的沟通提供帮助,不能代替专业健康保健建议或治疗意见。PMR 可能不适用于所有患者(或其他使用者)。全国连锁药店协会基金会和美国药师协会不为表里提供或记录的任何信息的准确性、通用性和完整性承担相关责任							

此表格依据美国药剂师协会和全国连锁药店协会基金会制订的图表设置。转载经过 APhA 和 NACDS 基金会许可

图 1-2 个人药物使用记录(PMR)实例

即便是与患者进行了面谈且已更新了 PMR，医务人员仍然需要进行评估的相关信息。在这种情况下，医务人员必须尽力利用现有信息或从其他医务人员那里获取缺失的病史或客观资料信息。某些时候，要获得必要信息和进行药物调整需要全程访问，这使得随访很有必要。

药物实施计划（MAP）

如果有足够的信息来评估当前的问题，应该制订一个 MAP。因为 MAP 是以患者为核心，根据需要的紧急性进行优先级排序，所以医务人员和患者应共同参与制订计划。MAP 的实例参见图 1-3。

我的药物相关实施计划	
患者：	MC
医生（电话）：	Sara Smith 博士
药房/药师（电话）：	Rite Mart/Mary John，药学博士
编写日期：	2015 年 5 月 10 日

以下列表包含重要的实施步骤，以便帮助你达到最佳的药物疗效。为了有助于你和你的药师及医生一起对你的药物治疗进行管理请遵照执行检查表，并在每个项目旁记录你的实施情况

实施步骤 ⟶ 我需要做什么……	记录 ⟶ 我在什么时候做了什么……
□ 肌肉无力和酸痛 请停用瑞舒伐他汀 40mg。我们会请哈特医生调整为较低剂量或使用其他药物（如辛伐他汀）。请前往哈特医生的诊所进行血液检测。请 2 天之内到哈特医生诊所进行随访	
□ 药物成本 我们已经要求哈特医生停用瑞舒伐他汀，因为该药比较昂贵。使用另外的类似药物（如辛伐他汀）可以减少您的费用，我们向哈特医生推荐了使用该药作为替代。建议您继续联系您的药师和医生，确认您正在服用的药物是否能够通过您的处方药物保险计划给予报销，是否还有其他的替代药物可以减少费用	
□ 疼痛 因为考虑到吲哚美辛的副作用，它对于你来说可能不是最好的选择，请您跟萨拉史密斯医生讨论使用其他止痛药。可以选择的其他药物包括维柯丁（氢可酮和对乙酰氨基酚）、对乙酰氨基酚（非处方药）、萘普生或布洛芬等	
我与药师的下一次见面是：在_____（日期）_____（时间点）□ 上午　　□ 下午	

提供此药物实施计划（MAP）仅仅是为了提供一般信息，不属于专业健康保健建议或治疗意见。在任何情况下，患者（或其他使用者）都不应单纯依赖于 MAP 及其中的信息。否则风险自负。MAP 是为患者（或其他使用者）与医务人员之间的沟通提供帮助，不能代替专业健康保健建议或治疗意见。MAP 可能不适用于所有患者（或其他使用者）。全国连锁药店协会基金会和美国药师协会不为表里提供或记录的任何信息的准确性、通用性和完整性承担相关责任

此表格依据美国药剂师协会和美国连锁药店协会基金会制订的图表设置。转载经过 APhA 和 NACDS 基金会许可

图 1-3　药物实施计划（MAP）实例

干预和转诊

MAP 通常会描述对进行 MTM 的患者所实施的干预措施，并记录在案，与 PMR 一样，可被患者和其他医务人员分享。MAP 的主要目的是制订以患者为中心的实施计划，为患者提供他们下一步需要做什么的指导意见。它还为患者留有一定空间去记录该计划的具体实施情况和时间。如果出现超出当前药师能力范围的情况，MAP 将会涉及将患者转诊到另一医务人员（具有额外资格的医生或药师）的建议。

卫生保健服务协作是 MTMS 和 MTR 的一个关键要素[1]。其包括增强患者与其他医务人员之间的沟通，加强患者对其健康问题和其所关心问题的理解，医疗保险覆盖范围的最大化，利用可利用的资源和项目为患者争取需要的药物，以及利用各种其他功能增进患者对其卫生保健服务环境的理解和促进患者自我保健。卫生保健服务协作是代表患者利益的重要措施，包含在 MAP 中。

档案记录和随访

档案记录是 MTMS 的必要组成部分[18]。档案记录是以 POMR 格式为基础的标准化文件。包括 PMR 和 MAP 在内的所有记录，均应和其他医务人员共享，从而保证交流和医疗服务的连续性。如需随访，记录应反映随访时间，以及患者和医务人员的前期计划。完整的记录能使所有医务人员快速评估患者的病情进展，并确定预期的结果是否已经实现。

档案记录的一个重要方面是在适当的时候为面谈开具账单。虽然 MTMS 计费不被所有的纳税人普遍接受，但是，国家提供商标识（national provider identifier，NPI）的引入和药师特异的 CPT 代码可能很快能使 MTMS 计费成为现实[4,24]。2006 年医疗保险 D 部分的实施，允许与处方药物计划签约药房的临床药师为医疗保险接受者提供 MTMS。通过签约药房，临床药师使用一个 NPI 码和三个 CPT 代码中的一个，为这些计划开具账单。NPI 号码用于确认将费用支付给某个医务人员，CPT 用于确定所提供服务的支付金额。提供 MTMS 药师的具体 CPT 代码包括以下内容：

CPT 99605：药师与患者最初 1~15 分钟的面对面评估或干预。

CPT 99606：药师与患者随后 1~15 分钟的面对面评估或干预。

CPT 99607：药师与患者每增加 15 分钟的面对面评估和干预；被用于 99605 或 99606 额外的部分。

虽然 NPI 和 CPT 代码允许药师为 MTMS 开具账单，但是，由于具体的计划和签订协议有所不同，支付金额也不尽相同，这不属于本章讨论内容。药师还制订了患者自我支付的赔付策略，并与自我保险雇主及国家医疗补助计划签订合同，以便提供服务[25,26]。

2010 年《患者保护与平价医疗法案》和《卫生保健和教育协调法》描述了促进提高服务质量的支付改革的必要性。医务人员也看到了这些法律为临床药师参与医疗团队提供的新机会，例如，为了提高药物治疗相关的医疗协作、质量评分和患者预后，药师可以参与以患者为中心的家庭医疗和绩效工资项目[27,28]。以改善药物治疗质量为目的而增加的费用，可以支付给从事此活动的临床药师。

案例 1-5

问题 1：M.C.，76 岁，女性，和她女儿一起到社区药房进行重点 MTR。她有医疗保险 D 部分处方药计划，要求帮助她降低药物费用。她说她患有 2 型糖尿病、高血压、背部疼痛和高脂血症。她的治疗药物包括：赖诺普利 40mg，每日 1 次，美托洛尔 50mg 每日 2 次，格列吡嗪 5mg，每日 1 次，吲哚美辛 50mg（根据疼痛需要）最多可达每日 3 次，以及瑞舒伐他汀 40mg 每日 1 次。M.C. 告诉你她在支付瑞舒伐他汀（3 级，需自付 60 美元）时有困难，希望使用某种花费更少的类似药（1 级，自付 5 美元）。此外，在过去的 3 周，她感觉肌肉疼痛和无力。在社区药房可获得什么客观信息？她的主要问题是什么？为了确定问题的原因所在，还有什么其他信息需要了解？临床医生如何以 SOAP 形式评估并记录她的问题？

虽然患者是为 MTR 来的，但是患者主要陈述了过去 3 周内，感觉肌肉无力和酸痛。假设 M.C. 是该药房的患者，医务人员可以从 PIS 获得必要的用药史。因为患者在场，这是一个为 M.C. 建立 PMR 的好机会。这一过程将有助于快速识别患者对药物使用的理解与药房计算机系统记录之间是否存在药物使用偏差。一旦发现不符的情况，医务人员可以立刻和 M.C. 一起确认，并将其作为干预的一部分。PMR 还应将药物过敏史作为其记录内容的一部分。反应类型也应该记录在 PMR 内，以便其他医务人员了解其药物过敏的严重程度（如不耐受或过敏反应）。根据从药房计算机系统和 M.C. 收集的资料，从而可制订出 PMR（图 1-3 所示）。

仅仅回顾用药常不能提供足够的信息判定 M.C. 是否正遭遇药物相关不良事件。进一步询问与其肌肉无力和酸痛发作时症状相关的问题，将有助于判断这是否是一种药物相关问题。

医务人员可依据本次访谈的情况和 PMR 中患者目前所面临的问题进行评估。正如 PMR 所示，M.C. 最近开始使用瑞舒伐他汀。这种药物的使用与她最近肌肉无力和酸痛发作相符。我们已经知道 HMG-CoA 还原酶抑制剂（如瑞舒伐他汀）可引起肌炎或肌肉溶解，从而导致肌肉无力和酸痛。此外，其使用剂量高于 M.C. 这个年龄的女性的常规剂量。根据这些信息，可以针对该问题进行该评估。如果瑞舒伐他汀是疑似药物，该计划将包括解决该问题或明确瑞舒伐他汀是否为引发肌肉无力和酸痛的原因的必要措施。遗憾的是，解决此药物不良反应的正规干预计划所需的信息（如她的基础胆固醇、血清肌酐、肝功能或肌酸激酶水平等）并不完备。然而，为了确定药物不良反应并进行调整，计划的一部分内容就是获取实验室检查结果。下面将举例说明 SOAP。

首要问题：

肌肉酸痛和无力（可能是药物不良事件）

主观资料：

M.C. 自称在过去 3 周，肌肉无力和酸痛，特别是腿部。久坐后，从椅子上站起来时她有些困难，自己感觉是酸痛。患者说她完全按处方服用药物，几乎没有漏服。

客观资料：

总胆固醇：137mg/dl；低密度脂蛋白胆固醇：56mg/dl；高密度脂蛋白胆固醇：54mg/dl

甘油三酯：136mg/dl

体温：37℃

血压：144/68mmHg

评估：

M.C. 感到大肌肉群肌肉无力和酸痛。根据美国心脏病学院和美国心脏协会，鉴于 M.C. 的年龄和疾病状态，她具有患心脏病的风险[29]。6 周前，按照其心脏科医师建议，她开始了目前的降脂治疗（瑞舒伐他汀 40mg，每日 1 次）。初始使用瑞舒伐他汀 40mg 与其肌肉无力和酸痛发作时间相符。HMG-CoA 还原酶抑制剂（如瑞舒伐他汀）可能导致肌炎或肌痛，考虑到患者的年龄、性别和起始剂量，她发生不良反应的风险很高。瑞舒伐他汀可能导致她的肌肉无力和酸痛。换用其他降脂药物或减少瑞舒伐他汀的剂量,可能可以消除或降低这种不良反应。应测定其肌酸激酶水平以确定肌炎的严重性。此外,还应该检测血清肌酐水平。因为对于严重病例,肌炎可导致肾损害和横纹肌溶解。但是,这种情况通常伴有发热等其他症状。该患者目前尚无此类症状。

计划:

药物相关不良事件:

- 与患者讨论药物不良事件的可能性,包括肌痛和肌炎的体征和症状。
- 联系哈特医生(M.C. 的心脏科医师)讨论当前瑞舒伐他汀的问题。
- 每次与哈特医生的讨论的同时,应该检测肌酸激酶和血清肌酐水平。
- 按照药师建议,停用瑞舒伐他汀。哈特医生同意 M.C. 暂停用瑞舒伐他汀直到复查其实验室检查结果。
- 与哈特医生讨论,将瑞舒伐他汀的剂量调整为 5mg 或使用其他等效药物(阿托伐他汀 10mg 或辛伐他汀 20mg)。
- M.C. 应该 2 天内到哈特医生的心脏病诊所就诊,讨论实验室结果和替代治疗。
- 和 M.C. 讨论整个计划,让她用语言描述她对目前药物相关问题所采取的措施的理解。

案例 1-5,问题 2: 根据 M.C. 的用药概况,对于她的药物治疗,还可发现哪些其他的问题? 为了解决这些问题,还能做些什么?

还有两个问题可能需要处理。第一个问题涉及到 M.C. 服用的止痛药物吲哚美辛(indomethacin)。与同类的其他药物相比,它对老年人的神经系统副作用风险更高[30]。此外,美国老年学会指南(American Geriatric Society guidelines)对轻到中度持续性疼痛的管理,建议老年人应谨慎使用非甾体抗炎药,推荐使用对乙酰氨基酚(acetaminophen)作为一线用药[31]。其他处方药或非处方药(如对乙酰氨基酚)可单独用于治疗 M.C. 的疼痛(参见第 55 章和第 107 章)。

第二个问题是,从当前信息来看,尚不明确患者是否与多个医务人员进行了沟通。APhA MTMS 共识文件指出,药师有责任协调多个医生对患者进行医疗服务[1]。因此,确保两位医生(史密斯和哈特医生)均收到在此期间这些问题的记录副本是非常重要的。

案例 1-5,问题 3: 这次随访还能为 M.C. 提供哪些额外信息?

最后,M.C. 是为了降低其药物费用来药房寻求帮助。要评估这个问题,则需考虑是某种特定药物还是总体用药方案的具体费用让她担心。另一个需要确定的问题是,她是否因为费用问题已经停止服用了一些药物或改变了服药方式。因为药品是在药房进行销售,所以许多患者会与他们的药师讨论费用和依从性问题。他们大多不会和医生讨

论这个问题。费用和由于费用导致的依从性差的问题是药师代表患者必须与处方医生进行沟通的药物相关问题。在评估药物费用时,可以采用以下步骤。首先,确定患者支付药物的能力;针对患者需求,采取恰当的低费用的医疗干预;帮助其进入相关的福利项目;同患者和医生确认药物使用方案的改变。

对于 M.C. 而言,瑞舒伐他汀的费用是她最关心的问题,因为她需要每月支付 60 美元,而她的医疗保险处方计划将其列入非首选(3级)的药物。她可能因此中断瑞舒伐他汀的治疗,所以,药师应为她需求另一种成本效益合适的降脂药作为替代药物,然后,将此信息传递给处方医师。此外,替代降脂方案可被整合到针对她肌肉酸痛和无力的主要问题所制订的计划中(见案例 1-5,问题 1)。多个问题的整合正是 MAP 复杂而重要的特点。

正如前面所讨论,MTMS 的一个重要部分就是 MAP。MAP 是一种帮助患者具备自我保健能力并促进患者自我保健意识的档案。MAP 涵盖的信息对于患者和医务人员都重要,且利于多个医务人员之间的交流。当患者将 PMR 和 MAP 呈交给所有医务人员时,通过连续性医疗服务,复杂的药物信息也能被分享。图 1-3 包含了 M.C. 的 MAP 的实例。

因为患者和医务人员之间可以进行大量信息互通,对于确定药物相关问题的解决方案,随访(电话或面谈)就变得恰当而且必要了。应及时随访,就像 M.C. 的计划中所罗列的一样,获取必要的实验室检查结果后,心脏科医师就可以做出评估了。随访应包括患者是否按医生的建议进行了调整,以及有没有出现新问题。制订实施计划后,为了确定药物相关问题是否被解决,都应考虑随访。此外,由于时间的限制,初次时可能仅能确定问题并鉴别其优先级别,无法彻底解决。所以,后期的随访可以针对这些问题进行评估。

案例 1-5,问题 4: 假设药师有一个 NPI 号码并与 M.C. 的医疗保险处方计划签了合同,怎样在 M.C. 的保险中对这次耗时 30 分钟的访视开具账单呢?

如果确认 M.C. 的医疗处方药物保险计划涵盖 MTMS,药师就可以对这次耗时 30 分钟的访视开具账单。使用药师的 NPI 号码及适当的 CPT 代码,药师可以开具 CPT 99605(药师与患者最初的面对面的 15 分钟的 MTMS)和 CPT 99607(药师与患者随后的面对面 15 分钟的 MTMS)的账单。M.C. 的医疗处方药物保险计划可能要求药师首先为处方药物计划开具账单,然后,处方药物保险计划会将补偿直接支付给社区药房而不是给药师个人。就诊记录需要保存在就诊的机构,以备调取 M.C. 的处方药物计划的相关信息。

案例 1-5,问题 5: M.C. 刚刚因肾功能衰竭和尿路感染引起的脓毒症在一家大型医疗中心住院。药师已经获得医疗图表、护理记录和 MAR,并且可以通过计算机系统直接查阅临床实验室检查结果。该药师在这种条件下评估患者的药物治疗,并提供常规临床药物代谢动力学监测。与问题 1 中在社区药房的药师相比,在住院环境下,药师对 M.C. 的处理方法有什么不同?

急诊医疗服务机构的药物治疗管理

与门诊类似,院内患者面谈记录也常常采用 SOAP 形式。然而,要想获得需要的信息有时会面临特别的挑战。在急诊,想从那些由于严重疾病或创伤而致意识受损的患者获取主观信息非常困难。但是,通过药房、实验室或其他医疗记录获取客观信息比较容易。为了明确患者入院后医嘱用药和在家时用药清单的差异,当患者在医疗机构就诊时,就应启动药物调整流程。由于急性医学问题常叠加在慢性疾病之上,增加新的药物,继续使用、改变或中断在家使用的药物是非常常见的。

评估药物治疗是否适当,需要对药物代谢动力学(如药物的吸收、分布、代谢和排泄等)和药物效应动力学(如使用止痛药缓解疼痛或使用降压药降低血压等)原则有一个基本的了解。这种详细的评估和监测依赖于健康患者和实验室数据的可用性。医院是资料相对丰富的环境,一般比较容易获取需要的信息。了解患者的身高、体重和肝、肾功能对于选择合适的药物剂量非常必要。院内患者的类型包括短期留观、择期手术以及危重、血流动力学受损的患者等。对于每一个需要评估的患者,药师都必须密切注意其药物代谢动力学和药物效应动力学在整个住院或疾病过程中是如何显著变化的。当患者发生临床状态改变时,这种高度的警觉性将有助于及时干预和降低由于不恰当用药或延误药物剂量调整所导致的药物错误。药物浓度监测可能适合特定药物并有重要的临床价值。然而,对药物治疗的临床反应以及特殊实验室检测指标进行综合考虑非常重要。对任何药物浓度的准确评价,需要回顾护理 MAR(或 eMAR),计算给药到血清药物样本获取的时间差。如果已经获取血清药物浓度,在对药物治疗方案做出更改前,必须核对其正确性。如果血清药物浓度存在异常增高或降低,临床医生必须考虑存在于此特殊患者的所有可能影响血清药物浓度的各种因素。倘若无法明确异常血清药物浓度的原因,要考虑存在检验误差的可能性,所以,在调整剂量之前应进行复检,从而避免药物浓度高于或低于治疗浓度(参见第 2 章)。

当 M. C. 在社区药房时,药师对其慢性疾病状况,费用问题和药物治疗进行评估。社区药房 MTM 项目的监测是在固定的间隔时间进行的,对于患者每日的变化情况并不敏感。然而,在院内,M. C. 除了慢性疾病,还出现了急症(肾衰和尿路感染引发的脓毒症)。药物治疗监测将比较频繁,针对她的急性和慢性疾病的治疗计划是动态变化的。

尽管院内资料相对丰富,一旦患者出院,在院内收集的信息、评估表和制订的计划必须传递给其他医务人员。出院时,应确保患者定期到其主管医生或协作卫生保健服务团队进行随访。为此,一旦患者返回家中,药师通过进行药物调整流程又变得非常重要,因为这样可以确切了解患者的状况。当患者有用药错误倾向或再次住院时,就形成了闭环式循环模式。

药物治疗管理与药物基因组学

利用遗传信息预测药物个体的反应被称为药物基因组学。目前药物基因组学作为一种考虑的因素被纳入药物设计和开发阶段。利用遗传信息给个体量身定做药物治疗会降低不良反应的风险事件,进而改善患者的预后,建立更有效的药物研发过程。通过将药物治疗转向患者个体化途径,医疗服务体系向实现个体化医疗服务的新医学蓝图迈进了一步[32]。

MTM 可成为药师以提高卫生服务的质量和安全性为目的,将药物基因组学应用于临床实践的一种工具。将药物基因组学引入到 MTMS 中使得药师将他们的专业技能融入治疗计划过程,从而达到优化治疗结果的目的。通过与处方医生和检验人员的合作,药师可以了解患者使用的药物和基因组学资料,然后评估该药物对患者和疾病是否最为适宜。通过 MTMS 和药物基因组学,药师可优化药物选择,使治疗效果最大化(参见第 4 章)。

为了将药物基因组学要素成功整合到临床决策过程,药师必须找出关键的药物基因组学资料。这是一项复杂的挑战。目前,已有研究开始将药物基因组学数据用于患者,并将其作为医疗保健转送体系的一部分。药学专业必须为药物基因组学数据应用于临床实践制订相应流程,并与实施 MTMS 相匹配。为鼓励和促进临床药师与其他卫生保健服务人员和实验室进行协作,将其临床专业技能应用于临床,应开发可行的商业模式。此外,为了支持药师在这个新兴领域中发挥其作用,还应鼓励和指导开发相关的技术解决方案[32]。

结论

MTMS 适用于任何医疗环境下的患者,只要患者或他们的照护者能够积极参与患者药物治疗。所有提供 MTMS 的临床药师的目标是确保患者的药物治疗是合理的,并且患者可以从治疗中取得最佳的效果。应正确记录 MTM 实施过程,并与参与患者医疗团队的所有成员精确共享。随着药物治疗和技术选择的不断发展,为改善患者的治疗结果和药物使用,应鼓励临床药师提供和优化 MTMS。

(徐斑、谷娟 译,严郁、杜晓冬、魏薇 校,蒋学华 审)

参考文献

1. Bluml BM. Definition of medication therapy management: development of professionwide consensus. *J Am Pharm Assoc (2003)*. 2005;45(5):566-572.
2. Hepler CD, Strand LM. Opportunities and responsibilities in pharmaceutical care. *Am J Hosp Pharm*. 1990;47(3):533.
3. Rovers JP, Currie JD, eds. *A Practical Guide to Pharmaceutical Care: A Clinical Skills Primer*. 3rd ed. Washington, DC: American Pharmacists Association; 2007.
4. Isetts BJ, Buffington DE; Pharmacist Services Technical Advisory Coalition. CPT code-change proposal: national data on pharmacists' medication therapy management services. *J Am Pharm Assoc (2003)*. 2007;47(4):491.
5. Patient Protection and Affordable Care Act (PPACA). Pub L No. 111-148, 124 Stat 119, to be codified as amended at scattered sections of 42 USC. Enacted March 23, 2010.
6. Health Care and Education Reconciliation Act of 2010. Pub L No. 111-152,

124 Stat 1029. Enacted March 30, 2010.

7. Wu SY, Green A. *Projection of Chronic Illness Prevalence and Cost Inflation.* Santa Monica, CA: RAND; 2000.

8. Gerteis J et al. Multiple Chronic Conditions Chartbook. AHRQ Publications No, Q14-0038. Rockville, MD: Agency for Healthcare Research and Quality; 2014. Accessed June 17, 2015.

9. ASHP-APhA Medication Reconciliation Initiative Workgroup Meeting, February 12, 2007. https://www.ashp.org/-/media/assets/pharmacy-practice/pharmacy-topics/quality-improvement/care-coordination-medication-reconciliation-initiative-workgroup-meeting.ashx?la=en . Accessed July 4, 2017.

10. National Patient Safety Goals. Joint Commission on Accreditation of Healthcare Organizations.https://www.jointcommission.org/standards_information/npsgs.aspx . Accessed July 4, 2017. Accessed June 1, 2008.

11. National Patient Safety Goals. Joint Commission on Accreditation of Healthcare Organizations.http://www.jointcommission.org/standards_information/npsgs.aspx . Accessed June 17, 2015.

12. National Community Pharmacist Association, NCPA Summary of CMS 2013 Final Call Letter. http://www.ncpanet.org/pdf/NCPA-Summary-of-CMS-2013-Final-Call-Letter.pdf . Accessed June 17, 2015.

13. Perlroth D et al. *Medication Therapy Management in Chronically Ill Populations: Final Report.* Baltimore, MD; 2013.

14. Cipolle RJ et al., eds. *Pharmaceutical Care Practice: The Clinician's Guide.* 2nd ed. New York, NY: McGraw-Hill; 2004.

15. Health Information Technology: Initial Set of Standards, Implementation Specifications, and Certification Criteria for Electronic Health Record Technology. *Fed Regist.* 2010;75(144):44589.

16. Miller WR, Rollnick S. *Motivational interviewing: Preparing people to change addictive behavior.* New York, NY: Guilford Press; 1991. Pp. xvii + 348.

17. Center for Substance Abuse Treatment. Enhancing Motivation for Change in Substance Abuse Treatment. Rockville (MD): Substance Abuse and Mental Health Services Administration (US); 1999. (Treatment Improvement Protocol (TIP) Series, No. 35.) Chapter 3—Motivational Interviewing as a Counseling Style. Available from: http://www.ncbi.nlm.nih.gov/books/NBK64964/ .

18. Nester TM, Hale LS. Effectiveness of a pharmacist-acquired medication history in promoting patient safety. *Am J Health Syst Pharm.* 2002;59(22):2221.

19. Varkey P et al. Multidisciplinary approach to inpatient medication reconciliation in an academic setting. *Am J Health Syst Pharm.* 2007;64(8):850.

20. Forster AJ et al. The incidence and severity of adverse events affecting patients after discharge from the hospital. *Ann Intern Med.* 2003;138(3):161.

21. Unroe KT et al. Inpatient medication reconciliation at admission and discharge: a retrospective cohort study of age and other risk factors for medication discrepancies. *Am J Geriatr Pharamcother.* 2010;8(2):115–126.

22. Bourgeois FT et al. Adverse drug events in the outpatient setting: an 11-year national analysis. *Pharmacoepidemiol Drug Saf.* 2010;19(9):901.

23. American Pharmacists Association; National Association of Chain Drug Stores Foundation. Medication therapy management in pharmacy practice: core elements of an MTM service model (version 2.0). *J Am Pharm Assoc (2003).* 2008;48(3):341.

24. Centers for Medicare & Medicaid Services, HHS. HIPAA administrative simplification: standard unique identifier for health care providers; final rule. *Fed Regist.* 2004;69(15):3433.

25. Cranor CW et al. The Asheville Project: long-term clinical and economic outcomes of community pharmacy diabetes care program. *J Am Pharm Assoc (Wash).* 2003;43(2):173.

26. Chrischilles EA et al. Evaluation of the Iowa Medicaid pharmaceutical case management program. *J Am Pharm Assoc (2003).* 2004;44(3):337.

27. Bodenheimer T et al. Confronting the growing burden of chronic disease: can the U.S. health care workforce do the job? *Health Aff (Millwood).* 2009;28(1):64.

28. Smith M et al. Why pharmacists belong in the medical home. *Health Aff (Millwood).* 2010;29(5):906.

29. Stone NJ et al. 2013 ACC/AHA guideline on the treatment of blood cholesterol to reduce atherosclerotic cardiovascular risk in adults: a report of the American College of Cardiology/American Heart Association Task Force on Practice Guidelines. *J Am Coll Cardiol.* 2014;63 (25, pt B):2889–2934.

30. Fick DM et al. Updating the Beers criteria for potentially inappropriate medication use in older adults. *Arch Intern Med.* 2003;163(22):2716.

31. American Geriatrics Society. Pharmacological management of persistent pain in older persons. *J Am Geriatr Soc.* 2009;57(8):1331.

32. American Pharmacists Association. Integrating pharmacogenomics into pharmacy practice via medication therapy management. *J Am Pharm Assoc.* 2011;51:e64–e74.

第2章　临床检查结果的解释

Erika Felix-Getzik，Yulia A. Murray，and Stefanie C. Nigro

核心原则

		章节案例
①	实验室检查结果应视为其他主观和客观信息的补充,不能孤立评价。检查结果必须在临床实际情况下进行评估,并应结合对人体生理学的理解。	案例 2-3(问题 1) 案例 2-4(问题 1) 表 2-2 案例 2-5(问题 1 和 2) 表 2-3 案例 2-6(问题 1 和 2)
②	缺乏实用性,昂贵或欠便捷可能会限制某些临床实验室检查的用处。在临床实践过程中,通过公式或列线图进行估算,可能可以克服这些障碍。	案例 2-1(问题 1) 表 2-2
③	检查的可靠性受到各种因素的影响,如统计和分析前变异、准确性和精确度等。	案例 2-1(问题 1) 案例 2-2(问题 1) 案例 2-4(问题 1) 表 2-1,表 2-2
④	实验室检查可以辅助临床疾病评估,建立诊断,评价药物治疗和评估疾病进展。	案例 2-1(问题 1) 表 2-2 案例 2-2(问题 1) 表 2-3 案例 2-3(问题 1) 案例 2-4(问题 1) 案例 2-5(问题 1 和 2) 案例 2-6(问题 1 和 2)

　　本章将对临床实践中常用的实验室检查作一概述。对用于监测特定疾病状态和特殊药物治疗的专科实验室检查,本书将在特定疾病章节中的病案、问题和解答的部分给予介绍。鉴于非处方药或患者导向实验室检查的可行性和使用的不断增加,本章结尾部分将进行简要介绍。本章检查结果范围来源于本章末尾的参考文献[1-3]。

一般原则

　　一般来说,只有在检验结果可能会改变患者治疗策略的时候,才会考虑进行实验室检查。常规分析包括血清、尿液和其他体液;然而,在获取这些数据时,需考虑其经济成本和对生存质量的影响与患者特殊预后效益之间的平衡关系。

参考范围

　　因为很多因素都会对每一个个体的"正常"值产生影响,所以,常常用于临床实践的术语是"参考范围(reference range)",而并非"正常范围"。无论实验室结果是否在参考范围之内,都有助于判断临床疾病、确立诊断、评价药物治疗和评估疾病进展。此外,基本实验室检测在评估疾病进展、治疗反应和监测治疗相关的毒性反应的进展时都是非常必要的。

　　在评估实验室检查结果时,需要注意的是,若检测值不在参考范围之内,并非意味着一定需要临床干预。该检测值的评估,必须结合临床实际情况和人体生理学知识。同样,检测值在参考范围内,也需再次评估此检验的局限性以及生物或生理因素的影响。实验室检查结果应视为对其他主观和客观信息的补充,不能孤立评价。

　　实验室检查结果与进行该项检测的临床实验室有关,由于设备型号和检测方法的不同,检查结果也可能发生变化。所以,临床医师在评估实验室检查结果时,应该参考自己所在临床检验部门出具的参考范围。

评估实验室检查结果

本章中所提供的参考范围仅作为一般性说明。当将此信息应用于临床时,应进行合理的临床评估和判断。患者的特异性(如年龄、性别、种族、临床表现、生活方式等)可能会影响已有的实验室结果,因此,必须将这些因素纳入考虑。统计和分析前变异是非常常见的,同样也必须结合获取的结果进行评估。表 2-1 是常见的分析前变量的举例说明。

表 2-1
分析前变异:从下达检验指令到接收标本的时间段内,影响实验室检查结果的因素

变量	举例
检查医嘱有误	要求进行白蛋白检测来评估近期饮食变化的影响(前白蛋白是更好的评估急性变化的标记物)
样本标识错误	从一个患者获取的样本,标记为另外一人的名字
检测准备不当	需空腹却未遵循:空腹血糖,血脂全套 检测前没有恰当给予药物 检测前饮食限制不合理:大便隐血检测前食用不熟的肉制品
药物治疗	药物干扰检测过程或受药理作用影响:β-受体激动剂可降低血清钾浓度;噻嗪类药物可增加血清尿酸水平
检测时间不当	首次剂量后检测万古霉素谷浓度(而不是第 4 次剂量前进行检测) 初始剂量 2 小时后检测 aPPT(而不是服用后 6 小时进行检测) 餐后立刻进行空腹血糖试验;剂量改变后 2 周测定 TSH(而不是改变后的 4~6 周)
标本采集不完整或不恰当	由于忘了将小便排入提供的容器引起 24 小时尿液收集不当;由于在静脉输液的肢端采集血液样本造成血糖、BUN 和电解质的稀释效应;使用不恰当的容器盛放标本
处理或保存不当	由于血液标本水解所致的血钾增高
准确度和精密度差	使用错误或过期的实验室试剂
技术	错误读数,计算机输入错误
性别	许多实验室结果与性别有关
年龄	针对新生儿,儿童,成人和老年人,许多实验室检查都有特殊的参考范围
妊娠	妊娠状态影响许多实验室结果:碱性磷酸酶、胆固醇、铁等
姿势	在实验室采样过程中,处于直立状态,可增加白蛋白、钙、铁等浓度
运动	测试前剧烈运动可以影响乳酸、肌酸激酶、ALT、AST、尿酸等浓度的测定
正常生理波动	昼夜节律可影响皮质醇、血清铁、血肌酐、WBC 计数等
医疗程序	对于糖尿病控制不佳的患者,在检测 A_{1c} 前输入红细胞悬液会造成测定结果正常;近期心脏复律后肌酸激酶继发性升高

A_{1c},血红蛋白 A_{1c}(也叫糖化血红蛋白);ALT,丙氨酸氨基转移酶;aPTT,活化部分凝血活酶时间;AST,天冬氨酸氨基转移酶;BUN,血尿素氮;TSH,促甲状腺激素;WBC,白细胞

实验室检查的可信度

由于概率事件的存在,如果对同一标本,采取同样的方法进行多次检测,通常有 1/20 或 5%的报告结果不在所提供的参考范围内。检测可信度的指标包括准确度、精密度、灵敏度和特异性。精密度(precision)是指实验室检查的重复性(即,当重复检测时,结果相似的概率),而准确度(accuracy)是检查结果反映"真实值"(即,检查结果与实际值相匹配)的能力。每个实验室的质量控制和保证措施需定期监测,以确保结果的可靠性。通常情况下,如果得到的结果明显落在参考范围之外,该实验室将重复检测,以确认或反驳该结果。

研究一般建立在实验室检查的灵敏度和特异性上。它们对于临床上区分一种疾病或状态的存在与否非常必要。灵敏度(sensitivity)是正确识别疾病或状态的能力。如果一个测试的灵敏度为 95%,那么说明,具有该疾病或状态的 95%的个体将被正确诊断,而其他 5%的个体,即使他们具有该疾病或状态,检查结果仍呈阴性,即假阴性。特异性(specificity)是排除个体不具有某种疾病或状态的能力。如果一项测试的特异性为 95%,那么意味着,95%没有患病的个体将会得到一个正确的阴性结果,但其他 5%的人,即使他们是阴性的,却仍被确定为具有该疾病或状态,即假阳性。

检测单位

国际单位体系(International System of Units, SI)采用公制单位来报告临床实验室检查结果。SI 系统中质量的基本单位是摩尔,它不受盐或酯类制剂所导致的质量增加的影响。由于每个生理反应的发生都在分子水平,所以,摩尔在技术上和药理学上比克更有意义。推进实验室检查结果的报告采用国际化 SI 系统,遭到美国的抵制。尽管在 20 世纪 80 年代末采取了 SI 过渡政策,但是,美国主要的医学杂志还是恢复了传统的实验室检查单位[4,5]。本章中,常用实验室检查的参考范围将采用传统和 SI 两种单位,并可通过"换算系数"来进行传统单位和 SI 单位的换算(表 2-2 和表 2-3)。

表 2-2

血液生化检测参考值

实验室检查	正常参考值		换算系数	注 释
	传统单位	SI 单位		
电解质				
钠	135~147mEq/L	135~147mmol/L	1	↓:通常由于过量的水引起(例如,血清抗利尿激素升高),予以限水治疗。↑:见于严重脱水,尿崩症,肾和胃肠道的显著丢失
钾	3.5~5mEq/L	3.5~5mmol/L	1	↑:伴有肾功能不全,酸中毒,保钾利尿剂,溶血,烧伤,挤压伤;↓:利尿剂,碱中毒,严重的呕吐和腹泻,大量鼻胃管抽吸
CO_2 含量	21~32mEq/L	21~32mmol/L	1	HCO_3^- 和溶解性 CO_2 的总和。反映基础酸碱平衡以及肺(CO_2)和肾(HCO_3^-)的代偿机制。主要反映 HCO_3^- 的变化
氯	95~110mEq/L	95~110mmol/L	1	对维持基础酸碱平衡很重要。↓:见于胃肠道丢失富含氯的体液(呕吐、腹泻、胃管抽吸、肠瘘、过度利尿)
BUN	8~20mg/dl	2.8~7.1mmol/L	0.357	蛋白质代谢的终产物,由肝脏产生,血液运输,经肾脏排出体外。↑:见于肾功能不全,摄入高蛋白,上消化道出血,血液浓缩
肌酐	≤1.5mg/dl	≤133μmol/L	88.4	肌肉的主要组成;形成速率恒定;受肌肉量的影响(具有一定的性别差异,且随年龄增加而降低);经肾脏排泄。↑:见于肾功能不全。作为肾功能(GFR)检测主要标志物
CrCl	90~130ml/min	1.5~2.16ml/s	0.016 67	反映 GFR;↓:肾功能不全。用于调节经肾脏排泄的药物剂量
估算 GFR	90~120ml/(min·1.73m²)	n/a	n/a	可能比 CrCl 能更准确地反映肾功能。受肌肉量的影响
胱抑素 C	<1.0mg/dl	<0.749μmol/L	0.749	肾功能指示物,不受患者肌肉量、年龄或性别的影响。也有助于预测患者心血管疾病的风险
空腹血糖	65~115mg/dl	3.6~6.3mmol/L	0.055 51	↑:见于糖尿病或使用肾上腺皮质激素
糖化血红蛋白	3.8%~6.4%	3.8%~6.4%	1	用来评估 1~3 个月的平均血糖。用于诊断糖尿病,监测疾病的发展,评估药物疗效

表 2-2
血液生化检测参考值(续)

实验室检查	正常参考值		换算系数	注　释
	传统单位	SI 单位		
总钙	8.6~10.3mg/dl	2.2~2.74mmol/L	0.250	受机体骨钙的再分布、甲状旁腺激素、维生素 D、降钙素的调节。受白蛋白浓度变化的影响,随白蛋白降低而降低(血清白蛋白浓度每降低 1g/dl,血清总钙浓度将降低 0.8mg/dl);↓:见于甲状腺功能减退,祥利尿剂,维生素 D 缺乏;↑:见于恶性肿瘤,甲状腺功能亢进
游离的非结合钙	4.4~5.1mg/dl	1~1.3mmol/L	0.250	为生理活性形式。当白蛋白波动时,未结合的"游离钙"保持不变
镁	1.3~2.2mEq/L	0.65~1.1mmol/L	0.51	↓:见于吸收障碍,严重腹泻,酒精中毒,胰腺炎,利尿剂,醛固酮增多症(具有以下症候:乏力、抑郁、焦虑、惊厥、低钾血症、心律失常)。↑:见肾功能衰竭,甲状腺功能减退,使用含镁的抗酸剂
磷酸盐(无机磷)	2.5~5mg/dl	0.8~1.6mmol/L	0.323	↑:见于肾功能不全,高维生素 D 血症,低钙血症和甲状旁腺功能低下。↓:见于摄入过量含铝的抗酸剂,吸收障碍,肾丢失,高钙血症和再喂养综合征
尿酸	3~8mg/dl	<0.42mmol/L	0.06	↑:见于痛风,肿瘤,骨髓增生性疾病和药物使用(利尿剂、烟酸、低剂量的水杨酸、环孢霉素)
蛋白质				
前白蛋白	19.5~35.8mg/dl	195~358mg/L	10	提示营养状态的急性改变,用于监测 TPN
白蛋白	3.6~5g/dl	36~50g/L	10	由肝脏合成;对维持血管内渗透压很重要。↓:见于肝脏疾病,营养不良,腹水,出血,蛋白质消耗性肾病。可能影响高蛋白结合率的药物
球蛋白	2.3~3.5g/dl	23~35g/L	10	免疫机制中发挥积极作用。免疫球蛋白↑:见于慢性感染,类风湿性关节炎,多发性骨髓瘤
CK	女:20~170IU/L 男:30~220IU/L	女:0.33~2.83μkat/L 男:0.50~3.67μkat/L	0.016 67	存在于高能量代谢的组织(骨骼肌、心肌、脑)中。↑:肌内注射,心肌梗死,急性精神病发作。同工酶 CK-MM 分布在骨骼肌;CK-MB 分布在心肌;CK-BB 分布在脑部。MB 分数>5%~6%提示急性心肌梗死
CK-MB	<6%	<6%	0.016 67	
cTnI	0~0.04ng/ml	0~0.04μg/L	1	心肌损伤时比 CK-MB 更具特异性,cTnI>0.04 提示急性心肌损伤
肌红蛋白	女:12~76μg/L 男:19~92μg/L	女:12~76μg/L 男:19~92μg/L	1	早期(3 小时内)升高可能提示心肌损伤,但比 CK-MB 特异性差

表 2-2

血液生化检测参考值(续)

实验室检查	正常参考值		换算系数	注　释
	传统单位	SI 单位		
同型半胱氨酸	4~12μmol/L	4~12μmol/L	1	损害血管内皮细胞,增加心脏病风险。与叶酸、维生素 B_6 和维生素 B_{12} 缺乏有关
LDH	100~250IU/L	1.67~4.17μkat/L	0.016 67	主要由心、肾、肝和骨骼肌产生。有五种同工酶:LD1 和 LD2 主要存在于在心脏,LD5 大多在肝脏和骨骼肌中,LD3 和 LD4 是非特异性的。↑:见于恶性肿瘤,大面积烧伤,PE,肾脏疾病
BNP	<100pg/ml	<100ng/L	1	BNP>500ng/L,提示充血性心力衰竭。随着心脏负荷的增加从心室释放
NT-proBNP	男:<60pg/ml 女:<150pg/ml	男:<60ng/L 女:<150ng/L	1	与 BNP 一样,NT-proBNP 是充血性心力衰竭的临床标志物
CRP	0~1.6mg/dl	0~16mg/L	1	急性炎症的非特异性指标。类似于 ESR,但升高更快速,峰值更高。CRP>3mg/dl 时,会增加患心血管疾病的风险
hs-CRP	0~2.0mg/L	0~2.0mg/L	1	比 CRP 检测更敏感;浓度范围 0.5~10mg/L;hs-CRP<1.0mg/L 说明患心血管病的风险低;1.0~3.0mg/L 为中度风险;>3.0mg/L 说明患心血管病风险高
肝脏功能				
AST	0~35units/L	0~0.58μkat/L	0.016 67	大部分分布在心脏和肝脏;在肌肉、肾脏和胰腺组织也有分布。↑:见于 MI 和肝损伤。肝脏特异性小于 ALT
ALT	0~35units/L	0~0.58μkat/L	0.016 67	产生于心脏、肝脏、肌肉、肾脏、胰腺。量很少,只有实质性肝病时会升高。肝脏特异性比 AST 强
ALP	20~130units/L	0.33~2.17μkat/L	0.016 67	大多分布在胆管、胎盘、骨骼。↑:见于胆管梗阻,梗阻性肝脏疾病,骨快速增长(如 Paget 病),妊娠
GGT	男:9~50units/L 女:8~40units/L			反映肝细胞损伤的敏感指标;不能帮助区分肝脏疾病类型。在慢性酒精中毒患者中常常升高
总胆红素	0.1~1mg/dl	2~18μmol/L	17.1	血红蛋白的分解产物,在肝脏中与白蛋白结合。总胆红素包括直接(结合)和间接胆红素。↑:见于溶血,胆汁淤积,肝损伤
直接胆红素	0~0.2mg/dl	0~4μmol/L	17.1	
其他参数				
淀粉酶	35~118units/L	0.58~1.97μkat/L	0.016 67	胰腺酶;↑:见于胰腺炎或胆管梗阻
脂肪酶	10~160units/L	0~2.67μkat/L	0.016 67	胰腺酶;↑:见于急性胰腺炎,比淀粉酶升高持续时间长

表 2-2

血液生化检测参考值(续)

实验室检查	正常参考值		换算系数	注　释
	传统单位	SI 单位		
PSA	0~4ng/ml	0~4mg/L	1	↑:见于良性前列腺增生(BPH)和前列腺癌。PSA 为 4~10ng/ml 时应引起重视。如果游离 PSA/总 PSA<0.25,患前列腺癌的风险增加
TSH	0.5~4.7μunits/ml	0.5~4.7munits/L	1	↑:原发性甲状腺功能减退症,需要补充外源性甲状腺素;↓:甲状腺功能亢进
降钙素原	<0.5ng/ml	<0.5μg/L	1	↑:见于细菌感染。如果<0.5ng/ml,脓毒症风险较低;如果>2ng/ml,严重脓毒症的风险大
总胆固醇	<200mg/dl	<5.2mmol/L	0.025 86	目前指南没有推荐目标水平;参考现行指南
LDL	<100mg/dl	<2.58mmol/L	0.025 86	目前指南没有推荐目标水平,而是基于目前风险因素开始中等强度到高强度的他汀类药物治疗;参考现行指南
HDL	女:>50mg/dl 男:>40mg/dl	女:>1.29mmol/L 男:>1.03mmol/L	0.025 86	目前指南没有推荐目标水平;参考现行指南
空腹甘油三酯	<150mg/dl	<1.70mmol/L	0.011 3	↑:见于酒精、饱和脂肪、药物摄入等。空腹检测。目前指南没有推荐目标水平

　　ALP,碱性磷酸酶;ALT,丙氨酸氨基转移酶;AST,天冬氨酸氨基转移酶;BNP,脑利钠肽;BPH,良性前列腺增生;BUN,血尿素氮;CK,肌酸激酶(原名肌酸磷酸激酶);CrCl,肌酐清除率;CRP,C 反应蛋白;cTnI,心肌肌钙蛋白 I;ESR,红细胞沉降率;GFR,肾小球滤过率;GGT,谷氨酰转移酶;HDL,高密度脂蛋白;LDH,乳酸脱氢酶;LDL,低密度脂蛋白;MI,心肌梗死;PE,肺栓塞;PSA,前列腺特异抗原;SI,国际单位制;TPN,全肠外营养;TSH,促甲状腺激素

表 2-3

血液学实验室参考值

实验室检查	正常参考值		注　释
	传统单位	SI 单位	
RBC 计数			
■ 男	4.3×10^{6}~$5.9\times10^{6}/\mu l$	4.3×10^{12}~$5.9\times10^{12}/L$	
■ 女	3.5×10^{6}~$5.0\times10^{6}/\mu l$	3.5×10^{12}~$5.0\times10^{12}/L$	
Hct			↓:见于贫血,出血,溶血;↑:见于红细胞增多症,慢性缺氧
■ 男	40.7%~50.3%	0.4~0.503	
■ 女	36%~44.6%	0.36~0.446	
Hgb			与 Hct 相似
■ 男	13.8~17.5g/dl	138~175g/L	
■ 女	12.1~15.3g/dl	121~153g/L	

表 2-3

血液学实验室参考值(续)

实验室检查	正常参考值		注 释
	传统单位	SI 单位	
MCV	$80 \sim 97.6 \mu m^3$	$80 \sim 97.6 fL^a$	描述红细胞平均大小;MCV↑=大红细胞,MCV↓=小红细胞
MCH	$27 \sim 33 pg$	$1.66 \sim 2.09 fmol/cell$	测量 RBC 中 Hgb 平均重量
MCHC	$33 \sim 36 g/dl$	$20.3 \sim 22 mmol/L$	比 MCH 更可靠的测量 RBC 血红蛋白的指标。测量 RBC 中平均 Hgb 浓度。浓度不会因 RBC 的重量或大小而改变
网织红细胞计数(成人)	$0.5\% \sim 1.5\%$	$0.005 \sim 0.015$	反映红细胞生成的指标;↑表明未成熟红细胞释放数量在刺激(如缺铁性贫血时予铁剂)下应答性增加
ESR	$0 \sim 30 mm/hour$	$0 \sim 30 mm/hour$	无特异性;↑:见于炎症、感染、恶性肿瘤、结缔组织疾病、妊娠、肾炎。是颞动脉炎和风湿性多肌痛的有用监测指标
WBC 计数	$3.8 \times 10^3 \sim 9.8 \times 10^3/\mu l$	$3.8 \times 10^9 \sim 9.8 \times 10^9/L$	包括中性粒细胞、淋巴细胞、单核细胞、嗜酸性粒细胞和嗜碱性粒细胞;↑:见于感染与应激
ANC	$2\,000 cells/\mu l$		ANC=白细胞×(中性粒细胞%+杆状核粒细胞%)/100;如果<500,感染风险增加;如果>1\,000,感染风险较低
中性粒细胞	$40\% \sim 70\%$	$0.4 \sim 0.7$	中性粒细胞↑提示细菌或真菌感染。杆状核粒细胞↑提示细菌感染
杆状核中性粒细胞	$0\% \sim 10\%$	$0 \sim 0.1$	
淋巴细胞	$22\% \sim 44\%$	$0.22 \sim 0.44$	
单核细胞	$4\% \sim 11\%$	$0.04 \sim 0.11$	
嗜酸性粒细胞	$0\% \sim 8\%$	$0 \sim 0.08$	嗜酸性粒细胞↑见于过敏、寄生虫感染及某些恶性肿瘤
嗜碱性粒细胞	$0\% \sim 3\%$	$0 \sim 0.03$	
血小板	$150 \times 10^3 \sim 450 \times 10^3/\mu l$	$150 \times 10^9 \sim 450 \times 10^9/L$	$<100 \times 10^3/\mu l$=血小板减少症;$<20 \times 10^3/\mu l$=严重出血风险↑
铁			
■ 男	$45 \sim 160 \mu g/dl$	$8.1 \sim 31.3 \mu mol/L$	体内三分之二储藏在血红蛋白中;另三分之一在骨髓、脾脏、肝脏;只有少量存在于血浆。失血是铁含量减少的主要原因
■ 女	$30 \sim 160 \mu g/dl$	$5.4 \sim 31.3 \mu mol/L$	妊娠和哺乳期需要量增加
■ TIBC	$220 \sim 420 \mu g/dl$	$39.4 \sim 75.2 \mu mol/L$	缺铁时结合铁能力↑

ANC,中性粒细胞绝对计数;ESR,红细胞沉降率;Hct,红细胞压积;Hgb,血红蛋白;MCH,平均红细胞血红蛋白量;MCHC,平均红细胞血红蛋白浓度;MCV,平均红细胞体积;RBC,红细胞;SI,国际单位制;TIBC,总铁结合能力;WBC,白细胞

^{a}fL,毫微微升;毫微微,10^{-15};皮可,10^{-12};纳,10^{-9};微,10^{-6};毫,10^{-3}

液体和电解质

更多详细内容请参见第27章。

钠

参考范围:135~147mEq/L 或 mmol/L

钠离子是细胞外液(extracellular fluid,ECF)中主要的阳离子,人细胞存活在盐水中。钠和氯、钾、水等,在建立血浆渗透压及维持细胞内液(intracellular fluid,ICF)和ECF之间的渗透压平衡中起着重要作用。渗透压系统通过调节水的摄入和排出使血浆中的钠离子浓度维持在正常范围[6]。血清钠浓度的增加可能说明钠排泄量减少或血液浓缩。相反,血清钠浓度下降至低于正常值,可以反映血容量过多、异常的钠流失或钠消耗。虽然健康人群能够轻易地保持钠平衡,但如果患者患有肾衰竭、心脏衰竭或肺疾病,常常会出现钠水失衡。在成年人中,血清钠浓度的变化通常意味着水失衡,而不是钠失衡。因此,血清钠浓度能更多地反映患者的体液状况,而不是钠的平衡状况。低钠血症或高钠血症常引起神经系统症状,血清钠离子浓度的急剧变化可能会导致严重甚至致命的脑损伤[6]。

低钠血症

低钠血症(hyponatremia)与血液中钠浓度的稀释或钠的全身性消耗有关。由于胶体渗透压的影响,水能自由移动穿过细胞膜,所以,当出现低钠血症时就意味着机体所有体液中的钠已被稀释。低钠血症可能表现出低、高或正常渗透性。稀释性低钠血症是最常见的类型,是由水潴留导致的[7]。某些临床疾病,如肝硬化、充血性心力衰竭(congestive heart failure,CHF)、抗利尿激素异常分泌综合征(inappropriate antidiuretic hormone secretion,SIADH)、肾功能损害和高渗透性溶质(例如白蛋白、甘露醇)的注射,通常与稀释性低钠血症相关。药物如环磷酰胺、卡马西平、去氨加压素、奥卡西平、缩宫素、选择性5-羟色胺再摄取抑制剂以及长春新碱,因其能引起SIADH,因此也可能会造成可逆性的低钠血症(尤其是老年患者)[7,8]。钠消耗性低钠血症表现为血清钠浓度降低但不合并水肿。钠消耗性低钠血症可以发生于盐皮质激素不足、排钠性肾病或在含盐液体丢失的情况下,使用不含盐的溶液进行补液治疗等[7]。噻嗪类利尿剂的使用也可能导致严重的低钠血症。低钠血症常见于住院患者;然而,发病率因其严重程度不同而有较大差异,严重的并发症可能由疾病本身引起,也可能由于干预措施不恰当或者补钠速度过快引起。

高钠血症

高钠血症(hypernatremia)表现为与机体钠潴留相关的相对水分不足的状态。由于钠离子能维持细胞渗透性,因此高钠血症会导致高渗透性,至少会引起一过性的细胞脱水[9]。自由水的丢失、低渗液的丢失或钠的过量摄入均可导致高钠血症。除非患有尿崩症,否则自由水的丢失是很少见的。腹泻是婴儿及老年人低渗液丢失最常见的原因。

醛固酮增多症患者因钠离子于体内潴留,其血清钠浓度也可能升高。过量钠盐中毒通常是偶然或医源性的,而且最常见于不恰当的静脉输注高渗盐溶液。某些β-内酰胺类抗生素(例如,替卡西林)有一定的钠负荷,当大剂量给药时也会导致液体超负荷。

机体对高渗最初的防御反应是口渴和液体摄入。因此,高钠血症综合征通常发生于不能充分获得液体补充的患者。例如,老年痴呆的患者,因其需要他人帮助进行水摄取,因此也具有较大的风险。同样,呕吐、昏迷或禁饮的患者也极易发生高钠血症。

钾

参考范围:3.5~5.0mEq/L 或 mmol/L

钾是人体细胞内主要的阳离子,它能调节酶的功能以及神经肌肉组织的兴奋性。人体内大约90%的钾都存在于ICF中,大部分存在于肌肉中,只有10%的钾在ECF中。细胞外液中的钾离子,在肾小球自由滤过,在近端肾小管重吸收,并由远端肾单位分泌。由于大多数钾存在于细胞内,因此,血钾浓度并不是衡量体内总钾水平的好指标。然而,细胞内钾很难测量。所幸的是,缺钾的临床表现(如疲劳、嗜睡、头晕、神志不清、心电图变化、肌肉无力、肌肉疼痛等)与血钾浓度密切相关。即使机体总钾异常,血钾浓度依然可以通过缓冲作用而保持在正常范围。当钾消耗时,钾从ICF转移到ECF中以维持血钾浓度。当血清钾浓度仅下降0.3mEq/L时,体内总钾的缺失约达到100mEq。因此,如果不考虑其他因素而仅靠血钾浓度,可能会造成误判,仅仅基于血清浓度的测量,可能无法对机体总钾浓度的情况做出推断。钾异常通常由以下三个原因引起:①摄入异常;②排泄异常;③钾跨细胞转移异常(如代谢性酸中毒或碱中毒)。

低钾血症

机体每日丢失的钾(约40~90mEq/d),约90%经肾排泄,其余10%由粪便排泄,极少量随汗排出。然而,肾的保钾能力是有限的。即便停止摄入钾,每24小时,尿液中仍将含有5~20mEq的钾。因此,对于无法从食物中摄取钾(如禁食),而又长期静脉输注无钾溶液的患者,就可能导致低钾血症。低钾血症也可由渗透性利尿(如甘露醇、糖尿)、噻嗪类或祥利尿剂(如氢氯噻嗪、呋塞米等)、盐皮质激素增多或长期呕吐引起。虽然上消化道分泌液中含钾量不高(仅为5~20mEq/L),但是,由于呕吐时会伴有食物摄入的减少,酸、碱、钠的流失,因此,也会引起低钾血症(hypokalemia)。而结肠中液体含钾量较高(约30~40mEq/L),所以严重腹泻或泻药的滥用所造成的结肠液体大量丢失,会造成钾的缺失。胰岛素及β₂-肾上腺素能受体激动剂都可以促进钾从细胞外液向细胞内液移动,从而导致低钾血症。由于体内只有有限的钾在细胞外液中,因此,缺钾的程度难以确定。公式2-1可以用来估算低钾血症时钾的缺失:

$$K 缺失(mmol) = (K_{正常} - K_{测量}) \times 体重(kg) \times 0.4$$

(公式2-1)

必须要注意的是,低镁血症经常伴随着低钾血症,因为镁在钠、钾和钙进出细胞的过程中必不可少。因而,对补钾治疗反应不佳的患者,可能只有在低镁血症得以纠正以后才可能达到治疗目标。通常,很多实验室并未将镁归入常规电解质检查,所以,必须要另外添加医嘱才能进行该检测。

高钾血症

高钾血症(hyperkalemia)常源于肾排钾量减少(如肾衰竭、肾灌注不足、醛固酮减少症),大量外源性钾的摄入或过度的细胞裂解(如溶血、烧伤、挤压伤、手术、感染等)。药源性因素包括血管紧张素转换酶抑制剂、血管紧张素受体抑制剂、醛固酮拮抗剂、非甾体抗炎药等。由于氢离子能够进入细胞中与钠、钾发生交换,因此代谢性酸中毒同样可以引起高钾血症。血钾浓度异常主要影响神经和肌肉组织(如心肌组织)的兴奋性。因此,高钾血症或低钾血症常可诱发心律失常。钾还会影响某些酶系统和酸碱平衡,以及碳水化合物和蛋白质的代谢。

二氧化碳含量

参考范围:21~32mEq/L 或 mmol/L

血清中 CO_2 含量代表碳酸氢根浓度(HCO_3^-)和血清中溶解的 CO_2 浓度的总和。溶解的 CO_2 仅占总 CO_2 含量的一小部分,这就使 CO_2 基本上代表着血清中碳酸氢根的浓度。氯和碳酸氢根是主要的带负电荷的阴离子,与带正电荷的阳离子(即、钠、钾)相抵消。

虽然几个缓冲系统[包括血红蛋白(Hgb)、磷酸盐和蛋白缓冲系统]都参与生理限度内 pH 的调节,但是 H_2CO_3-HCO_3^- 系统是最重要的。从临床角度来看,大多数的酸碱平衡紊乱都认为是 H_2CO_3-HCO_3^- 系统失衡造成的。碳酸氢盐维持生理 pH 的重要性将在第 26 章中进行详细讲述。

氯

参考范围:95~110mEq/L 或 mmol/L

氯离子(Cl^-)是 ECF 中主要的无机阴离子。为了保持电中性,氯离子浓度的变化通常与钠离子浓度相关,以保持中性电荷,血清氯没有真正的诊断价值。血钠浓度、碳酸氢盐和氯的浓度的关系可以用公式 2-2 描述,其中 R 代表阴离子间隙(AG):

$$Cl^- + HCO_3^- + R = Na^+ \qquad (公式 2-2)$$

碳酸氢盐和氯有助于维持酸碱平衡。血清氯浓度的下降常伴有代谢性碱中毒,而血清氯浓度升高可能提示高氯性代谢性酸中毒。但是,如果有机酸或其他酸性物质是酸中毒的主要原因,血清氯离子浓度在酸中毒时也会略有下降。如果不合并代谢性酸中毒,高氯血症很少发生,因为氯的潴留常常会伴有水钠潴留。胃肠道丢失大量的富氯液(例如,呕吐、腹泻、胃肠减压、肠瘘)会导致低氯血症。由于氯离子在肾脏中随阳离子一起排泄,因此,显著利尿也可能会导致低氯血症。

阴离子间隙

参考范围:7~16mEq/L 或 mmol/L

R 因子,或阴离子间隙(anion gap,AG),代表未测量的酸的浓度,如乳酸、磷酸、硫酸和蛋白质。如公式 2-2 所示,患者的阴离子间隙可由主要阳离子(Na^+)减去主要阴离子(Cl^-、HCO_3^-)得到。一些临床医生也会将钾包含在公式内,用两个主要阳离子(Na^+ 和 K^+)减去阴离子。如果不将钾计算在内,正常阴离子间隙通常是 5~12mEq/mL,算上钾则小于 16mEq/mL。

阴离子间隙升高可能提示代谢性酸中毒,常由乳酸、酮酸、水杨酸、甲醇或乙二醇的增加而引起。阴离子间隙较低可能与未测量阴离子浓度降低(例如,低蛋白血症)或血清钠离子系统性低估(例如,骨髓瘤引起的高黏血症)有关。而有关阴离子间隙的临床应用,详见第 26 章。

血尿素氮

参考范围:8~20mg/dl 或 2.8~7.1mmol/L

尿素氮是蛋白质代谢的最终产物。它完全由肝脏产生,经血液运送,并由肾脏排出体外。血尿素氮(blood urea nitrogen,BUN)的浓度可以反映肾功能,因为血中尿素氮完全从肾小球滤过,然后由肾小管重吸收和分泌。急性或慢性肾功能衰竭是 BUN 升高最常见的原因。虽然 BUN 是筛查肾功能不全很好的指标,但它不能充分量化肾脏疾病的程度。此外,一些非肾性因素,如大量摄入高蛋白质、某些导致蛋白质分解代谢增加的疾病状态(或上消化道出血)或糖皮质激素治疗,均可增加 BUN 的浓度。肝脏疾病以及低蛋白饮食则会造成 BUN 浓度较低。患者体内水分状态也会影响 BUN;水缺乏可使 BUN 浓缩,水过多则可稀释 BUN。BUN:SCr 的比值在临床上也有使用。正常的比值约为 15:1。比值大于 20:1 常见于患者肾血流量减少(例如,肾前性疾病如脱水或心输出量减少)或血液中蛋白含量增加(例如,摄入食物或上消化道出血)。比值小于 15:1 的情况见于患者肾功能衰竭、严重的营养不良(蛋白质摄入量少)或严重的肝脏疾病导致肝脏不能再形成尿素。由于 BUN 的变化不依赖于肾脏的功能,因此,SCr 是评价肾功能更适宜的指标。

肌酐

参考范围:≤1.5mg/dl 或 ≤133μmol/L

肌酐(creatinine)是骨骼肌中肌酸和磷酸肌酸的代谢产物。它的生成率对于特定个体而言是十分恒定的,主要由个人的肌肉量或去脂体重来决定。因此,肌肉发达个体的 SCr 浓度略高,但与 BUN 不同的是,它不直接受外源性因素或肝功能损害的影响。肌酐一旦从肌肉释放到血浆,它几乎完全由肾小球滤过,经肾排出体外,不会再被肾脏重吸收和代谢。肾小球滤过率(glomerular filtration rate,GFR)的下降可导致 SCr 浓度增加。因此,SCr 浓度的准确评价已被广泛应用于怀疑有肾脏疾病的患者的临床评估。然而,SCr 浓度本身不能用于评估个体的肾功能水平。

SCr 水平加倍，大致相当于 GFR 降低 50%。此经验性的一般法则，仅适用于肌酐水平稳定的状况[10]。

重要的是，当患者年纪逐渐变大，肌肉量下降，肌酐的生成也会逐渐减少。此外，由于女性肌肉质量较少，女性患者中 SCr 浓度大约为 0.2~0.4mg/dl（85%~90%），低于男性。

肌酐清除率

参考范围：90~130ml/min

由于肌酐几乎全部由肾脏的肾小球清除，因此，肌酐清除率（creatinine clearance，CrCl）可作为测量 GFR 的有用的临床指标。由于肾功能是许多经肾脏清除的药物进行剂量调整的依据，因此，CrCl 是一个有价值的临床参数。为获取实际 CrCl，需收集患者 24 小时尿液，根据尿肌酐的浓度（mg/dl）、24 小时内（ml/min）收集的尿液总量和 SCr（mg/dl）进行计算。使用公式 2-3 可计算患者实测 CrCl：

$$CrCl = \frac{尿肌酐浓度 \times 总尿量}{SCr \times 时间（分）} \qquad （公式 2-3）$$

然而，收集尿液既耗时又昂贵，而且如果收集不完整，就会大大低估肾功能。为了代替测量实际 CrCl，常常用简化的公式估算患者的 CrCl。Cockcroft-Gault 公式包括的变量是年龄、体重和 SCr[11]。该公式可用于 SCr 稳定时肾功能的评估。通常情况下，临床医生会使用理想体重（ideal body weight，IBW）来估算 CrCl。但是，若实际体重（actual body weight，ABW）小于 IBW，将采用 ABW 进行计算。当患者 SCr 低于 1.5mg/dl 时，公式 2-4 的相关性和准确性最高[12]：

$$男性：估算 CrCl（ml/min）= \frac{（140-年龄）\times（体重 kg）}{（72）\times（SCr_{（mg/dl）}）}$$
$$（公式 2-4）$$

用 Cockcroft-Gault 公式计算女性 CrCl 时，需要乘以 85%，这样才能更加符合女性肌肉质量较低的实际情况。

另一个估算 CrCl 的方法是 Jelliffe 公式[13]，如公式 2-5 所示：

$$男性：估算 CrCl [ml/(min \cdot 1.73m^2)] =$$
$$\frac{98-[（0.8）\times（年龄-20）]}{SCr_{（mg/dl）}}$$
$$（公式 2-5）$$

用 Jelliffe 公式计算女性 CrCl 时，需要乘以 90%。当患者 SCr 值小于 1.5mg/dl 时，使用该方法会显著低估患者的 CrCl[13]，对于此类患者，Cockcroft-Gault 公式似乎相关性更高，准确性更大[12]。患者肝功能不全时，所有通过 SCr 值计算 CrCl 的方法得出的 CrCl 值都偏高[14]。因此，当试图对有肝脏疾病的患者进行药物调整时，需谨慎使用预估 CrCl 的方法。这些公式都不能用于患者 GFR 急剧变化的情况（如急性肾损伤），因为它们都不能准确地估算 GFR 的变化。

案例 2-1

问题 1：D. B.，72 岁，男性，62kg，拟进行 24 小时 CrCl 测定。以下是从临床实验室得来的数据（总采集时间为 24 小时）：

　　总尿量：1 000ml
　　尿肌酐浓度：42mg/dl
　　SCr：2.0mg/dl

根据给出的数据确定使用实测 CrCl 还是估算 CrCl 的计算方法，并对这些结果进行比较和对比。

利用公式 2-3，D. B. 实测 24 小时 CrCl 约为 15ml/min。使用 Cockcroft-Gault 法（公式 2-4），他的估算 CrCl 为 29.2ml/min。基于这两种方法可以知道，D. B. 的肾脏清除药物的能力受损，因此需要调整药物剂量和用药频率。可能由于 24 小时尿液收集不全或标本处理不当，实测值相对要低一些。由于 D. B. SCr 升高，达到 2.0mg/dl，因此利用 Cockcroft-Gault 公式估算的准确性也可能受影响。D. B. 的 SCr 基础值非常必要，如果 D. B. 的 2.0mg/dl 的 SCr 值与基础值一致，那么说明 Cockcroft-Gault 法的估算值是准确的；然而，如果 2.0mg/dl 的 SCr 值是一个急剧的变化，那么 Cockcroft-Gault 公式就不能用于评估 D. B. 的肾功能。

估算肾小球滤过率

一种代替 Cockcroft-Gault 公式来估算成年患者清除率的方法已发展为肾脏疾病的饮食调理（Modification of Diet in Renal Disease，MDRD）研究的一部分，被称为 MDRD 公式[15]。最初设计的公式已被修改如下简短形式：

$$估算肾小球滤过率_{[ml/(min \cdot 1.73m^2)]} = 186 \times (SCr)^{-1.154}$$
$$\times (年龄)^{-0.203}$$
$$\times (0.742 若为女性)$$
$$\times (1.212 若为非裔美国人)$$
$$（公式 2-6）$$

上述公式中，SCr 为血清肌酐，单位 mg/dl，年龄的单位为"岁"，对女性或非裔美国人需要乘以额外的适当的系数。上述公式适用于实验室报告未标准化的 SCr 值。自 2005 年开始，各实验室逐步运用同位素稀释质谱法（isotope dilution mass spectrometry，IDMS）缩小不同临床实验室间测得的 SCr 结果的差异，从而使 SCr 值得以标准化。在 SCr 结果实行标准化的医疗机构，MDRD 公式的初始参数下调，可用以下公式来估算 GFR：

$$估算肾小球滤过率_{[ml/(min \cdot 1.73m^2)]} = 175 \times (SCr)^{-1.154}$$
$$\times (年龄)^{-0.203}$$
$$\times (0.742 若为女性)$$
$$\times (1.212 若为非裔美国人)$$
$$（公式 2-7）$$

与 Cockcroft-Gault 公式相比，MDRD 法得到的估算 GFR 与实际测得的 GFR 更相符。但是，由于这两种方法都依赖于 SCr，肌肉量和膳食摄入量的影响仍然必须纳入考虑。在特定人群中（如肥胖患者和老年患者），用 MDRD 法准确性可能会降低，因为 MDRD 研究公式是从平均年龄 51 岁没有糖尿病肾病的人群中得到的。有关 MDRD 公式估算 GFR 的更为详细的描述，可参见第 28 章。

胱抑素 C

即使 SCr 长久以来都是描述肾功能的主要指标，但胱抑素 C(cystatin C)作为一种相对较新的生物标志物，能更为精确地测量 GFR。胱抑素 C 主要通过肾脏清除，无重吸收，肾功能下降的患者中，胱抑素 C 的水平升高。胱抑素 C 的参考范围与 SCr 类似(≤1.0mg/L)。与肌肉细胞产生的 SCr 不同，胱抑素 C 由血细胞产生，不受诸如肌肉量、饮食、年龄、性别、种族等因素的显著影响。然而，在男性，或者身高更高、体重更重、去脂体重更高的患者中，胱抑素 C 的水平也更高。也有研究发现胱抑素 C 的水平与年龄相关[16]。此外，血清胱抑素 C 水平升高发生的时间往往比 SCr 更早，这使它可能能够早期筛查患者的肾功能不全。它对发生肾脏疾病风险高的糖尿病、高血压或心血管疾病患者的筛查结果特别理想。胱抑素 C 也被视为心血管疾病的一个潜在的预测指标，初步的研究也说明了胱抑素 C 在阿尔茨海默病和脱髓鞘性疾病(如多发性硬化)中的作用。

葡萄糖

参考范围:65~115mg/dl 或 3.6~6.3mmol/L(空腹)

ECF 的空腹血糖浓度受体内平衡机制的精细调节，为机体组织提供足够的能量来源。两种内分泌激素，胰岛素和胰高血糖素协同作用使血糖维持在正常范围。胰岛素能降低血糖，而胰高血糖素，协同具有相反调节作用的肾上腺素、肾上腺皮质激素、生长激素，能够升高血糖。由于血浆葡萄糖浓度的波动受进食的影响，应根据所需信息的具体类型，决定是在空腹状态还是餐后状态进行葡萄糖浓度的检测。一般情况下，正常血糖值是指空腹血糖浓度。由于不同检测方法会造成特异性和灵敏度的差异，所以必须考虑实验室究竟采用何种血糖分析方法。对于糖尿病患者，可使用快速血糖仪进行指尖毛细血管全血血糖检测。使用此类设备进行的全血检测一般比对应的血浆血糖水平低 10%~15%。

糖化血红蛋白

参考范围:3.8%~6.4%

血红蛋白(hemoglobin, Hgb)是红细胞(red blood cell, RBC)中携带氧的成分。在红细胞的功能寿命期间(约 4 个月)，葡萄糖分子与血红蛋白不可逆结合，生成糖化血红蛋白(glycosylated Hgb, A_{1c})。Hgb A_{1c} 的浓度可以反映患者循环红细胞寿命期间的平均血糖浓度。因此，Hgb A_{1c} 浓度的检测，可以诊断糖尿病，监控疾病的发展和/或评估药物疗效。非糖尿病患者中，只有大约 5%的血红蛋白糖基化。重复两次检测，且 A_{1c} 均≥6.5%的情况下，才能诊断为糖尿病[17]。无论是空腹血糖(fastingplasma glucose, FPG)还是餐后血糖都会对 A_{1c} 的检测产生影响。有研究证明，A_{1c} 越高(>8.5%)，空腹血糖对 A_{1c} 的影响越大[18]。同样，当 A_{1c} 降低，空腹血糖的影响也降低。美国糖尿病协会建议，A_{1c}

为 7%时，相对应的估算平均血糖浓度(eAG)为 154mg/dl。估算平均血糖可用以下公式计算:eAG(mg/dl) = (28.7 - A_{1c}) - 46.7[17]。据估计，Hgb A_{1c} 值每降低 1%，微血管并发症的风险降低 37%，急性心肌梗死的风险降低 14%[19]。

高血糖和低血糖

高血糖(hyperglycemia)和低血糖(hypoglycemia)是糖代谢异常的非特异性表现。糖尿病是高血糖最常见的原因，尤其是伴随未能合理使用胰岛素和/或其他降糖药物治疗、高碳水化合物饮食、缺乏运动、合并近期感染或疾病以及精神紧张。在糖皮质激素、烟酸(剂量>2g/天)、噻嗪类和袢利尿剂、蛋白酶抑制剂、非典型抗精神病药物、3-羟基-3-甲基戊二酰辅酶 A(HMG-CoA)还原酶抑制剂(他汀类)等药物使用时，可能会导致或者加重高血糖。对正在接受胰岛素或口服降糖药治疗的患者而言，没有及时进食所致的碳水化合物摄入不足，是引发低血糖最常见的原因。除了胰岛素之外，胰岛素促分泌剂、氟喹诺酮类抗菌药物和某些中草药产品也可能会导致药源性低血糖。

案例 2-2

问题 1: T. C.，男，68 岁，于家庭医生处进行 2 型糖尿病控制情况的评估。他在过去 90 天血糖监测记录中的平均血糖水平是 195mg/dl。然而，T. C. 的 Hgb A_{1c} 为 9%，与其对应的 eAG 为 240mg/dl。T. C. 会定期对他的血糖仪进行校准并保证编码正确，所以，他对这些值的差异表示困惑。那么为什么这些平均值会有所不同呢?

T. C. 其实不用对这些值的差异表示惊慌。他的血糖监测仪有可能完全正常，并能充分检测他的血浆血糖浓度。然而，由于每日进行血糖监测的时间的关系，血糖仪测定的结果可能反映了较低的平均血糖浓度。例如，检测空腹状态多于餐后血糖可能导致较低的平均浓度，因为空腹值通常低于餐后浓度。相比血糖监测仪所得的 90 天的平均血糖值，A_{1c} 更能体现他在过去 90 天的平均血糖控制情况。

有关血糖和 Hgb A_{1c} 的详细情况请参见第 53 章。

渗透压

参考范围:280~300mOsm/kg 或 mmol/kg

溶液的渗透压(osmolality)是衡量每单位溶液中有渗透活性的离子(即，粒子)数量的指标。决定渗透压的是溶液中的总粒子数，而不是粒子的重量或粒子的性质。因为每摩尔物质含有 $6×10^{23}$ 个分子，所以，等摩尔浓度的处于非解离状态的所有物质，将产生相等的渗透压。例如，1mol Na^+Cl^- 的电离复合物会在溶液中产生 2 倍于 1mol 未离解复合物(如葡萄糖)的粒子。多数情况下，ECF 血清渗透压的主要决定因素是钠(及其伴随的阴离子)、葡萄糖和 BUN。如果对葡萄糖和 BUN 浓度进行校正，血清钠离子的浓度就近乎反映了血清渗透压。血清渗透压的经验性计算方法如下简易公式(公式 2-8):

$$\text{渗透压}_{(mOsm/kg\ H_2O)} = 2[\,Na^+\,] + \frac{[\,\text{葡萄糖}\,]}{18} + \frac{[\,BUN\,]}{2.8}$$

（公式 2-8）

当评估液体和电解质紊乱,特别是钠失衡的时候,血清渗透压非常有用。测定的血清渗透压和计算的血清渗透压之间的差值通常被称为"渗透压摩尔间隙"。需要注意的是,实际运用中,渗透压和渗透摩尔浓度是可以转换的。详细的内容请见第27章。

生化全套

对于一个特定的患者,常常需要多种实验室检查。常见的临床实验室检查套餐,包括基本代谢指标(basic metabolic panel,BMP)、综合代谢指标(comprehensive metabolic panel,CMP)、电解质、肝功能和肾功能检查(表2-4)。在书写医疗记录时,医生通常会使用以下简略的方法来报告BMP。

Na	Cl	BUN	葡萄糖
K	CO₂	SCr	

生化全套(multichemistry panels)相对花费较低,能够快速提供有关器官功能的基本信息,已成为常规检查。此外,由于实验室自动化,成套检查比单项检查更符合成本效益。然而,进行成套检查的潜在缺点在于,当"异常"指标与临床不符时,临床医生可能会倾向于进一步的实验室检查。需要注意的是,不同实验室,纳入特殊生化全套的个别实验室检查项目可能不尽相同。

表 2-4

常用生化全套检查

实验室项目	电解质	BMP	CMP	肝功能	肾功能
钠	√	√	√		√
钾	√	√	√		√
氯	√	√	√		√
CO₂	√	√	√		√
葡萄糖		√	√		
肌酐		√	√		√
BUN		√	√		√
钙		√	√		√
磷酸盐					√
总白蛋白			√	√	√
总蛋白			√	√	
碱性磷酸酶(ALP)			√	√	
丙氨酸氨基转移酶(ALT,SGPT)			√	√	
天冬氨酸氨基转移酶(AST,SGOT)			√	√	
总胆红素			√	√	
直接胆红素				√	

BMP,基本代谢指标;BUN,血尿素氮;CMP,综合代谢指标;SGOT,谷氨酸草酰乙酸氨基转移酶;SGPT,血清谷氨酸丙酮酸氨基转移酶

钙

参考范围:8.6~10.3mg/dl 或 2.2~2.74mmol/L

钙(calcium)在人体内有两种主要的生理功能;它是细胞和组织中很重要的跨细胞信使,也是能对骨骼肌提供力量、硬度和弹性的羟磷灰石的主要成分。总钙含量主要存在于骨骼中,大约只有1%的钙能在ECF中自由交换。骨骼中钙的储存库,即使在钙的外部平衡明显改变时,仍然能使血浆中钙的浓度保持恒定。如果调节体液中钙含量的平衡因子(如甲状旁腺激素、维生素D、降钙素)正常,那么即使患者的总钙丢失达25%~30%,其血浆钙离子浓度也不会发生变化。

ECF中约40%的钙与血浆蛋白(尤其是白蛋白)结合,5%~15%形成复合磷酸盐或枸橼酸盐,约45%~55%是未结合的离子钙。很多实验室都测量总钙浓度,然而,游离的钙离子浓度其实更为重要,它受到生理的紧密调节。大多数实验室也可以测定离子化形式的钙,其参考范围为4.5~5.6mg/dl(1.13~1.4mmol/L)。由于低白蛋白血症会影响钙的测值,因此获得白蛋白水平用来计算校正的钙水平是很重要的。

案例 2-3

问题 1：P. M. ，男，61 岁，因酒精中毒入院。无既往药物过敏史（no known drug allergies，NKDA）。P. M. 的既往史包括酒精导致的癫痫，酗酒长达 20 年，且有高血压。他的实验室检查如下：

白蛋白：2.0g/dl

钙：6.8mg/dl

总胆红素：10.8mg/dl

血清 AST：280units/L

碱性磷酸酶：240units/L

P. M. 能确诊为低钙血症吗？该如何进行处理？

案例中提供的患者数据不充分，不足以对相关治疗下结论。然而，它的确体现了把患者作为一个整体进行治疗的重要性，而非纠正某个特定的检测值。由于血清中部分钙可与血浆蛋白（主要是白蛋白）结合，因而血清钙离子浓度会受血浆蛋白浓度的影响。如果白蛋白浓度较低，所测得的血清钙通常会低于正常下限值。当白蛋白浓度降低，血钙浓度也将比正常范围的下限还低。当血清白蛋白较低时，可用以下原则来估算血清钙的校正值：血清白蛋白每下降 1.0g/dl，血清总钙降低 0.8mg/dl。因此，P. M. 的血清钙校正值应为：（4-患者白蛋白×0.8）+钙浓度＝校正钙浓度。对于 P. M. ，他的"校正"血清钙为 8.4mg/dl，仅仅略低于参考范围，因此，除非他的血钙持续下降，否则可能不需要补钙治疗。游离的钙离子的直接测量不依赖于白蛋白浓度，低白蛋白血症存在时，不需校正钙浓度。然而，某些临床实验室并不具备测定游离的钙离子的能力。

镁

参考范围：1.3~2.2mEq/L 或 0.65~1.1mmol/L

镁是细胞内重要的电解质，与钾和钙一起维持细胞内的电中性。镁也在三磷酸腺苷（adenosine triphosphate，ATP）磷酸化的代谢中起着重要的作用。镁参与骨和牙齿的形成，也能维持正常的神经和肌肉功能。

低镁血症的主要原因是营养不良。其他能引起低镁血症的因素包括：质子泵抑制剂、慢性腹泻、酗酒以及利尿剂的使用。妊娠毒血症与低镁血症有关。纠正低钾血症或低钙血症之前，常需要纠正低镁血症。对合并低镁血症的患者，单纯补钾或补钙不会奏效，直到低镁得以解决。过量摄入含镁抑酸剂会导致高镁血症。肾功能减退的患者中也可发生镁浓度增加。高镁血症可减缓心脏传导，延长 PT 间期，并使 QRS 波增宽。

磷酸盐

参考范围：2.5~5mg/dl 或 0.80~1.6mmol/L

细胞外磷也就是无机磷，其浓度是细胞内磷浓度的主要决定因素，而细胞内磷反过来又是 ATP 和磷脂合成的磷酸来源。细胞内磷在核苷酸降解的调控中也发挥重要作用。

ECF 中磷的浓度受甲状旁腺激素、肠道磷吸收、肾功能、骨代谢和营养状况的影响。中度低磷血症多发生于营养不良的患者（尤其是促发合成代谢时）、过度使用抗酸剂（含铝抗酸剂在胃肠道与磷结合）的患者、慢性酗酒者与脓毒症患者中。严重的低磷血症的临床表现为神经系统功能障碍、肌肉无力、横纹肌溶解、心律不齐、白细胞和红细胞功能障碍等。尽管维生素 D 增多、甲状旁腺功能减退和进展性恶性肿瘤也是高磷血症的重要原因，但肾功能不全是高磷血症最常见的原因。

尿酸

参考范围：3~8mg/dl 或 179~476μmol/L

尿酸（uric acid）是嘌呤代谢的终产物。它没有生物功能，不能代谢。肾脏能排出体内 60% ~ 70% 的尿酸。尿酸能自由滤过，且 90% 能被肾单位重吸收。

血清尿酸浓度升高是由于尿酸排泄减少（例如，肾功能障碍）或尿酸生成过量（例如，细胞毒药物治疗肿瘤或骨髓增生性疾病导致嘌呤代谢增加）。痛风，是高尿酸所引起的关节炎患者典型的临床症状，通常与血清尿酸浓度增加和尿酸盐结晶在关节沉积有关。血清尿酸浓度降低是无关紧要的，通常反映药物（例如，高剂量的水杨酸盐）具有降低尿酸的作用。

蛋白质

前白蛋白

参考范围：19.5~35.8mg/dl 或 195~358mg/L

前白蛋白（prealbumin）是一种重要的血清蛋白，但是与其他蛋白相比，它在循环蛋白中所占的比例相对较小。由于其在血清三碘甲状腺原氨酸（triiodothyronine，T3）和甲状腺素（thyroxine，T4）转运机制中的作用，它也被称为甲状腺素结合前白蛋白（thyroxine-binding prealbumin，TBPA）。然而，前白蛋白最常用于监测有营养不良风险（例如进食障碍、HIV 或接受全肠外营养）的患者。相对于白蛋白较长的半衰期（约 3 周），前白蛋白的半衰期只有 1~2 天。半衰期短，能更准确的反映蛋白质合成与分解代谢以及最终的即时营养状态的急性改变。肝脏疾病和营养不良会使白蛋白和前白蛋白均降低。霍奇金淋巴瘤、妊娠、慢性肾脏病和糖皮质激素的使用均可升高血清前白蛋白水平。

白蛋白

参考范围：3.6~5g/dl 或 36~50g/L

白蛋白（albumin），由肝脏产生，参与形成约 80% 的血清胶体渗透压。因此，低白蛋白血症状态常常引起水肿和 ECF 进入第三间隙。由营养不良或吸收障碍或肝合成白蛋白受损所致的必需氨基酸缺乏，将导致血清白蛋白浓度降低。大多数类型的肝功能不全都会造成白蛋白合成减少。白蛋白由于出血、烧伤或渗出，可直接经血液丢失；或因肾病直接经尿排出。血清白蛋白浓度很少升高，但在血液浓缩、休克或刚经静脉输注大剂量白蛋白后，白蛋白浓度可以增加。除了诊断价值，血清白蛋白浓度对与蛋白高度结合的药物和电解质（如苯妥英钠、地高辛、钙）的治疗性监测有重要参考价值。严重低白蛋白血症时,若要对这些药物的治疗进行准确评价,就需要测定这些药物的"游离"或未结合浓度。

球蛋白

参考范围:2.3~3.5g/dl 或 23~35g/L

除了白蛋白,球蛋白(globulin)也是一种重要的血浆蛋白。白蛋白的主要功能是维持血清胶体渗透压,而球蛋白在免疫过程起积极作用。球蛋白可分为几个亚组,如 α、β 和 γ。γ-球蛋白可进一步分为多种免疫球蛋白(例如,IgA,IgM,IgG)。慢性感染或类风湿性关节炎可以升高免疫球蛋白水平,评估免疫失调时,分离免疫球蛋白能提供有用的信息。因为球蛋白并不只由肝脏合成,故肝病时白蛋白与球蛋白的比值(A/G 比值)会发生改变。这一比值的改变是由于白蛋白浓度降低,而球蛋白浓度代偿性升高造成的。

心脏标志物

当怀疑心脏受损时,心脏生物标志物(cardiac markers)在临床实践中有助于患者的评估、诊断和监测。这些标记物主要包括一些心脏受损或死亡时释放入血的酶。酶的活性通常用国际单位(international unit,IU)来表示,1 国际单位是指每分钟催化 1μmol 底物转化所需的酶的数量。国际单位中类似的术语还有卡特(kat)。1 卡特是每秒催化 1 摩尔底物所需的酶量,1.0μkat 即为 1.0μmol/sec 所需的酶量。基于这些信息,μkat 和国际单位之间的转换关系为 1μkat=60IU。

肌酸激酶

参考范围:女性 20~170IU/L 或 0.33~2.83μkat/L;男性 30~220IU/L 或 0.5~3.67μkat/L

肌酸激酶(creatine kinase,CK),原名肌酸磷酸激酶,能催化高能磷酸盐在耗能较多的组织(如骨骼肌、心肌、脑)中的转化。剧烈运动、肌肉注射刺激组织的药物(如地西泮、苯妥英)、挤压伤、心肌损伤、横纹肌溶解或大剂量使用 HMG-CoA 还原酶抑制剂时都会使 CK 的血清浓度增加。

CK 由 M 亚基和 B 亚基组成,可进一步分为 3 种同工酶:MM、BB 和 MB。CK-MM 同工酶主要存在于骨骼肌中,CK-BB 同工酶主要分布于脑中,CK-MB 同工酶主要在心肌。心肌中 CK 的活性成分 80%~85% 为 CK-MM,15%~20% 为 CK-MB。非心脏组织中所含的大量 CK 为 CK-MM 或 CK-BB。CK-MB 几乎不存在于除了心肌以外的其他组织,因此它是一种特异性的心肌标志物。

CK-MB 通常在急性心肌梗死(myocardial infarction,MI)后 3 到 6 小时开始增加,12 至 24 小时到达峰值,约占总 CK 的 5% 或更多[20]。心肌损伤与释放到血清的 CK-MB 具有一定的相关性(即,CK-MB 值越高,心肌损伤越广泛)。虽然 CK-MB 水平高于 25units/L 时通常与 MI 相关,但是,由于检测方法不同,绝对值可能有所差异[21]。一般来讲,如果 CK-MB 量超过 CK 总量的 6%,则可以推测心肌损伤已经发生。CK-MB 的检测为发现 MI 提供了一个快速、灵敏、特异、效价比高、决定性的方法[22]。

肌钙蛋白

参考范围:心肌肌钙蛋白 T(cTnT)0-0.01ng/ml 或 μg/L;心肌肌钙蛋白 I(cTnI)0.04ng/ml 或 μg/L

肌钙蛋白(troponin)是在肌肉中调节钙介导的肌动蛋白和肌球蛋白之间相互作用的蛋白。有两种心脏特异性肌钙蛋白,心肌肌钙蛋白 I(cardiac troponin I,cTnI)和肌钙蛋白 T(cardiac troponin T,cTnT)。其中 cTnT 存在于心肌和骨骼肌细胞中,而 cTnI 仅存在于心肌[23,24]。与 CK-MB 检测相比,TnI 是检测心肌损伤更特异、更敏感的指标[25]。此外,MI 后 2~4 个小时内,cTnI 浓度就会升高,这使临床医生能够迅速采取适当的治疗。肌钙蛋白约持续升高 10 天,而 CK-MB 通常仅升高 2~3 天。cTnI 水平超过 0.04ng/ml 时,提示有急性心肌损伤,但是该值可能因检测方法(缺乏标准化)或检测机构的不同而有轻度的差异。关于心脏标志物更为详尽的使用,请参见第 13 章。

案例 2-4

问题 1:K.J.,男,55 岁,因稳定型心绞痛入医院急诊。主诉突发一过性的胸部紧压感,发汗且恶心,在过去几个小时中反复发作。K.J. 描述该症状有时非常严重,无论是改变体位、服用抑酸剂或者舌下含服硝酸甘油都不能缓解。心电图显示 ST 段降低,与心肌梗死(MI)一致。心脏标志物检测结果如下:CK 200IU/L,CK-MB 5%,cTnI 0.67。K.J. 被诊断为 MI(非 ST 段抬高型 MI),入院行心导管介入手术。尽管有包括 cTnI 升高在内的明确证据支持急性 MI,为何总 CK 和 CK-MB 血清浓度在参考范围之内?

即使 CK 和 CK-MB 可用于诊断和评价心肌损伤或坏死,但这些值单独使用时具有一定的局限性。肌钙蛋白水平对心肌细胞死亡更加灵敏且特异性更强,发生变化比 CK 和 CK-MB 更快显示阳性,持续时间也更长(可持续 10 天)。所以即使 CK 和 CK-MB 都没有升高,肌钙蛋白仍能提示即使是少量的心肌细胞死亡。基于心电图结果以及升高的肌钙蛋白,该患者能被判断为非 ST 段抬高型 MI。

肌红蛋白

参考范围:女 12~76μg/L;男 19~92μg/L

肌红蛋白(myoglobin),是存在于心脏和骨骼肌细胞中的一种蛋白,能够为工作的肌肉提供氧气。当肌肉受损时,肌红蛋白被释放入血。作为一种心脏生物标志物,血清肌红蛋白浓度在心肌组织损伤后 3 小时内升高,约 8~12 个小时达到高峰,并在一天左右恢复正常。心肌损伤后,肌红蛋白血清浓度比 CK-MB 的升高更迅速,因此在急诊室具有一定协助排除 MI 的作用。但是,与 CK-MB 和肌钙蛋白相比,肌红蛋白血清浓度对心肌组织的特异性更低;非心脏组织创伤或缺血性损伤都可以引起血清肌红蛋白升高。

同型半胱氨酸

参考范围:4~12μmol/L

当患者缺乏叶酸、维生素 B_6 或维生素 B_{12} 时,血清同型半胱氨酸（homocysteine）往往升高。同型半胱氨酸被认为对血管上皮具有损伤作用。随着时间的推移，患者同型半胱氨酸水平升高（>12μmol/L）多意味着心脏疾病的风险增加[26]。建议具有高同型半胱氨酸家族史的患者、没有典型危险因素或血脂升高却有早期动脉粥样硬化的患者，都进行同型半胱氨酸的筛查。因为目前已经清楚了同型半胱氨酸水平的升高与特定维生素缺乏之间的关系，临床上已经采用补充叶酸、维生素 B_6 和维生素 B_{12} 的方法进行治疗。然而，此方法能否降低急性 MI 或卒中的发生率的相关数据非常有限。

乳酸脱氢酶

参考范围：100~250IU/L（成人）或 1.67~4.17μkat/L

乳酸脱氢酶（lactate dehydrogenase，LDH）存在于在心脏、肾脏、肝脏和骨骼肌中。它也大量存在于红细胞和肺组织。因为血清 LDH 浓度的增加与许多器官和组织的疾病有关，所以，LDH 的诊断价值在某种程度上受限。LDH 有五种同工酶。虽然大多数组织中同时含有五种同工酶，但一些组织中某种同工酶占相对优势。心脏主要含 LDH_1，LDH_2 次之。骨骼肌和肝脏中以 LDH_5 为主。很多组织中都含有 LDH_3 和 LDH_4，包括肺、红细胞、肾脏、脑和胰腺。因此，检测特定的同工酶能增加血清 LDH 的诊断意义。

脑钠肽

参考范围：<100pg/ml 或 <100ng/L；>500pg/ml 或 >500ng/L 认为是升高

当心肌组织的负荷增加时，心室会释放脑钠肽（brain natriuretic peptide，BNP）。BNP 升高意味着患者有充血性心力衰竭（chronic heart failure，CHF）且容量负荷过重。为了降低心脏负荷，BNP 通过作用于肾素-血管紧张素-醛固酮系统，使血管扩张，促进尿钠排泄（增加钠的排泄），从而减少血容量。当患者患有某种程度的 CHF 时，BNP 水平通常大于 100ng/L。BNP 水平大于 500ng/L 时，表示有明确的 CHF，需要进一步评估来充分了解心脏功能受损的程度[27]。最近，N-末端前体脑钠肽（NT-pro-BNP）作为前体 BNP 向 BNP 转化的裂解产物，已被临床医疗机构广泛使用。BNP 也被急诊科用来作为严重呼吸困难患者的诊断工具。但是，目前的研究并未证实用 BNP 指导治疗或将 BNP 作为入院标准的额外优势。关于 BNP 更为详尽的讲述，请参见第 14 章。

C-反应蛋白

参考范围：0~1.6mg/dl 或 0~16mg/L

C-反应蛋白（C-reactive protein，CRP）是一种非特异性急性期反应物，有助于炎症过程（例如，类风湿性关节炎和细菌感染）的诊断和监测。CRP 是肝脏对炎症反应过程应答的产物。虽然 CRP 的升高意味着急性炎症反应的存在，但该检测由于其非特异性并不能明确炎症发生的原因和位置。CRP 类似于既往使用的一种检测，即红细胞沉降率（erythrocyte sedimentation rate，ESR），但它往往会比 ESR 更

敏感，对急性炎症的反应更加迅速和强烈。CRP 的潜在应用是作为心血管疾病风险因子[28]。现在已经可以进行更加灵敏的 CRP 检测，被称为 hs-CRP 和高灵敏 CRP。hs-CRP 检测也是检测同样的急性期反应物，但它能够检测到较低水平的 CRP，使其在具有心血管疾病风险的患者的早期监测中发挥作用。心血管风险评估基于以下标准进行分级：患者的 hs-CRP 值小于 1.0mg/L，心血管疾病风险低；患者的 hs-CRP 在 1.0~3.0mg/L 之间，风险程度中等；患者的 hs-CRP 大于 3.0mg/L，被认为发生心血管疾病风险高。需要强调的是，虽然 hs-CRP 是心血管疾病的一个新指标，但其他已经确定的危险因素依然是评价心血管疾病整体风险的金标准。CRP 也被用来评估慢性炎症性疾病，如类风湿关节炎和克罗恩病。此外，由于病毒感染一般不增加血清中 CRP 的浓度，使用 CRP 作为病毒与细菌感染的鉴别诊断工具可能在对临床有所帮助。

肝功能检测

天门冬氨酸氨基转移酶

参考范围：0~35units/L 或 0~0.58μkat/L

天门冬氨酸氨基转移酶（aspartate aminotransferase，AST）在心脏和肝脏组织中含量丰富，在骨骼肌、肾脏和胰腺也有一定分布。当心脏细胞或肝细胞发生急性损伤时，该酶从受损细胞中释放入血。临床上，AST 检测用于评价心肌损伤，诊断和评估肝细胞损伤性肝病的预后。心肌梗死后，约95%的患者血清 AST 浓度会升高。但心肌损伤4~6小时后，AST 血清浓高才增加。AST 浓度在24~36小时处于高峰期，约4~5天恢复到正常范围。

由病毒性肝炎或肝毒素（如，四氯化碳）引起的急性肝坏死患者，血清 AST 值显著升高。在这些情况下，血清 AST 和丙氨酸氨基转移酶（alanine aminotransferase，ALT）浓度都会增加，甚至先于临床症状（如，黄疸）。当发生肝实质性疾病，AST 和 ALT 血清浓度升高可达正常上限的100倍。而肝内胆汁淤积、肝后性黄疸或肝硬化患者，根据细胞坏死的程度，AST 常常中度升高。肝硬化患者的 AST 血清浓度通常高于 ALT，AST 的增加通常是正常值上限的4~5倍。

丙氨酸氨基转移酶

参考范围：0~35units/L 或 0~0.58μkat/L

ALT 基本上存在于 AST 浓度较高的相同组织中。然而，血清 ALT 升高对于肝脏相关的损害或疾病具有更高的特异性。尽管 ALT 在肝组织中的分布比 AST 在心脏组织中更为丰富，但肝脏组织中 AST 含量仍然是 ALT 的3.5倍。当疾病影响肝细胞结构时，血清 AST 和 ALT 浓度均会升高，但急性 MI 时，ALT 浓度并不会明显增加。评估 ALT/AST 比值是有潜在帮助的，尤其是在诊断病毒性肝炎时。酒精性肝硬化、慢性肝病或肝癌时，ALT/AST 比值通常大于1。当 ALT/AST 比值小于1时，更趋向于病毒性肝炎或急性肝炎。这对于肝脏疾病的诊断是很有帮助的。

碱性磷酸酶

参考范围:20~130units/L 或 0.33~2.17μkat/L

　　碱性磷酸酶(alkaline phosphatase,ALP)构成了一组庞大的同工酶,在糖和磷酸盐的转运中起重要作用。这些ALP同工酶具有不同的生理化学性质,来源于不同的组织(例如,肝,骨,胎盘,肠)。对于正常成人,ALP主要来源于肝脏和骨。虽然只有少量ALP存在于肝脏中,但是轻度肝内或肝外胆道梗阻时,这种酶就被分泌入胆汁,继而可以检测到ALP血清浓度的升高。因此,早期胆管异常可引起ALP升高,而此时血清胆红素的升高可能并不明显。药物(如,氯丙嗪、磺胺类药物)引起的胆汁淤积性黄疸可增加血清ALP浓度。轻度急性肝细胞损伤患者的ALP水平几乎不升高。即使发生肝硬化,ALP浓度仍然不会变化,这取决于肝功能失代偿和梗阻的程度。

　　成骨细胞在骨中产生大量ALP,其显著升高见于Paget骨病、甲状旁腺功能亢进、骨肉瘤、成骨细胞癌的骨转移以及其他存在成骨细胞明显活跃的情况。在骨骼快速生长期间(如婴儿期、幼儿期、骨折愈合期)血清ALP会升高;妊娠期间,由于胎盘和胎儿骨骼的缘故,其浓度也会升高。

γ-谷氨酰转移酶

参考范围:男 9~50units/L;女 8~40units/L

　　虽然 γ-谷氨酰转移酶(gamma-glutamyl transferase,GGT)在肾脏、肝脏和胰腺中都存在,但其主要的临床价值是用于评价肝胆疾病。肝脏发生阻塞性黄疸或浸润性疾病时,GGT血清浓度与ALP平行增加。然而,如果ALP增加而GGT正常,则更多意味着肌肉或骨的问题。GGT是诊断胆道梗阻和胆囊炎更为灵敏的肝酶指标。由于GGT是一种肝微粒体酶,而酒精和其他药物(如苯巴比妥、苯妥英钠、卡马西平)可诱导微粒体酶,从而使组织中的GGT浓度反应性增加。因此,GGT是近期或慢性酗酒的敏感指标。

胆红素

总胆红素——参考范围:0.1~1.0mg/dl 或 2~18μmol/L
直接(结合)胆红素——参考范围:0~0.2mg/dl 或 0~4μmol/L

　　胆红素(bilirubin)是血红蛋白的主要分解产物,形成于网状内皮系统中(图 2-1,步骤 1)。胆红素转运到血液(步骤2),在那里几乎完全与血清白蛋白相结合(步骤3)。当胆红素到达肝细胞血窦面时,游离胆红素被快速摄入肝细胞中(步骤4),主要转换成胆红素二葡萄糖醛酸酯(步骤5)。单葡萄糖醛酸酯也会形成,它代谢后主要形成二葡萄糖醛酸酯。结合胆红素二葡萄糖醛酸酯接着分泌到胆汁中(步骤6),排入肠道,其大部分被肠道细菌转换为尿胆原(步骤7)。大多数尿胆原被分解或随粪便排出(步骤13),但仍有一小部分重吸收入血(步骤8)或吸收入肝(步骤9),随后又分泌到胆汁(步骤12)或排泄到尿中(步骤10)。尿胆原使尿液呈淡黄色,而使粪便呈黄褐色。肝细胞中的结合胆红素如何转移到血液中(步骤14)的机制并不是很清楚。然而,许多类型的肝脏疾病中,结合(直接)胆红素在

血液中的浓度都有所增加。当其浓度超过 0.2~0.4mg/dl 时,胆红素将开始出现在尿中(步骤 11)。非结合(间接)胆红素不溶于水,且与血清白蛋白高度结合,这两个因素都决定了它几乎不会出现在尿液中[29]。

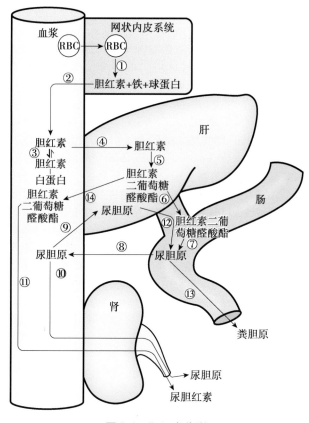

图 2-1　胆红素代谢

其他检查

淀粉酶和脂肪酶

　　淀粉酶(参考范围:35~118units/L 或 0.58~1.97μkat/L)和脂肪酶(参考范围:10~160units/L 或 0~2.67μkat/L)是由胰腺产生,分泌到十二指肠中帮助消化的酶。小部分的酶存在于唾液和胃中。两者之一显著升高均提示胰腺损伤。

　　淀粉酶能将复杂的碳水化合物分解为单糖。急性胰腺炎或胰管梗阻的患者,其血清淀粉酶的水平显著升高。淀粉酶水平往往在疾病开始6~48小时后上升,急性发病3天后恢复正常。慢性胰腺炎或胰管梗阻时,淀粉酶水平可能长期保持较高的状态。其他非胰性疾病(如肠穿孔、胆道疾病、消化性溃疡穿孔、异位妊娠、腮腺炎)可能与血清淀粉酶水平升高有关。

　　脂肪酶能将甘油三酯分解为脂肪酸。血清脂肪酶水平升高提示有胰腺疾病,且对胰腺疾病的特异性优于淀粉酶。非胰腺疾病,如胆囊疾病或胆汁性肝硬化也会导致脂肪酶升高。脂肪酶升高的情况与淀粉酶相似;然而,脂肪酶水平的升高往往能持续 5~7 天,有益于胰腺疾病的后期诊断。麻醉药品(如,吗啡)能收缩 Oddi 括约肌,导致血清淀粉酶

和脂肪酶浓度升高。

前列腺特异性抗原

参考范围:0~4ng/ml 或 0~4μg/L

前列腺特异性抗原(prostate-specific antigen,PSA)是一种几乎完全由前列腺上皮细胞产生的蛋白酶糖蛋白。大量的PSA 存在于精液中,只有少量存在于血中。当由于良性、恶性肿瘤或炎症(前列腺炎)使正常前列腺腺体结构遭到破坏时,血清 PSA 浓度升高。良性前列腺增生患者中,有一半以上会伴有血清 PSA 浓度升高。对前列腺癌的分期、进展和治疗反应监测而言,PSA 同样是一个有价值的参数[30]。

前列腺随年龄的增长而变大,因此,老年男性比年轻男性可能具有更高的 PSA 值。有关前列腺的以下操作会引起 PSA 血清浓度升高:直肠指检(digital rectal examination,DRE)、放置导尿管、经直肠超声检查、膀胱镜检查或前列腺组织活检。此外,血清 PSA 在射精 24~48 小时后也会升高。虽然良性前列腺增生的男性患者中,PSA 血清浓度会升高,但在前列腺癌患者中,其浓度升高更加显著,且更为常见。男性的 PSA 水平在 4~10ng/ml 之间时,应进一步评估潜在前列腺癌的可能。

PSA 的血清半衰期为 2~3 天,但在前列腺有关操作后的数周内,血清 PSA 浓度都能保持在较高水平。循环血清 PSA 与血浆蛋白结合,目前能够测定总的和游离(未结合)的 PSA 浓度。当游离 PSA 与总 PSA 的比值小于 0.25 时,男性患前列腺癌的风险将增加[31]。现在倾向于采用一种激进的方法,使男性患者的前列腺癌局限化,并将其生存预期延长至 10 年以上[30,32]。

促甲状腺激素

参考范围:0.5~4.7μunits/ml 或 munits/L

促甲状腺激素(thyroid-stimulating hormone,TSH),也被称为甲状腺刺激激素,由脑垂体分泌,刺激甲状腺生成甲状腺素 T_4 和 T_3。TSH 与甲状腺激素,常用于诊断甲状腺疾病或监测外源性甲状腺素的补充治疗。在第 52 章中,提供了有关于甲状腺实验室检查结果改变的临床意义的详尽讨论。

降钙素原

降钙素原(procalcitonin)是降钙素的前体,健康人群一般无法测得。当患者的炎症反应继发于细菌感染时,降钙素原升高;然而,因病毒感染或非感染性疾病引起的炎症反应不会造成患者降钙素原的类似升高。有趣的是,降钙素原升高的患者其降钙素并不增加。对脓毒症或脓毒综合征患者而言,降钙素原水平若低于 0.5ng/ml,意味着进展为严重脓毒症的风险较低;若大于 2ng/ml,则发展为严重脓毒症的风险较高。同样,涉及下呼吸道感染的临床试验表明,当患者降钙素原水平低于 0.25ng/ml 时,不建议使用抗生素;当大于或等于 0.5ng/ml 时,应该使用抗生素治疗。当确诊感染后,这些标准也被视为终止抗生素治疗的指标;然而降钙素原的确切作用目前尚未完全明确。所以,还需要进行更多的实验来证明降钙素原检测的作用。

胆固醇和甘油三酯

高胆固醇血症和血脂紊乱将在第 8 章中详细讨论。为了方便起见,总胆固醇(total cholesterol,TC)、低密度脂蛋白(low-density lipoproteins,LDLs)、高密度脂蛋白(high-density lipoproteins,HDLs)和空腹甘油三酯(fasting triglycerides,TGs)的标准值范围已纳入表 2-2。

血液学

许多不同类型的血液细胞都源于造血干细胞。每个细胞系都有明确的功能,在整体平衡过程中发挥独特的作用,并可能存在于骨髓、淋巴系统和血液中。通常情况下,常规的临床实验室检查会检测血液中成熟髓细胞的浓度。图 2-2 说明了来源于造血干细胞的不同谱系[33]。下面将集中讨论源自髓系的细胞。读者可参考第 16 章,进一步了解淋巴和骨髓细胞临床的相关性(图 2-2)。

全血细胞计数

全血细胞计数(complete blood count,CBC)是最常用的实验室检查之一。CBC 测定红细胞(red blood cells,RBC)、血红蛋白(hemoglobin,Hgb)、红细胞压积(hematocrit,HCT)、平均红细胞体积(mean cell volume,MCV)、平均红细胞血红蛋白浓度(mean cell Hgb concentration,MCHC)和白细胞(white blood cells,WBCs)总数。根据实验室具体内容,有的 CBC 测试可能还包括血小板、网织红细胞或白细胞分类。在临床实践中常采用一种简便方法来标注血液学参数,具体如下图形所示。

$$WBC \diagdown\kern-1em\diagup \frac{Hgb}{Hct} \diagdown\kern-1em\diagup 血小板$$

红细胞

男性——参考范围:$4.3×10^6$ ~ $5.9×10^6/\mu l$ 或 $4.3×10^{12}$ ~ $5.9×10^{12}/L$

女性——参考范围:$3.5×10^6$ ~ $5.0×10^6/\mu l$ 或 $3.5×10^{12}$ ~ $5.0×10^{12}/L$

红细胞来源于骨髓,释放入外周血,随血液循环约 120 天后,由网状内皮系统清除。红细胞的主要功能是将与氧结合的血红蛋白从肺运输到组织中。通过测定血液中 RBCs 浓度可用于诊断贫血、计算 RBC 指数及计算 Hct。Hct 和 Hgb 通常用于监测 RBCs 的数量变化。

红细胞压积

男性——参考范围:40.7% ~ 50.3% 或 0.4~0.503

女性——参考范围:36% ~ 44.6% 或 0.36~0.446

Hct(红细胞压积),即 RBCs 占全血容积的百分比,是将全血在毛细管中离心后,沉降的 RBCs 的高度与全血柱的高度的比值。Hct 减少可能是由于出血、使用骨髓抑制的药物、慢性疾病、红细胞形态的遗传性改变或溶血。Hct 增加的原因可能是血液浓缩、真性红细胞增多症或继发性于

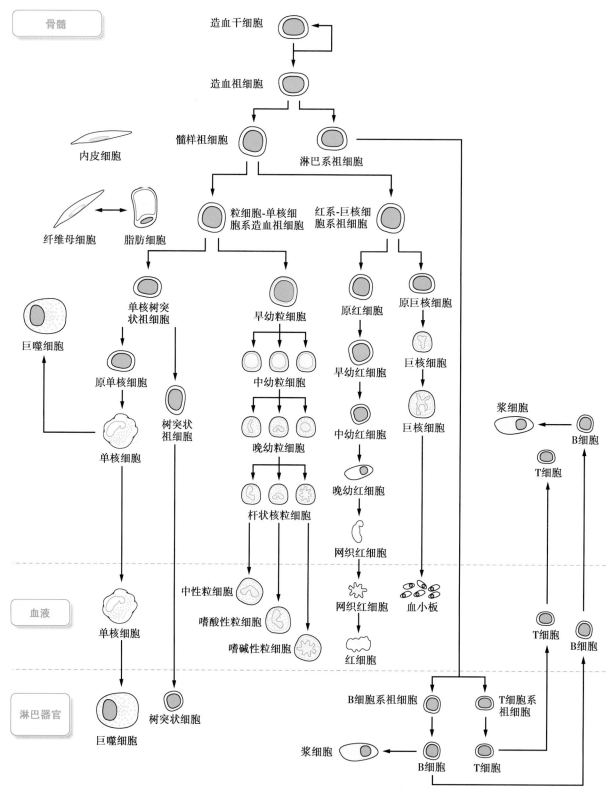

图 2-2　造血干细胞系。来源：Adapted with permission from Greer JP，Foerster J，Rodgers GM et al.，eds. *Wintrobe' s Clinical Hematology*. 12th ed. Philadelphia，PA：Lippincott Williams & Wilkins；2009：80.

慢性缺氧所致的红细胞增多症。

血红蛋白

男性——参考范围:13.8~17.5g/dl 或 138~175g/L
女性——参考范围:12.1~15.3g/dl 或 121~153g/L

血红蛋白是 RBCs 中所含的主要携氧复合物。因此,总的 Hgb 浓度主要取决于血液样本中的红细胞数量。和 Hct 一样,影响 RBCs 数量的情况也会影响 Hgb 浓度。如前所述,糖化血红蛋白(A_{1c})是用于监测糖尿病的相关检测手段。

红细胞指数

红细胞指数(red blood cell indices,也称为 Wintrobe 指标)常用于贫血的分类。这些指标包括 MCV、平均红细胞血红蛋白含量(MCH)和 MCHC。这些指标的计算公式(公式 2-9~公式 2-11)如下:

$$MCV = \frac{Hct(\%) \times 10}{RBC(10^6/\mu l)} = 80 \sim 97.6(\mu m^3 \text{ 或 } fL)$$
(公式 2-9)

$$MCH = \frac{Hgb(g/dl) \times 10}{RBC(10^6/\mu l)} = 27 \sim 33(pg)$$
(公式 2-10)

$$MCHC = \frac{Hgb(g/dl) \times 100}{Hct(\%)} = 33 \sim 36(g/dl)$$
(公式 2-11)

平均红细胞体积

平均红细胞体积(mean cell volume,MCV)用于检测细胞体积的变化。MCV 降低代表小红细胞,可由缺铁性贫血或慢性炎症贫血引起。MCV 增大表示大红细胞,可因维生素 B_{12} 或叶酸缺乏引起。有些疾病(例如酗酒、慢性肝脏疾病、神经性厌食症、甲状腺功能减退症、网状细胞增多症、血液疾病)也可能继发因这些维生素的缺乏而导致的 MCV 升高[34]。"混合"性(小细胞和大细胞)贫血患者的 MCV 可能正常。需注意的是,对血液涂片的显微镜检查进行直接评估是确定 RBC 大小的金标准。

平均红细胞血红蛋白量

平均红细胞血红蛋白量(mean cell hemoglobin,MCHC)是一个比 MCH 更可靠的测量 RBC Hgb 的指标。MCH 测量的是样品中 RBCsHgb 的重量,而 MCHC 测量的是 RBCs 的浓度。正色素性贫血中,RBCs 大小(MCV)伴随血红蛋白的重量(MCH)的改变而变化,但是 Hgb 浓度(MCHC)保持正常。RBCsHgb 含量的变化会改变这些细胞的颜色。因此,低色素性贫血指的是 RBC Hgb 的减少,反映于 MCHC 的降低,并且可能为缺铁性贫血。相反,因为 Hgb 总量的增多,高色素性 RBCs 的 MCHC 较高。高色素性红细胞并不常见。

网织红细胞

成人——参考范围:占 RBCs 的 0.5% ~ 1.5% 或 0.005 ~ 0.015

网织红细胞(reticulocytes)是幼稚、不成熟的红细胞,大约占 RBCs 的 1%。网织红细胞计数就是测定循环血液中这些幼稚细胞的百分数。网织红细胞数增加表明由于刺激导致的红细胞释放入血的数量增加。网织红细胞计数能较好地体现骨髓活性,因其代表骨髓近期的造血能力。因为红细胞可快速再生,故在溶血或出血后 3~5 天内可发现网织红细胞增多。铁、维生素 B_{12} 或叶酸缺乏所致贫血的适当治疗也会引起网织红细胞数增多。在解释网织红细胞计数的意义时需谨慎。因为实验报告单上,网织红细胞计数是采用 RBCs 数量的百分比,所以,RBCs 数量的变化将导致网织红细胞计数成比例的改变。

红细胞沉降率

参考范围:0~30mm/h

红细胞沉降率(Erythrocyte Sedimentation Rate,ESR)是红细胞通过重力作用沉降到试管底部的速率(单位 mm/hour),是对血液中纤维蛋白原水平的应答。ESR 是一个非特异性的值,在急性和慢性炎症、急性和慢性感染、肿瘤、梗死、组织坏死、风湿性胶原病、异常蛋白血症、肾炎和妊娠时都可能异常升高。然而,ESR 也能被一些非炎性因素影响(如,红细胞大小、形状、数量的改变)。实验室技术能显著影响沉积速率。因为有许多因素可以增快 RBCs 的沉降速率,ESR 的中度到明显升高仅仅只能标志着疾病的炎性状态。在正常体检时,ESR 的增加通常是一过性的,很少预示着严重的潜在疾病[35]。

白细胞

参考范围:$3.8 \times 10^3 \sim 9.8 \times 10^3/\mu l$ 或 $3.8 \times 10^9 \sim 9.8 \times 10^9/L$

白细胞(white blood cells,WBCs)包括 5 种不同类型的细胞。中性粒细胞是循环中最丰富的 WBCs,后面依次为淋巴细胞、单核细胞、嗜酸性粒细胞和嗜碱性粒细胞。中性粒细胞、嗜酸性粒细胞、嗜碱性粒细胞和单核细胞,在骨髓的干细胞中形成。淋巴细胞主要在淋巴结、胸腺和脾脏中产生,少部分在骨髓形成(图 2-2)。每种类型 WBCs 都有它独特的功能,最好是将它们独立分析,而不是统称为"白细胞"[36]。最后,所有 WBCs 都有助于宿主的防御机制。

中性粒细胞

参考范围:占 WBCs 的 40% ~70%

临床上,*polys*、*segs*、*polymorphonuclear neutrophils* 和 *granulocytes* 这些术语与中性粒细胞(neutrophils)的意义相同。在细菌或真菌感染时,中性粒细胞的数量往往会增加,因为这些细胞在杀死入侵的微生物时是必不可少的。当骨髓增加新的白细胞的生成时,循环中不成熟中性粒细胞的数量也会增加(如杆状核粒细胞);这种现象常被称为"核左移",提示急性细菌感染。

然而,中性粒细胞在某些非感染性疾病组织损伤的发病机制中也扮演着重要角色,如类风湿性关节炎、炎症性肠疾病、哮喘、MI 和痛风[37]。中性粒细胞的增加,或称为中性粒细胞增多症,也可以在代谢性中毒状态(如糖尿病酮症酸中毒、尿毒症、子痫)或压力引起的生理性应激反应(如体育锻炼、分娩)中遇到。某些药物(如肾上腺素、糖皮质激素)通过使白细胞从血管壁剥离,引起明显的中性粒细胞增多症。

粒细胞缺乏症和中性粒细胞绝对计数

中性粒细胞减少的状态,或称为中性粒细胞减少症,是指中性粒细胞计数少于 2 000/μL;粒细胞缺乏症是指严重的中性粒细胞减少症。中性粒细胞减少症最常见的原因是转移癌、淋巴瘤和化疗药物的使用。中性粒细胞减少的程度通常用中性粒细胞的绝对计数(ANC)来表达。ANC 是指白细胞循环池中的粒细胞总数(分叶核白细胞和杆状核形式),可通过 ANC = WBC×(中性粒细胞%＋杆状核粒细胞%)/100 计算。一般来说,当 ANC 超过 1 000/μL 时,感染的风险较低;当 ANC 小于 500/μL 时,感染风险显著增加。ANC 下降到低于 100/μL 时,菌血症的风险会进一步增加,这通常被称为"重度中性粒细胞减少症"。中性粒细胞减少症最常见的原因是转移癌、淋巴瘤和化疗药物的使用(详见第 75 章)。

淋巴细胞

参考范围:占 WBC 的 22%～44%

淋巴细胞(lymphocytes)是循环血液中第二大常见的白细胞。这些白细胞通过启动免疫防御机制对外来抗原作出反应。绝大多数的淋巴细胞都位于脾脏、淋巴结和其他淋巴组织。血液循环中淋巴细胞的数量不超过体内总数的 5%。

淋巴细胞主要有 2 种类型。T 淋巴细胞(成熟于胸腺)参与细胞介导的免疫反应,而 B 淋巴细胞(骨髓来源)参与体液免疫反应。因此,影响淋巴细胞的疾病主要表现为免疫缺陷性疾病,导致患者无法抵御正常的病原(见第 76 章)或引起自身免疫性疾病,从而引发直接针对机体自身细胞的免疫反应[36]。

白细胞计数中,淋巴细胞数升高有时意味着淋巴瘤(见第 96 章)和病毒感染。当中性粒细胞总数减少而淋巴细胞总数保持恒定时,淋巴细胞会相对增多。

单核细胞

参考范围:占 WBCs 的 4%～11%

单核细胞(monocytes)在骨髓中形成,是人体组织中发现的巨噬细胞和抗原提呈细胞(树突状细胞)的前体[38]。巨噬细胞和树突状细胞是吞噬细胞,能吞噬外来抗原、死细胞或将即将死亡的细胞。树突状细胞能将抗原片段提呈给 T 和 B 淋巴细胞。单核细胞增多可见于单核细胞增多症、亚急性细菌性心内膜炎、疟疾、结核以及某些感染的恢复期。

嗜酸性粒细胞

参考范围:占 WBCs 的 0%～8%

因为嗜酸性粒细胞(eosinophils)的表面受体能结合 IgG 和 IgE,故它们可以调节 IgG 和 IgE 介导的肥大细胞脱颗粒反应。初级溶酶体颗粒、小密度颗粒、特殊或次级颗粒是嗜酸性粒细胞中的三种颗粒。特殊或次级颗粒与嗜酸性粒细胞的大多数生物活性有关,它们对寄生虫、肿瘤细胞和一些

上皮细胞具有毒性作用[39]。

嗜酸性粒细胞具有吞噬活性,能催化多种底物的氧化反应,增强对微生物的杀灭作用,启动肥大细胞分泌,防御多种寄生虫感染并且在宿主防御机制中起一定的作用。嗜酸性粒细胞增多最常见于药物过敏反应、变态反应性疾病(如枯草热、哮喘、湿疹)、侵入性寄生虫感染(如钩虫、血吸虫、旋毛虫病)、胶原血管疾病(如类风湿性关节炎、嗜酸性粒细胞性筋膜炎、嗜酸性粒细胞增多-肌痛综合征)及恶性肿瘤(如霍奇金淋巴瘤)[40-42]。

嗜碱性粒细胞

参考范围:占白细胞的 0%～3%

感染或炎症时,嗜碱性粒细胞(basophils)离开血液,调动肥大细胞到达受损部位,并且释放颗粒。这些颗粒中含有组胺、5-羟色胺、前列腺素和白三烯。脱颗粒作用使这些部位的血流量增加,可能加重炎症反应。嗜碱性粒细胞的增加通常伴随着过敏和超敏反应、慢性粒细胞性白血病、骨髓纤维化与真性红细胞增多症。因为它在血液中的数量本身较少,所以嗜碱性粒细胞数量的减少通常并不容易出现[31]。

案例 2-5

问题 1: L. H. ,女性,50 岁,因持续高热 39.2℃、剧烈背部疼痛入院。CBC 结果和白细胞分类如下:

总 WBC 数:21 000/μl

中性粒细胞:74%

杆状核细胞:6%

淋巴细胞:14.6%

单核细胞:8%

嗜酸性粒细胞:1%

嗜碱性粒细胞:0

结合影像学检查以及其他的血液学检查,L. H. 被诊断为后腰处有脓肿,并伴有金黄色葡萄球菌菌血症。为什么说 L. H. 的实验室报告支持全身性细菌感染呢?

WBCs 是宿主的主要防御系统,而中性粒细胞是该系统的主要组成部分。细菌感染时,白细胞计数和中性粒细胞普遍增加,有明显的核左移(杆状核细胞数增加)。其他类型的 WBCs 成比例下降是由于中性粒细胞数量的增加。

随着感染的发展,由于更长半衰期的中性粒细胞数量增加,杆状核细胞百分比减少。杆状核细胞减少并非表明病情改善。中性粒细胞百分比减少伴 WBCs 总数的下降才是抗生素治疗有效的特征。

案例 2-5,问题 2: L. H. 金黄色葡萄球菌所致的菌血症对甲氧西林敏感,L. H. 每 4 小时使用苯唑西林 200 万单位静脉滴注。治疗一周后,L. H. 全身遍布细小红疹,轻度的淋巴结肿大,低烧,大面积肿胀。CBC 显示总白细胞计数 8 600/μl,嗜酸性粒细胞 11%。嗜酸性粒细胞计数说明什么问题?

在临床上,白细胞绝对计数可与正常参考值结合使用。绝对计数是由白细胞总数与某种细胞百分比的乘积计算得来。过敏反应中,嗜酸性粒细胞常会增加;因此,由于 L. H. 的嗜酸性粒细胞的绝对计数为 946/µl(即,8 600 个白细胞中的 11%),所以,药物引起的超敏反应的可能性很大。当嗜酸性粒细胞绝对计数超过 300/µl 时,临床医生应怀疑药物过敏反应。嗜酸性粒细胞升高可能发生在其他过敏症状(如皮疹)的前、后或当时。在没有过敏证据时,嗜酸性粒细胞升高并非是停用可疑药物的充分理由,除非嗜酸性粒细胞大量增加(即>2 000/µl)。另外,存在明显药物过敏反应的临床表现的患者,即使不伴有嗜酸性粒细胞升高,也不能排除过敏的诊断。

血小板

参考范围:$150×10^3 \sim 450×10^3/µl$ 或 $150×10^9 \sim 450×10^9/L$

血小板(thrombocytes)是细胞中的一个微小片段,能协助血液凝固。血小板检测是 CBC 的一部分,通常与其他凝血实验一起评价出血和/或凝血疾病。血小板计数减少,或称为血小板减少症,可能导致瘀点、瘀斑和自发性出血。

其原因包括血小板生成减少,破坏加速,大出血或外伤造成的血液丢失,输血后血液样本的稀释,脾功能亢进,弥散性血管内凝血,感染或系统性红斑狼疮等。而恶性肿瘤、类风湿关节炎、缺铁性贫血、真性红细胞增多症和脾切除术后综合征是血小板计数升高或者说血小板增多症最常见的原因。

凝血检测

出血的控制取决于血小板栓的形成以及稳定的纤维蛋白凝块的形成。血凝块的形成取决于血浆蛋白与凝血因子之间的复杂的相互作用。凝血酶原时间(prothrombin time, PT)、国际标准化比值(international normalized ratio, INR)和活化部分凝血活酶时间(activated partial thromboplastin time, aPTT)用于诊断凝血功能异常,以及监测接受抗凝治疗的患者的有效性。用于评估药物治疗时,获得参考范围以外的检测值,实际上是治疗的期望结果。

活化部分凝血活酶时间

参考范围:$22 \sim 37$ 秒

活化部分凝血活酶时间(aPTT)测量机体形成血凝块所需要的时间。aPTT 取决于凝血因子Ⅷ、Ⅸ、Ⅺ、Ⅻ(内源性途径)的活性和参与凝血级联反应后期共同途径的因子(凝血因子Ⅱ、Ⅹ和Ⅴ)。aPTT 常用于检测出血性疾病、凝血异常以及监测普通肝素治疗。关于治疗和监测血栓性疾病中凝血参数的具体信息,详见第 11 章。

凝血酶原时间

参考范围:$10 \sim 13$ 秒

凝血酶原在肝脏合成,在凝血过程中转化为凝血酶。凝血酶的形成是止血过程的关键,因为凝血酶形成纤维蛋白单体,最终聚集形成血凝块,并刺激血小板活化。凝血酶原时间(PT)可评价外源性凝血途径与共同途径的完整性,并直接检测凝血因子Ⅶ、Ⅹ、凝血酶原(因子Ⅱ)和纤维蛋白原的活性。实验室的自动检测设备是通过将相关试剂(组织性促凝血酶原活化物)加入患者血液标本后,测定血液凝固所需要的时间,即得 PT。

国际标准化比值

由于不同的实验室使用不同的试剂,从一个试剂获得的 PT 结果不能与另一种试剂相比。因此,INR 常用作一个标准单位来报告 PT 测试的结果。国际标准化比值(INR)是一种推荐的方法,用于监测抗凝治疗的启动和维持,最常见的是华法林。血液凝固正常且未进行抗凝治疗的人,其 INR 应该为 1。对于进行抗凝治疗的患者,其目标 INR(即治疗范围)通常在 2.0 到 4.0 之间,这取决于适应症和其他特殊的因素。在治疗范围之外,INR 越高,出血的可能性就越高,因为血液凝固所需的时间越长。相反,如果 INR 较低,则会增加血栓形成的风险。很多因素如药物、饮食、酒精以及某些的医疗情况都会影响 INR。

INR 的计算公式如公式 2-12,其中凝血酶原比值(prothrombin ratio, PTR)是患者的 PT 值与实验室对照 PT 值的比值,ISI 是国际灵敏度指数。制造商会量化每一份特定的促凝血酶原活化物试剂的 ISI,并在产品包装中报告该信息。

$$INR = \left\{ \frac{PT(患者)}{PT(对照)} \right\}^{ISI} = PTR^{ISI} \qquad (公式 2\text{-}12)$$

尿液分析

标准的尿液分析(urinalysis),包括物理、化学及显微镜检查从而辅助诊断不同的泌尿道疾病。开始先简单观察尿液标本的颜色和大体外观。然后记录尿的 pH 和比重。通过显微镜检测尿液的有形成分,再常规检查有无不应存在的病理性物质(如葡萄糖、血、酮体和胆色素)。尿液在采集后需尽快检测,以较少误差。关于尿液检测以及泌尿道感染(UTIs)的检查,可详见第 71 章。

尿样的大体外观

通常使用浓缩的第一次晨尿标本进行分析,从而消除饮水所致的过度稀释的影响。尿液的颜色应为浅黄色,根据稀释程度而不同,外观清亮。尿液外观可能会由于结晶、胆红素、血液、卟啉、蛋白、食物或药物颜色或黑色素等缘故而显得暗淡。无色的尿液是不正常的。尿液呈红色,可能是由于血液、卟啉症或摄入酚酞。棕色尿液可能是因为血液中酸性血红素或黑色素的颜色所致。尿胆原的大量分泌或药物(如利福平、非那吡啶)可使尿色呈深橘黄色。蓝色或蓝绿色尿液可能由于机体摄入亚甲蓝。

样本 pH

新鲜尿液的 pH 通常为 $4.5 \sim 8$,但是由于代谢活动,常呈酸性。尿液呈碱性意味着标本放置过久、全身碱中毒、肾脏酸化尿液机制丧失或尿路感染。

比重

尿液的比重(specific gravity)提供了患者的水化作用的信息。正常的晨尿样本比重应为 1.003~1.030。该范围的上限靠近肾脏的最大浓缩能力。尿液的比重为 1.010 或更低,表示相对水化;而比重大于 1.020 则表示相对脱水。

尿蛋白

蛋白尿是肾脏损伤的典型标志。对患有非肾脏疾病的患者进行评估时,若发现存在蛋白尿,则表明该疾病可能已经涉及了肾脏(如高血压、糖尿病)[43]。健康成年人一般每天经尿排泄 30~130mg 蛋白。

通常用试纸法定量测定随机尿液样本中尿蛋白的含量,检查结果往往分为以下范围:0(<30mg/dl),1+(30~100mg/dl),2+(100~300mg/dl),3+(300~1 000mg/dl),4+(>1 000mg/dl)。即便肾功能正常,多种生理或病理状态都可导致暂时性蛋白尿,所以尿蛋白定性检查为阳性的患者,几天后均应复查。因此,患充血性心衰、癫痫发作或发热性疾病且肾功能正常的患者,如果出现轻度且可能为暂时性蛋白尿时,不必进行侵入性肾功能检测。2 周后,再次进行尿蛋白定性检查,以证实暂时性蛋白尿的诊断是否成立[44]。如果随后的尿蛋白定性检查是阳性的,则应采集 24 小时尿液来定量测定蛋白和肌酐(见肌酐清除率部分)。如果患者的 24 小时尿蛋白浓度正常,那么之前的蛋白定性检测阳性结果可能是假阳性或一过现象[42]。尿白蛋白肌酐比值(urine albumin to urine creatinine ratio,UACR)是一种更为常用的评估蛋白尿的实验室参数。这种测量方式较少受尿浓度波动的影响,是检测尿蛋白更可靠的指标。UACR 值通常小于 30mg/g;30~300mg/g 范围内被认为有微量蛋白尿;UACR 值大于 300mg/g,则表明有大量蛋白尿。

显微镜检查

尿沉渣检测包括 RBCs、WBCs、管型、酵母菌、晶体和上皮细胞。

虽然每高倍视野(HPF)少于 4~6 个红细胞仍视为正常范围,但正常尿液中不应有 RBCs。出血或凝血障碍、某些胶原病、各种膀胱、尿道和前列腺疾病都可导致镜下血尿。女性阴道血有时会污染尿液标本,但大量鳞状上皮的存在应该足以提醒临床医师这一情况。

正常尿液中应该几乎不存在 WBCs,但低于 5WBCs/HPF 仍在参考范围内。尿液中存在 WBCs(脓尿)通常表明有急性尿路感染。肾脏、输尿管或膀胱的某些非感染性炎性疾病,也可能导致尿沉渣出现 WBCs。

管型可以用于判断疾病在泌尿生殖道的部位。管型由蛋白质或脂肪物质组成,在肾小管沉积、塑形。尿中出现管型应考虑到与肾脏及其功能有关的其他因素;然而,脂肪管型、RBCs 管型和 WBCs 管型则意义重大。RBCs 管型通常表明肾小球损伤,WBCs 管型意味着肾小管或肾间质损伤。脂肪管型伴有蛋白尿是肾病综合征或甲状腺功能减退症患者的特征性表现[43]。蛋白尿中仅存在透明管型,说明蛋白质是肾来源的。仅发现透明管型或颗粒管型,只能表明有影响管型形成的缺陷因素存在,较难解释原因。

结晶体可能最初在尿液中表现为絮状物。它们的形成受 pH 影响,仅在尿液温度降至室温或浓缩尿液中出现。在酸性尿中,结晶体可能是尿酸或草酸钙;在碱性尿中,它们可能是磷酸盐。虽然它可能意味着有形成肾结石的倾向,但结晶体本身意义不大。

案例 2-6

问题 1:S. T. ,女,33 岁,患有 1 型糖尿病,3 天前因发热、萎靡不振、排尿困难以及侧腹部疼痛到急诊就诊。她还自诉近几日感觉恶心而没有进食。因此她在 48 个小时内都没有使用胰岛素。今日检查,指尖血糖为 415mg/dl,STAT 中段尿液分析和革兰氏染色结果如下:

> pH:5.2
> 外观:浑浊
> 比重:1.033
> 尿蛋白:3+
> 尿糖:4+
> 尿酮体:阳性
> 尿液细菌:4+
> 尿白细胞:太多,无法计数(too numerous to count, TNTC)
> 鳞状上皮细胞:少量/HPF
> 尿亚硝酸盐:阳性
> 革兰氏染色:大量革兰阴性杆菌

尿检中哪些客观指标表明 S. T. 有尿路感染?

S. T. 的尿液混浊,意味着可能含有细菌、蛋白质和 WBCs,检查结果也映证了这一点。尿液中不含大量的鳞状上皮细胞,存在大量产硝酸盐的细菌和革兰氏染色结果均表明这是未受污染的标本,且该患者存在革兰氏阴性病原体,最有可能是大肠杆菌导致的尿道感染(urinary tract infection,UTI)。

案例 2-6,问题 2:尿液检查的哪些客观指标提示糖尿病控制不佳?

葡萄糖通常由肾小球滤过,大部分被近端肾小管重吸收。S. T. 的尿糖(4+)以及指尖血糖值 415mg/dl,都说明滤过的葡萄糖超过了重吸收的能力(~180mg/dl)。另外,尿酮阳性也提示机体是通过消耗脂肪进行供能而不是消耗葡萄糖。高表达的酮体会使 S. T. 脱水,导致糖尿病酮症酸中毒。

治疗药物监测

多数药物的剂量范围较广,因而既可以获得治疗效果,中毒的风险也很低。对于剂量范围窄、中毒风险高的药物(治疗指数低),常常需进行血药浓度监测。治疗药物监测的结果可以帮助临床医生适当地调整剂量,防止毒性反应的发生,从而得到理想的临床结果。药动学参数以及药物的相互作用可能会显著影响实验结果,所以必须整合到临床数据的评估中。同样,对于某些药物和药物种类,需要进行推荐的实验室检查,以便监测其对器官系统潜在的不良影响。理论上,应该在药物达到稳态浓度,并以固定时间间隔给药后进行血药浓度的监测。

患者定向监测和测试

通常患者进行自我监测,是成功控制某些疾病状态必不可少的部分,如高血压的血压监测和糖尿病的血糖监测。只要使用得当,这些监测设备获得的数据,可以被医务人员和患者用于启动或调整相应的治疗方案。

其他的实验室自我监测设备,消费者也可自行购买,从而在家里进行自我测试或筛查。某些产品可以提供直接结果,而另一些则需要将复杂的试剂盒交到实验室进行分析。样品来源可能各式各样,包括尿液、血液、唾液、粪便或头发样本。使用这些产品的消费者群体明显增多,而且由于互联网使用的增加,可提供的其他测试越来越多,这些产品的使用群体覆盖面有可能会继续攀升。

在美国,部分患者定向测试已在美国食品药品管理局(the US Food and Drug Administration, FDA)通过。当前被批准的产品清单可以通过 FDA 的体外诊断器械评价和安全办公室(the Office of In Vitro Diagnostic Device Evaluation and Safety, OIVD)查到,也可以在线访问 FDA 官方网站:http://www. fda. Gov/MedicalDevices/ProdustsandMedicalProcedures/InVitroDiagnostics/default. htm。对于未经批准的测试的准确性和所有测试结果的有效性,消费者应慎重,特别是在要用于诊断时。因为很多因素都可能影响或干扰灵敏度(当样品是真阳性时获得阳性结果的概率)和特异性(当样品是真阴性时获得阴性结果的概率)。应该鼓励患者积极配合医务人员的随访评估,从而确诊或否定患者的测试结果。

(徐斑、周晓丹 译,张莹、魏薇 校,蒋学华 审)

参考文献

1. Kratz A et al. Laboratory reference values. *N Engl J Med.* 2004;351:1548–1563.
2. Facts & Comparison® eAnswers. Reference values for blood, plasma, or serum laboratory tests. 2015 Clinical Drug Information, LLC. Updated March 24, 2015.
3. Lee M. *Basic Skills in Interpreting Laboratory Data.* 5th ed. Bethesda, MD: American Society of Health-System Pharmacists; 2013.
4. Evans PC, Cleary JD. SI units—are we leaders or followers? [editorial]. *Ann Pharmacother.* 1993;27(1):96.
5. Vaughan LM. SI units: is it pass the mass but hold the mole? [editorial]. *Ann Pharmacother.* 1993;29(1):99.
6. Sterns RH. Disorders of plasma sodium-causes, consequences, and correction. *N Engl J Med.* 2015;372(1):55–65
7. Adrogue HJ, Madias NE. Hyponatremia. *N Engl J Med.* 2000;342(21):1581–1589.
8. Liamis G et al. A review of drug-induced hyponatremia. *Am J Kid Dis* 2008;52(1):144–153.
9. Adrogue HJ, Madias NE. Hypernatremia. *N Engl J Med.* 2000;342(20):1493–1499.
10. Winter ME. *Basic Clinical Pharmacokinetics.* 4th ed. Baltimore, MD: Lippincott Williams & Wilkins; 2004.
11. Cockcroft DW, Gault MH. Prediction of creatinine clearance from serum creatinine. *Nephron.* 1976;16(1):31.
12. Rhodes PJ et al. Evaluation of eight methods for estimating creatinine clearance in men. *Clin Pharm.* 1987;6(5):399.
13. Jelliffe RW. Letter: creatinine clearance: bedside estimate. *Ann Intern Med.* 1973;79(4):604.
14. Hull JH et al. Influence of range of renal function and liver disease on predictability of creatinine clearance. *Clin Pharmacol Ther.* 1981;29(4):516.
15. Levey AS et al. A more accurate method to estimate glomerular filtration rate from serum creatinine: a new prediction equation. Modification of Diet in Renal Disease Study Group. *Ann Intern Med.* 1999;130(6):461.
16. Knight EL et al. Factors influencing serum cystatin levels other than renal function and the impact on renal function measurement. *Kidney Int.* 2004;65(4):1416.
17. American Diabetes Association. Classification and diagnosis of diabetes. Sec. 2. In Standards of Medical Care in Diabetes 2015. *Diabetes Care.* 2015;38(Suppl 1):S8–S16.
18. Monnier L et al. Contributions of fasting and postprandial plasma glucose increments to the overall diurnal hyperglycemia of type 2 diabetic patients: variations with increasing levels of HbA1c. *Diabetes Care.* 2003;26:881–885.
19. Stratton IM et al. Association of glycaemia with macrovascular and microvascular complications of type 2 diabetes (UKPDS 35): prospective observational study. *BMJ.* 2000;321(7258):405.
20. Lee TH, Goldman L. Serum enzyme assays on the diagnosis of acute myocardial infarction. Recommendations based on a quantitative analysis. *Ann Intern Med.* 1986;105(2):221.
21. White RD et al. Diagnostic and prognostic significance of minimally elevated creatinine kinase-MB in suspected acute myocardial infarction. *Am J Cardiol.* 1985;55(13 pt 1):1478.
22. Roberts R. Where, oh where has the MB gone? *N Engl J Med.* 1985;313(17):1081.
23. Hamm CW. New serum markers for acute myocardial infarction. *N Engl J Med.* 1994;331(9):607.
24. Chapelle JP. Cardiac troponin I and troponin T: recent players in the field of myocardial markers. *Clin Chem Lab Med.* 1999;37(1):11.
25. Malasky BR, Alpert JS. Diagnosis of myocardial injury by biochemical markers: problems and promises. *Cardiol Rev.* 2002;10(5):306.
26. Rasouli ML et al. Plasma homocysteine predicts progression of atherosclerosis. *Atherosclerosis.* 2005;181(1):159.
27. Cardarelli R, Lumicao TG Jr. B-type natriuretic peptide: a review of its diagnostic, prognostic, and therapeutic monitoring value in heart failure for primary care physicians. *J Am Board Fam Pract.* 2003;16(4):327.
28. Ridker PM et al. Novel risk factors for systemic atherosclerosis: a comparison of C-reactive protein, fibrinogen, homocysteine, lipoprotein(a), and standard cholesterol screening as predictors of peripheral arterial disease. *JAMA.* 2001;285(19):2481.
29. Schmid R. Bilirubin metabolism in man. *N Engl J Med.* 1972;287(14):703.
30. Barry MJ. Clinical practice. Prostate-specific-antigen testing for early diagnosis of prostate cancer. *N Engl J Med.* 2001;344(18):1373.
31. Catalona W et al. Use of the percentage of free prostate specific antigen to enhance differentiation of prostate cancer from benign prostatic disease: a prospective multicenter clinical trial. *JAMA.* 1998;279(19):1542.
32. Lange PH. New information about prostate-specific antigen and the paradoxes of prostate cancer. *JAMA.* 1995;273(4):336.
33. Greer J et al. *Wintrobe's Clinical Hematology.* 12th ed. Philadelphia, PA: Lippincott Williams & Wilkins; 2009.
34. Keenan WF Jr. Macrocytosis as an indicator of human disease. *J Am Board Fam Pract.* 1989;2(4):252.
35. Sox HC Jr, Liang MH. The erythrocyte sedimentation rate. Guidelines for rational use. *Ann Intern Med.* 1986;104(4):515.
36. Winkelstein A et al. *White Cell Manual.* 5th ed. Philadelphia, PA: FA Davis; 1998.
37. Malech HL, Gallin JI. Current concepts: immunology. Neutrophils in human diseases. *N Engl J Med.* 1987;317(11):687.
38. Cline MG et al. UCLA Conference. Monocytes and macrophages: functions and diseases. *Ann Intern Med.* 1978;88(1):78.
39. Beeson PB. Cancer and eosinophilia. *N Engl J Med.* 1983;309(13):792.
40. Butterworth AE, David JR. Eosinophil function. *N Engl J Med.* 1981;304(3):154.
41. Clauw DJ et al. Tryptophan-associated eosinophilic connective-tissue disease. *JAMA.* 1990;263(11):1502.
42. Dombrowicz D, Capron M. Eosinophils, allergy and parasites. *Curr Opin Immunol.* 2001;13(6):716.
43. Abuelo JG. Proteinuria: diagnostic principles and procedures. *Ann Intern Med.* 1983;98(2):186.
44. Reuben DB et al. Transient proteinuria in emergency medical admissions. *N Engl J Med.* 1982;306(17):1031.

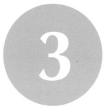

第3章 药物相互作用

Michelle L. Ceresia，Caroline S. Zeind，John Fanikos，and Michael G. Carvalho

核心原则	章节案例
① 药物相互作用是药物及其代谢物在吸收、分布、代谢或排泄的过程中的药动学变化的结果，或者是药效学变化的结果，会影响药物的作用机制及效果。药物相互作用有几种类型。传统的药物相互作用仅指两种药物之间发生的交互作用（DDI），但药物与营养品、化学物质、食物、草药、疾病或实验室检查试剂之间也可产生相互作用。	案例3-1（问题2~6） 案例3-2（问题2~3） 案例3-3（问题1） 表3-1、表3-3和表3-4
② 由于年龄、性别、种族和合并症（例如肾和肝功能不全）等因素，部分患者更容易发生药物相互作用。治疗指数窄（narrow therapeutic index，NTI）的药物具有较高相互作用的可能。	案例3-1（问题1） 案例3-2（问题1） 案例3-3（问题1） 表3-2

药动学变化

① 给药/吸收：由于吸收改变引起药物相互作用的原因有：①胃pH变化；②胃肠道（gastrointestina，GI）中复合物的形成；③胃肠动力的变化；④经肠道吸收药物可能受P-糖蛋白（P-gp）调节。	案例3-1（问题1） 案例3-2（问题3） 表3-3
② 分布：与蛋白质（例如白蛋白）结合的药物发生移位会导致药物的相互作用，特别是具有高血浆蛋白结合率的药物，更可能被在同一结合位点具有更高亲和力的药物所取代。	案例3-1（问题2） 图3-1，表3-3
③ 代谢：使用多种药物治疗期间，临床显著的药物相互作用的常见原因是药物代谢，其中细胞色素P450同工酶（cytochrome P450 isoenzymes，CYP450）起重要作用。许多药物相互作用的发生是基于CYP酶的抑制或诱导。	案例3-1（问题3、5和6） 案例3-2（问题2） 案例3-3（问题1） 图3-2，表3-3
④ 排泄/消除：药物主要通过肾小管排泄和胆汁排泄进行消除。药物及其代谢物经肾消除或肾小管重吸收时，可能发生药物相互作用，这是活性肾小管分泌水平竞争的结果，会受肾小管转运的影响。	案例3-2（问题2） 表3-3

药效学变化

① 当一种药物的存在影响另一种药物的作用但没有药动学改变时，即发生药效学相互作用。这可能是药物在受体水平上发生非直接性竞争，包括干扰其生理机制，导致累加、协同或拮抗等相互作用。	案例3-1（问题4） 案例3-2（问题2和3） 表3-4

支持临床决策的证据及资源

① 患者安全倡议已被提升至高优先级领域，努力改善医疗保健系统，预防用药错误。医疗服务提供者在设计管理药物相互作用的最佳方法上面临越来越大的挑战。一项重要的挑战是建立计算机化药物相互作用筛选系统，以检测大量临床可疑的药物相互作用。专家组已提出建议改善临床决策支持系统的实用性，以预警药物相互作用。	案例3-1（问题6）

由于医疗专业人员致力于确保患者安全并避免与药物相关的伤害，因此，了解药物相互作用原则以及如何应用药物相互作用决策支持工具来提供循证的临床决策非常重要。本章将向读者介绍药物相互作用的一般原理和概念。本章将结合病例讨论来说明关键概念的应用，并强调了解药物相互作用机制的重要性以及它如何影响药物治疗的临床评估和管理。本书中特定疾病的章节也将应用药物相互作用概念，并纳入与疾病管理相关的病例讨论。

定义

药物相互作用大致分为药动学相互作用和药效学相互作用[1,2]。药动学相互作用包含吸收、分布、代谢和排泄四个环节。而药效学相互作用可分为三个方面：①对受体功能的直接作用；②影响生物学或生理学的控制过程；③增强或减弱药理作用[3]。另一个需要考虑的关键因素是不同个体的生物学差异：遗传、年龄、疾病及内环境因素（即患者用药、饮食习惯、吸烟饮酒等社会习惯）[4]。

药物相互作用（drug-drug interaction，DDI）是指由于与另一种药物（促变药）同时给药，使得该种药物（受变药）的体内暴露和/或应答产生具有临床意义的变化[1-2,5,6]。一些药物相互作用可能具有有益作用，可以用来增强疗效，而其他相互作用可能导致严重毒性反应或者药效降低，使治疗结果不理想。传统的药物相互作用仅指两种药物之间发生的相互作用（DDI），但药物与营养品、化学物质、食物、草药、疾病或实验室检查之间也可产生相互作用[7,8]。潜在的药物相互作用（potential DDI）被定义为"已知可能发生药物相互作用的两种药物存在同一处方中，则无论是否已经发生不良反应，即为潜在的药物相互作用[8]"。

2015 年，专家组发布了评估药物相互作用的专家共识，其中包括评估 DDI 证据的相关术语的定义[5]。表 3-1

表 3-1

与 DDI 相关的术语

术语	
药物相互作用（DDI）	由于与另一种药物（促变药）同时给药，使得该种药物（受变药）体内的暴露和/或应答上产生具有临床意义的变化
潜在的 DDI	联用两种已知可发生相互作用的药物，处于暴露下的患者可能发生的 DDI
临床相关的 DDI	应引起医疗专业人员重视的、与药物毒性或失效相关的药物相互作用
治疗指数窄（narrow therapeutic index，NTI）的药物	较小暴露量的变化就可能导致毒性反应或者失效的药物

来源：Scheife RT et al. Consensus recommendations for systematic eval-uation of drug-drug interaction evidence for clinical decision support. *Drug Saf*. 2015;38:197-206.

强调了他们对 DDI 证据评估相关术语的建议（读者可参阅该专家组商定的完整清单，这些清单在其补充出版物中提供）[5]。他们强调了评估 DDI 相关术语使用一致的重要性。例如，临床相关的药物相互作用（clinically relevant DDI）被定义为应引起医疗专业人员重视的，与药物毒性或失效相关的药物相互作用[2]。

药物相互作用的危险因素

由于年龄、性别、种族和合并症（例如肾和肝功能不全），部分患者更容易受到药物相互作用的影响。多重用药（polypharmacy），指同时使用多种药物治疗或由于临床需求加用多种药物，这是引起 DDI 的主要原因，可能导致不良事件的发生率增高、药物成本变高以及药物不依从性发生[9-11]。老年患者存在多种合并症，多重用药发生率高（估计为 20%～50%），这使得药物相互作用的风险增加[12-14]。老年人群的不良反应率是其他人群的 2～3 倍，占住院总人数的 5%～17%[15]。在老年人群中，年龄是药物相互作用风险发生的关键因素，随着年龄的增大，可能发生肠道转运时间减慢、吸收能力下降、肝脏代谢和肾脏排泄能力下降，以及血容量和体脂分布的改变，从而导致药物的药动学和药效学发生改变[16,17]。在老年人群中，体弱的老年人作为一个亚组，多种合并症的存在是导致其药动学和药效学特性变化的主要原因[12]。在考虑衰老的影响时，应将健康老年人与体弱老年人区分开来，因为身体虚弱老年人的死亡、住院和残疾的风险增加[12,18,19]。许多研究表明，女性患者的药物相互作用风险更大[20-23]。目前需要进行进一步的研究以便更好地了解性别差异与药物相互作用的关系[20-23]。

大多数药物的分布可能随着总体重（total body weight，TBW）的显著增加而发生明显改变[24]，亲脂性药物的分布容积会增加。肥胖和营养不良的患者的代谢酶水平会发生变化，从而增加他们对药物相互作用的易感性[15,25]。重症患者的营养状况不佳、免疫功能低下，发生药物相互作用的风险更高。吸烟可通过药动学和药效学机制影响药物治疗结果。它可以通过诱导细胞色素 P450 酶来影响药物治疗；吸烟的酶促作用也可能通过增强致癌物质的代谢活性来增加癌症风险[26]。治疗指数窄（narrow therapeutic index，NTI）的药物更易发生药物相互作用，因为其治疗剂量和毒性剂量之间的差异较小。例如，锂是一种 NTI 药物，受血清钠变化的影响。并且长期接受噻嗪类药物治疗的患者，在同服锂剂时，存在锂中毒的风险，因为噻嗪类药物可能导致钠的排泄增多，从而增加锂的重吸收[3]。

个体的基因组成决定了他/她的代谢酶组分。基于个体的基因型，患者可被归类为超快代谢型、强代谢型、中间代谢型或弱代谢型的四个表型（见第 4 章）[27]。对于接受医师和/或药师服务的患者来说，医患双方都很难取得完整诊疗资料，这会影响临床决策，并增加药物相互作用未被发现的可能性。自行处方和服用非处方 OTC 药物（包括膳食补充剂、维生素、矿物质和草药）的患者可能无法理解药物相互作用的潜在风险。此外,如果他们无法为自己及其医疗服务提供者提供完整的 OTC 药品清单,发生药物不良反应和药物相互作用的可能性就变得更大。

本书中的疾病特定章节将提供多种药物相互作用的危险因素,在表 3-2 总结出了药物相互作用的危险因素及例子。

表 3-2
药物相互作用的危险因素[1,12-33]

	危险因素	潜在影响
患者特征 人口统计学	年龄(<5 岁,>65 岁)	引起药物分布改变;清除率↓可能导致药物蓄积
	女性	与男性相比,代谢能力↓
社会因素	营养状况	影响 CYP450 酶活性(如葡萄柚汁可抑制 CYP 3A4)
	吸烟	影响 CYP450 酶活性(即诱导 CYP 1A2)
	饮酒	影响 CYP450 酶活性,特别是 CYP 2E1
器官功能障碍	↓肾功能不全	清除率↓,可能导致血药浓度↑和蓄积
	↓肝功能不全	代谢↓,可能导致血清中原型药物及其代谢物的浓度↑和蓄积
	心力衰竭	↑风险,由于治疗合并症所需的药物数量增加
	慢性阻塞性肺疾病	↑风险,由于治疗合并症所需的药物数量增加
内分泌及代谢	肥胖	↑亲脂性药物的分布
	脂肪肝	改变代谢
	低蛋白血症	↑血清药物浓度
基因*	遗传多态性(超速、强、中间或弱代谢型)	代谢改变
急性疾病	脱水	↑血清药物浓度
	低血压	清除率↓
	低温	清除率↓
	感染	↑代谢
药物特征	治疗指数窄	与药物剂量相关的不良药物事件的风险↑
	高血浆蛋白结合	游离药物↑(活性药物)从蛋白上置换下来
	低分布容积	药物局限于血浆中
	CYP450 酶底物	血清药物浓度↓↑,与共同给的促变药是诱导剂或抑制剂有关
	P-gp 转运体底物	血清药物浓度↓↑,与共同给的促变药是诱导剂或抑制剂有关
其他因素	多重给药	随着药物数量的增加,药物相互作用的风险↑
	处方者数量	存在多个处方者使得处方药数量↑
	涉及药房数量	涉及多个药房使得处方药数量↑
	自处方	非处方药与处方药相互作用
	住院时间	易患医源性疾病和后续药物治疗

* 有关详细信息,请参阅第 4 章

案例 3-1

问题 1：N. M. ,68 岁西班牙裔女性,体型肥胖,在当地一家教学医院接受全膝关节置换术。医疗团队拟行 3 周的华法林治疗以预防静脉血栓,目标是将国际标准化比值(INR)控制在 1.8~2.3 内。第一剂将在手术当天晚上给药。患者有 10 年的癫痫病史,服用苯妥英钠控制病情;15 年的高胆固醇血症病史,服用普伐他汀;20 年的高血压病史,服用赖诺普利。患者吸烟一年多,平均 1 包/天,不饮酒。患者平日服用对乙酰氨基酚治疗头痛,并根据需要服用其他非处方药,但不记得药物名称。检查结果显示患者肝、肾功能正常。

试述 N. M. 术后使用华法林的药物相互作用的危险因素。

N. M. 存在有多种因素可能增加药物相互作用的风险,包括患者特异性和药物特异性因素。患者自身危险因素包括肥胖、年龄、性别和吸烟史。

患者危险因素

- 女性
- 代谢——肥胖——增加亲脂性药物的分布(如苯妥英钠);合并症:高血压;高胆固醇血症
- 年龄:68 岁——药动学和药效学发生改变
- 吸烟史——可诱导 CYP450 酶

关于药物特异性因素,N. M. 过去 10 年中一直服用的苯妥英钠是一种 NTI 药物。目前处方中的华法林也是 NTI 药物,且两种药物均通过 CYP450 酶代谢。此外,N. M. 患有多种慢性疾病(癫痫、高血压和高胆固醇血症),多重用药增加了患者发生药物相互作用的风险。

药物危险因素

- 华法林——NTI,高血浆蛋白结合率,分布容积小,通过 CYP450 酶代谢
- 苯妥英钠——NTI,高血浆蛋白结合率,由 CYP2C9 和 CYP2C19 酶代谢,并且对抑制肝微粒体酶的药物敏感
- 普伐他汀——虽然普伐他汀与华法林无相关性,但此类中的其他药物(即阿托伐他汀,氟伐他汀,瑞舒伐他汀和辛伐他汀)已被怀疑或已知会改变接受华法林治疗的患者的 INR[34,35,36]
- 赖诺普利——与利尿剂或钾补充剂同时使用时需要注意

其他危险因素

- 多重用药——入院前患者已服用 3 种处方药;并同时服用 OTC 药物,用药史不容乐观

药物相互作用机制

药动学

给药/吸收

口服给药后,大多数药物在小肠近端被吸收[37]。然而,在整个胃肠道(gastrointestinal,GI)可能发生不同机制的药物相互作用,从而改变药物的吸收。这些机制包括络合(吸附或螯合)、pH 的变化、胃肠动力改变、药物转运改变及代谢酶的变化。这些机制中的一种或多种的净效应可以引起吸收速率、吸收程度或两者的变化。虽然导致吸收率降低的相互作用对多剂量、长期给药的药物通常不具有临床意义,但对于急性给药的药物,如镇痛药或催眠药,可能导致不可接受的药效延迟甚至治疗失败[1,38]。

大多数口服药物在胃 pH 2.5~3 的范围内溶解并吸收。抗酸药、质子泵抑制剂(PPIs)或 H$_2$ 拮抗剂等药物,可能改变其他同服药物的药动学特性[3]。抗真菌药,如酮康唑和伊曲康唑,需要在酸性环境中才能完全溶解。同时服用可能增加胃内 pH 的药物时可能导致抗真菌药物的溶解和吸收减少。建议在给予抗酸剂至少 2 小时后再给予抗真菌药物。

同一时间服用的药物更可能引起具有临床意义的药物相互作用。一些抗菌药物如四环素,可与金属离子(例如钙、镁、铝、铁)结合形成难以吸收的复合物。抗酸剂还降低氟喹诺酮(例如环丙沙星)和四环素的吸收,因为金属离子与药物会形成复合物。因此,抗酸剂和氟喹诺酮类药物应至少间隔 2 小时给药。这些类型的相互作用会降低抗菌药物的临床效果,甚至可能导致耐药微生物(resistant organisms)的出现[33]。能够增加胃动力的药物如甲氧氯普胺,由于其具有促动力特性,能加速胃排空,从而导致地高辛或茶碱等药物吸收减少。

改变药物转运

存在于肠黏膜中的转运蛋白是临床相关 DDI 中的重要因素[37]。一些蛋白质参与化合物从肠腔进入门静脉血流的转运,而其他蛋白质则参与化合物从肠黏膜排出肠腔中的过程。流出转运蛋白,特别是位于细胞膜中的特异性糖蛋白——P-糖蛋白(P-gp)是最常见的。P-gp 是一种经遗传编码的 ATP 依赖性转运蛋白,位于肠道黏膜细胞的顶端表面,通常从胃到结肠的浓度增加。此外,P-gp 还存在于许多淋巴细胞亚群和脑毛细血管内皮细胞内。P-gp 的主要作用是限制组织细胞内药物的暴露,将化合物从肠细胞内部泵送回肠腔,肾细胞内的药物泵入肾小管,肝细胞内的药物泵入胆汁中。鉴于其存在于多个解剖位置,药物诱导的 P-gp 活性调节可能影响同服的底物药物的吸收和/或分布。已知有几种药物可以阻断 P-gp 的作用,被称为 P-gp 抑制剂,并且,也已经证明有药物可以诱导 P-gp。同时使用 P-gp 底物与其抑制剂,可增加底物的吸收量使得血清药物浓度升高。利福平等药物可增加 P-gp 的表达(即 P-gp 诱导剂),与底物共同给药时,可使底物流入肠道的量增多,从而降低底物的血清浓度。

分布

案例 3-1,问题 2：试述华法林和苯妥英钠等药物在蛋白结合方面的相互作用。

在给药和吸收后,药物在全身分布[37,38]。虽然一些药物在血浆中几乎完全溶解,但华法林和苯妥英钠等药物与蛋白质(主要是白蛋白)高度结合,且具有相同的结合位点(图3-1)。高白蛋白结合的药物(>90%)、NTI药物和分布容积小的药物更可能导致显著的药物相互作用。

华法林能被苯妥英钠等药物从蛋白质结合位点取代

下来。尽管这种取代发生很快且血浆中华法林的浓度水平变化较快,但这种相互作用无临床意义。因为从蛋白质结合位点取代的华法林很容易通过肝脏代谢消除,清除率增加使得游离药物浓度无显著变化。由于一些维生素K依赖性凝血因子的半衰期很长,因此华法林的抗凝作用可持续数天,因此在这些凝血因子达到新的稳定状态之前,华法林会重新建立平衡[32]。

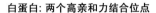
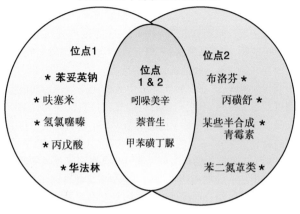

图3-1 与白蛋白结合并竞争两个位点(1和2)之一的药物举例。(来源:Drug Interactions. In: Rowland M et al,eds. *Clinical Pharmacokinetics and Pharmacodynamics: Concepts and Applications.* 4th ed. Baltimore, MD: Lippincott Williams & Wilkins; 2011: 490.)

代谢

涉及代谢变化的药动学相互作用是临床上显著的药物相互作用的常见原因。药物代谢分为两大类:I相和II相代谢[37,38]。I相代谢主要是分子内变化,包括氧化、还原和水解,进而增加药物极性,从而使药物毒性降低。II相代谢主要是结合反应,将I相反应的产物与内源性物质结合,发生葡萄糖醛酸化、硫酸化、乙酰化和甲基化等反应,主要是终止药物的生物活性[39,40]。I相代谢中主要负责药物代谢的酶是细胞色素(CYP)450酶系统,它们在许多重要的药物相互作用中发挥关键作用。同时服用由同一CYP450酶家族代谢的药物时,发生增强或抑制的相互作用的可能性会增加[39,40]。与其他酶相比,人类CYP450酶家族中的6种同工酶CYP1A2、CYP2C9、CYP2C19、CYP2D6、CYP3A4和CYP3A5会参与绝大多数药物的代谢(图3-2)[6,41-43]。诱导酶的药物包括利福平、苯妥英钠、卡马西平、贯叶连翘和奈韦拉平等。酶诱导剂可以使得其底物代谢酶的合成增加。诱导机制较为复杂,常通过诱导肝/肠

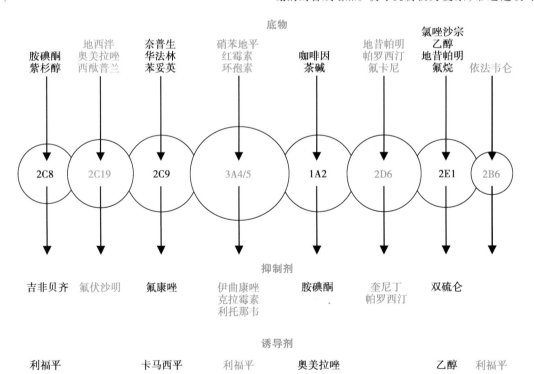

图3-2 圆圈代表人体内不同形式的细胞色素P450,它们有不同的底物,也存在某些特异性底物的重叠。箭头表示单一代谢途径。上面列出了每种酶的代表性底物,还列出了相关的酶选择抑制剂和诱导剂。(来源:Drug Interactions. In: Rowland M, Tozer TN, eds. *Clinical Pharmacokinetics and Pharmacodynamics: Concepts and Applications.* 4th ed. Baltimore, MD: Lippincott Williams & Wilkins; 2011, with permission.)

药物代谢酶的系统前代谢,随后降低血清药物浓度,使药物丧失药理学活性。在某些情况下,诱导效应会导致具有药理学或毒理学活性的代谢物的生成增加[1,43,44]。有许多药物是 CYP450 的抑制剂,如他汀类药物、大环内酯类抗生素、抗真菌唑类、氟喹诺酮类药物和 HIV 蛋白酶抑制剂。酶抑制剂会减慢药物代谢的速度,导致体内药物蓄积并产生潜在毒性。葡萄柚汁是 CYP3A4 的抑制剂,目前已知可提高 HMG-CoA 还原酶抑制剂(他汀类药物)、钙拮抗剂、HIV 蛋白酶抑制剂和免疫抑制剂等药物的生物利用度,降低药物的清除率[45-48]。抑制作用可分为可逆的和不可逆,可逆的抑制作用更为常见。可逆抑制有以下三种机制:竞争性抑制(抑制剂与酶活性位点底物之间的竞争);非竞争性抑制(抑制剂与酶上单独位点的结合,使酶复合物失活)[1,48,49];反竞争性抑制(抑制剂仅与底物-酶复合物结合,使其无效)。某些药物与酶形成反应性中间体时,会发生不可逆抑制,导致酶活性的永久抑制。不可逆的药物相互作用往往比可逆机制引起的相互作用更有意义。目前已知会引起不可逆抑制的药物有大环内酯类抗生素、红霉素、克拉霉素、帕罗西汀和地尔硫草等[15,50,51]。

案例 3-1,问题 3:医疗团队给予 N. M. 术后的华法林治疗以预防血栓栓塞。医学实习生请您解释使用华法林和苯妥英钠时需要考虑的药物相互作用的机制,因为 N. M 在过去 10 年中一直使用苯妥英钠,癫痫控制良好。

华法林(药物)与苯妥英钠(药物)之间存在两种可能的药物相互作用机制。在早期治疗中,苯妥英可能会从蛋白质结合位点将华法林置换出来(如前一个案例中所述),这可能增加抗凝效果和出血风险。肝功能损害患者需要密切关注此点。随着长期治疗进行,可能出现苯妥英钠诱导的 CYP 酶作用增加,从而增强华法林代谢,导致华法林效应降低。术后第 1 天至第 5 天的 INR 监测将提供有关 DDI 影响的信息,并且结合华法林使用指南或法则将有助于调整剂量直至建立稳定的方案。在初始阶段之后,每周监测 INR 将提供关于酶诱导和进一步调整华法林剂量的信息。

华法林在口服给药后迅速吸收,大部分在近端十二指肠吸收。与手术或炎症状况有关的华法林吸收不良的病例报告非常少见[52]。

不同剂型的苯妥英吸收的速度和程度有显著差异[53]。苯妥英混悬液通过饲管进行肠内给药时吸收不佳[54],达到最大血浆浓度的时间随着剂量的增加而增加[55],这反映了苯妥英的低溶解度和容量限制性代谢的特点。因此,剂型或生物利用度的微小变化,加上有限的代谢,使得血浆药物浓度发生较大变化[56]。胃肠道手术和胃肠道炎症状况(克罗恩病、溃疡性结肠炎、硬皮病等)可以改变胃肠道的解剖

结构。表面积、胃排空时间和胃 pH 的改变,以及肠黏膜炎症可能会导致血浆浓度异常[57]。

N. M. 在外科手术后仍然保留 GI 功能。华法林给药和吸收不太可能受到影响。她应按原先的剂量和处方继续服用苯妥英,并进行适当的监测。

药动学上的相互作用会影响华法林的代谢,同样当华法林的代谢被诱导或抑制时,也会产生临床上显著的相互作用[48]。华法林是 R-和 S-对映体的外消旋混合物。相互作用包括已知药物对 S-对映体代谢酶(CYP2C9)与 R-对映体代谢酶(CYP1A2,CYP3A4)的影响,相对于后者而言,其对前者的影响更显著。苯妥英也主要通过 CYP2C9 酶代谢,据报道,它以双相方式与华法林相互作用[49-51]。

遗传多态性也是影响华法林给药和反应的重要因素。已有证据表明,核苷酸多态性影响华法林的代谢和敏感性,其中包括 CYP2C9 的变异型和维生素 K 环氧化物还原酶复合物(VKORC1)的变异型[58]。

排泄/消除

药物主要通过肾脏排泄和排出(肾小球滤过、肾小管重吸收和肾小管主动分泌),其他重要但不太常见的途径是通过胆汁分泌、血浆酯酶和其他次要途径[2,8]。由于活性肾小管分泌的竞争、肾小管转运的干扰,可能发生药物相互作用,或者肾小管重吸收时也能发生药物相互作用。

某些药物使尿液碱化和酸化会影响其他药物的排泄,从而改变其消除率。例如,使用丙磺舒(强效的肾小管阴离子分泌通道抑制剂)可增加青霉素的血清浓度,此特点可用于临床上的增强治疗作用。

药效学

当一种药物因为另一种药物的存在而发生作用改变但药动学特性不变时,即为发生药效学相互作用。如已知药物的药理作用,这类的相互作用是可以预测的,在患者身上可能发生协同和/或拮抗作用[2,8]。例如,ACE 抑制剂和噻嗪类利尿剂是通过不同的机制来降低血压,当两者合用时会产生较强的降压作用。

案例 3-1,问题 4:实习生请您解释临床上与华法林临床相关的药效学相互作用。

与华法林相关的药效学相互作用是改变生理凝血过程,特别是影响凝血因子合成或降解的相互作用,或者是通过抑制血小板聚集增加出血风险的相互作用。正在接受华法林治疗的患者,添加任何增加/减少凝血因子合成、增强/减少凝血因子分解代谢、损害正常菌群产生维生素 K 的药物都会增加药物相互作用的风险。

表 3-3 和表 3-4 分别提供了药动学和药效学药物相互作用的常见机制的实例。

表 3-3

常见的药动学相互作用机制[1,3,6,16,31-33,37,59-64]

	机制	例子
药动学: 给药/吸收	改变胃 pH 会影响其他药物的吸收	伊曲康唑需要酸性条件下才能溶解;若患者正在服用能增加胃 pH 的药物,如 PPI 或 H₂ 受体阻滞剂,则伊曲康唑的吸收可能会减少
	诱导或抑制胃肠(GI)道中的 CYP 酶	葡萄柚汁抑制肠道 CYP3A4 酶,可能增加硝苯地平和维拉帕米(CYP3A4 底物)的生物利用度
	诱导或抑制胃肠道中的 P-gp(排出药物的外排泵)	达比加群是 P-gp 的底物,P-gp 抑制剂(例如酮康唑、克拉霉素和胺碘酮)可能会增加该药的峰浓度,增加出血风险
	增加或延迟胃排空/运动	红霉素是胃动素受体激动剂,能有效促进胃肠道运动,共同给药的药物吸收可能会受到影响
	杀死肠道细菌	抗菌药物可以杀死产生去结合酶的细菌;避孕药等经历肠肝循环的药物,在粪便中的排泄增加,可能会降低血液浓度和半衰期
	螯合	铝或镁抗酸剂等阳离子通过形成药物-金属络合物降低了四环素类抗菌药物的 GI 吸收
	物理化学灭活	将呋塞米溶液与酸性溶液(即咪达唑仑)混合会使 pH 降低,导致呋塞米沉淀,静脉注射时有效性降低
药动学: 分布	两种高蛋白结合率的药物之间的相互作用(例如,沉淀药物对相同的蛋白质结合位点具有更强的亲和力)	磺胺甲噁唑从蛋白质结合位点取代华法林,增加华法林游离药物浓度,磺胺甲噁唑还抑制华法林的代谢。因此,机体无法消除增加的游离华法林,最终可能导致 INR 增加以及潜在的出血风险。有关华法林-磺胺甲噁唑药物相互作用的详细信息,请参见第 11 章
	抑制位于血-脑屏障中的载体蛋白如 P-gp 和位于肝脏中的有机转运肽(OATPs)	环孢菌素可抑制转运蛋白 OATP1B1,降低大多数他汀类药物的肝摄取;由于他汀类药物的作用位点在肝脏,因此他汀类药物可能会失效
药动学: 代谢	诱导或抑制肝脏中的 CYP 酶	例 1:氟喹诺酮作用于 CYP1A2 酶以抑制茶碱的代谢;不同的氟喹诺酮类药物的相互作用程度各异 例 2:利福平的半衰期为 4 小时;而普萘洛尔会诱导其代谢,使其在用药 10~14 天后才会到达稳态
药动学: 排泄/消除	给予两种使用相同运输系统并经肾脏进行主动肾小管分泌的药物	在水杨酸盐存在下可降低甲氨蝶呤清除率。水杨酸盐通过 PGE2 减少肾脏灌注,有可能引起肾功能损害并竞争性地抑制甲氨蝶呤的肾小管分泌
	增加或减少肾小管吸收	例 1:碱化尿液可以增加奎尼丁重吸收 例 2:噻嗪类利尿剂最初引起钠排泄,然后是补偿性钠重吸收。同时使用锂剂时,阳离子的重吸收加剧可造成锂离子重吸收增加并且可能达到毒性剂量

表 3-4

常见的药效学相互作用机制[65]

	机制	举例
药效学	协同作用——具有相当药效作用的两种或更多种药物导致夸大和/或毒性反应	诱导麻醉期间同时给予硫喷妥和咪达唑仑。咪哒唑仑可减少麻醉所需的硫喷妥钠量
	拮抗作用——一种药物的作用会拮抗另一种药物的作用	例1:在相同受体位点的拮抗作用:用氟马西尼逆转苯二氮䓬类药物 例2:相反的药效学作用:糖皮质激素引起高血糖症,拮抗降血糖药物的作用

药物相互作用的管理

案例 3-1,问题 5:该团队的医学实习生还计划开一种组合镇痛药(羟考酮/对乙酰氨基酚)代替静脉注射吗啡用于疼痛管理。在一次电话交谈中,N. M. 向一位朋友表示她感到沮丧,于是她的朋友给她带了一瓶贯叶连翘。作为多学科团队的药师,你的职责是评估治疗方案并根据需要提出建议。请提供有关 N. M. 疗法的适当建议,包括贯叶连翘的使用。

对乙酰氨基酚是一种常用的非处方镇痛药和解热药,适用于轻度至中度疼痛和发热,中重度疼痛时常使用的药物为阿片类药物。一些研究已经证实对乙酰氨基酚是增强华法林作用的罪魁祸首[66]。每天服用 4 片 325mg 对乙酰氨基酚片剂超过一周的患者,更可能使得 INR 大于 6.0。

没有直接证据表明对乙酰氨基酚和华法林之间存在药动学相互作用[67]。然而,对乙酰氨基酚通过 CYP2E1 代谢,代谢产物为 N-乙酰-对-苯醌亚胺(NAPQ1)。NAPQ1 可以氧化维生素 K-对苯二醌(KH2),KH2 是维生素 K 的"活性"形式,并直接抑制维生素 K 依赖性羧化。此外,可能还存在其他氧化变化,破坏酶促反应,影响维生素 K 的合成和活性。最终结果是华法林的夸大反应及 INR 增加。

因此,如果 N. M. 使用羟考酮/对乙酰氨基酚进行治疗,则应更频繁地监测她的 INR 并相应地调整其剂量。如果她需要更高剂量的华法林作为维持剂量,频繁监测 INR 尤为重要。

膳食补充剂、草药、氨基酸和其他非处方产品,在上市前未与其他药物(包括华法林)进行相互作用测试。除了公布的不同质量的案例报告之外,它们之间的相互作用知之甚少。此外,膳食补充剂不需要满足美国药典标准的片剂含量均匀性。

贯叶连翘,用其黄色的花和叶子制成草药制剂,可用于治疗抑郁症。研究证明它可以降低患者的 INR 值并可能降低华法林的有效性[68,69]。这种相互作用可能是诱导 CYP2C9 引起的,但由于制剂中草药成分的质量和数量不同,诱导程度难以预测。同样,怀疑贯叶连翘可通过诱导 CYP3A4 降低苯妥英血浆浓度。

目前,不建议将贯叶连翘添加到 N. M. 的药物治疗方案中,因为这会增加发生药物相互作用的风险。N. M. 开始使用贯叶连翘的前提是需要测量苯妥英钠的血药浓度,并且更频繁地监测 INR 以确保每种药物达到新的稳态水平。因此,评估 N. M. 的抑郁症并评价药物相互作用风险最小的治疗方案(包括心理社会治疗),是十分重要的。

案例 3-1,问题 6:普伐他汀是 N. M. 在入院前服用的药物,不在医院的处方集上。因此,实习医生开具了术后使用瑞舒伐他汀的处方。但是他收到电子健康系统关于他汀类药物和华法林的药物相互作用警报,因此询问你应该怎么办。

瑞舒伐他汀不被 CYP450 系统广泛代谢(约 10% 的 CYP2C9 和 CYP2C19 是所涉及的主要同工酶)。然而,瑞舒伐他汀和华法林的联用导致 INR 增加,从而增加出血风险[34-36]。不同的他汀类药物由不同的 CYP 同工酶代谢,且代谢程度有所差异(表 3-5)。血脂管理的目标是使用一种副作用最小且有效剂量最低的药物。如果患者(例如 N. M.)需要使用可能与他汀类在代谢(CYP)上发生相互作用的药物,则应换为具有其他消除特征的他汀类药物。在这种情况下,普伐他汀的 CYP 代谢程度低且主要以原型经尿排泄,可能是最佳选择。除此之外,也可以使用瑞舒伐他汀,但建议更频繁地监测 INR,直到 INR 稳定。表 3-5 总结了 HMG-CoA 还原酶抑制剂的代谢。有关他汀类药物使用的更多信息,包括药物相互作用,请参阅第 8 章。

案例 3-2

问题 1: J. A. ,69 岁,以前是一名健康男性,现因左下肺叶肺炎入住重症监护病房(ICU),并且进展为脓毒症休克。入院 18 天内,患者双侧肺炎病情不断恶化,同时存在严重缺氧和急性呼吸窘迫综合征(ARDS)。J. A. 目前已经给予深度镇静和神经肌肉阻滞剂以控制他的 ARDS、高吸气压力(PIPs)和低氧饱和度(SaO2)。

治疗药物:
- 静脉滴注丙泊酚、芬太尼以镇静和镇痛
- 静脉滴注顺苯磺酸阿曲库铵用于神经肌肉阻滞,以改善氧合作用(PaO2/FiO2 比率)
- 静脉滴注泮托拉唑用于预防应激性溃疡
- 皮下注射肝素和充气加压装置,用于预防深静脉血栓形成(DVT)
- 静脉滴注氢化可的松,用于病危时皮质类固醇不足

- 第 5 天静脉给予阿米卡星和亚胺培南/西司他丁,用于治疗多药耐药菌
- 静脉滴注去甲肾上腺素和抗利尿激素,用以治疗肺炎继发感染性休克
- 眼科软膏,用于在长期神经肌肉阻滞时润滑眼睛
- 静脉滴注乳酸林格溶液,用于治疗继发于感染性休克的低血压

生命体征:T 38.3℃,HR 105 次/min,RR 20 次/min,BP 95/60mmHg

实验室检查:血气分析:机械通气时的 pH 7.30/PCO_2 42/PO_2 80/CO_2 19/SaO_2 90%;辅助控制 RR 20;潮气量 400ml;PEEP 10;FiO_2 50%

Na^+	138mmol/L	WBC	14.6× 10^9/L
K^+	4.8mmol/L	Poly	0.8
Cl^-	98mmol/L	Bands	0.12
HCO_3^-	19mmol/L	Hgb	90g/L
BUN	45mg/dl	Het	0.28
SCr	1.8mg/dl(基线为 1.0mg/dl)	PLT	202× 10^9/L
Glu	142mg/dl	AST	105U/ml
P	0.9mg/dl	ALT	85U/ml

J. A. 的四次成串刺激(train-of-four,TOF)是 0/4。周围神经刺激器 TOF 是用于监测神经肌肉阻滞的临床工具。TOF 量表包括以下内容:0/4 表示没有引起抽搐,神经肌肉阻滞剂 100%占据并阻断突触后烟碱受体;而 4/4 表示<75%的突触后烟碱受体被阻断。神经肌肉治疗的目标是以最低剂量的神经肌肉阻滞剂实现充分的神经肌肉阻滞,即 TOF 为 1/4 或 2/4(80%~90%的受体被阻断)或达到期望的临床效果(例如,接受呼吸机治疗且不过度通气)[71,72]。

描述 J. A. 的药物相互作用的风险因素。

重症患者由于存在以下危险因素更容易发生药物相互作用。由于重症患者身体状况虚弱、处于疾病状态(如生理 pH 和体温的变化、电解质不平衡、器官衰竭等),并且治疗中使用大量的药物,使其更容易受药物相互作用的影响。ICU 患者的药动学特性也发生了改变,这增加了药物相互作用的风险。发生的变化如下:

- 引起口服给药的 GI 吸收减少的情况:休克引起的灌注不足;PPI 和抗组胺药治疗增加胃 pH;胃肠动力下降;药物影响载体蛋白(如 P-gp)
- 引起皮下吸收减少的情况:水肿;抗利尿激素治疗;疾病引起的外周血管收缩
- 由于液体复苏和第三间隙的全身水分增加,亲水性药物的分布容积(Vd)增加
- 全身炎症时可发生 α-酸性糖蛋白增加、白蛋白血浆浓度降低,使得游离药物浓度发生改变

表 3-5

HMG-CoA 还原酶抑制剂(他汀类药物)的代谢

他汀类*	同工酶	注释
洛伐他汀	CYP3A4 底物	注意抑制其代谢的药物(强效的 CYP 3A4 抑制剂)
辛伐他汀	CYP3A4 底物	注意抑制其代谢的药物(强效的 CYP 3A4 抑制剂)
阿托伐他汀	CYP3A4 底物	由 CYP3A4 代谢但低于洛伐他汀和辛伐他汀
氟伐他汀	CYP2C9 底物	主要由 CYP2C9 代谢,较小程度上由 CYP3A4 和 CYP2D6 代谢
普伐他汀	原型经尿排泄	细胞色素 P450 系统代谢程度低
瑞舒伐他汀	2C9/2C19 底物	未被细胞色素 P450 系统广泛代谢

* P-gp 的底物→抑制 P-gp 的药物可能↑他汀类药物暴露水平(如环孢素、地尔硫草)

引自:Adapted from Pharmacist's Letter/Prescriber's Letter,"Clinically Significant Statin Drug Interactions," August 2009,Volume 25,Number 250812 and Pharmacist's Letter/Prescriber's Letter,"Characteristics of the Various Statins,"June 2010,Volume 26,Number 260611. [70]

- 肝血流减少、肾或肝功能不全以及药物诱导/抑制肝酶,使得半衰期($t_{1/2}$)和清除率(CL)降低,非肾功能不全的患者可能出现清除率增强[73,74]

目前最常用的机械通气模式是正压通气,使空气进入肺部以改善气体交换。机械通气的使用可能减少预负荷,导致心输出量减少,从而影响药物的药动学特征,这反过来可能影响肝、肾的灌注、GFR 及尿量[75]。这种效应在低血容量的患者中最为明显。这些血流动力学变化可能使得一些药物的清除率降低。

J. A. 具备多种药物相互作用的风险因素。他的许多风险因素都是患者特异性的,包括 J. A. 的年龄、器官功能障碍和急性疾病。其他风险因素包括 ICU 延长住院时间和多重用药。J. A. 的具体风险因素概述如下。

患者危险因素

- 年龄:69 岁——药动学和药效学发生改变
- 肾功能不全:SCr 基线为 1.0mg/dl,目前 SCr 1.8mg/dl——肾清除率降低
- 轻度肝功能不全:AST 105U/ml 和 ALT 85U/ml——代谢功能下降
- 肺炎:T 38.3℃、WBC 14.6×10^9/L、poly 0.8、bands 0.12——分解代谢增加
- 低血压(休克所致):使用去甲肾上腺素、抗利尿激素、乳酸林格液后 BP 为 95/60mmHg——清除率降低
- 高热:T 38.3℃——清除率增加
- 低磷血症:血磷 0.9mg/dl——神经肌肉阻滞增加(参见讨

论案例 3-2 问题 2)

■ 输注去甲肾上腺素和抗利尿激素:肝脏和肾脏的血流灌注减少

■ 机械通气:心输出量降低

其他危险因素

■ 多重用药:使用多种药物治疗,增加了药物相互作用的风险

■ 住院时间:18 天——易患医院获得性疾病且需接受相应的药物治疗

案例 3-2,问题 2:医疗小组担心 J. A. 的病情可能恶化;他可能在夜间发生了神经系统疾病(例如中风)。但 J. A. 临床情况不稳定,无法进行计算机断层扫描(CT)。小组需要对 J. A. 进行神经系统检查以防范相关疾病。为了进行检查,必须中止对 J. A. 的神经肌肉阻滞作用,并减轻镇静。停用顺式阿曲库铵一个半小时后 J. A. 肌肉仍然没有反应(TOF 0/4)。医疗小组认为 J. A. 使用顺式阿曲库铵的麻痹效应现在应该已经消失,且较为担心他的预后状况。医疗小组要求临床药师评价 J. A. 的病例并确认神经肌肉阻滞已经消失。

在评价该病例后,临床医生确定可能存在潜在的药物-病症/疾病、药物-药物的药效学相互作用,使得神经肌肉阻滞延长。下面将讨论这些相互作用。

背景:ARDS 患者 ICU 获得性乏力(多发性神经病和肌病)的发生率为 34%~60%。这种情况可持续数月至数年,并严重影响患者的生活质量[76]。ICU 获得性乏力的风险因素有多种,包括长时间机械通气、醒来前 2 个以上器官功能障碍的天数、皮质类固醇、女性[77]、毒素(如肉毒杆菌中毒)、神经肌肉疾病状态(如格林-巴利综合征)、严重的电解质紊乱、神经肌肉阻滞剂的恢复时间延长、去条件作用、升压药物的长期使用和高血糖,以上仅为部分危险因素[76,78,79]。神经肌肉阻滞与 ICU 获得性乏力有关。然而,在一项多中心、双盲试验中,研究人员发现,在住院 28 天或转出 ICU 病房时,顺式阿曲库铵和安慰剂组之间 ICU 获得性乏力的发生没有统计学差异[78,80]。器官衰竭患者、神经肌肉阻滞剂的总体清除受到影响的情况下[例如,母体药物的代谢减少,母体药物和/或活性代谢物的消除减少],可能导致神经肌肉阻滞的恢复期延长。除此之外,某些可能加重阻滞的疾病状态、条件或药物也可能导致恢复时间增加[78,79]。

药物-疾病相互作用

药动学——药物代谢/消除

非去极化剂顺式阿曲库铵是苄基异喹啉化合物。它是中效神经肌肉阻滞剂阿曲库铵的十种异构体之一。它主要通过霍夫曼降解消除;在生理温度(37℃或 98.6°F)和 pH(7.40)下最可能发生分解[72]。该过程产生无治疗活性的代谢物单季醇、单季戊四醇和劳丹素[81]。顺式阿曲库铵的非器官依赖性消除特性对 J. A. 有益,因为他有肾和肝功能不全。然而,由于顺式阿曲库铵被霍夫曼过程降解,pH 和温度的改变将影响药物的消除。例如,酸中毒会延长神经肌肉阻滞作用,而 pH 的增加可以增强消除作用。此外,低温可减少顺式阿曲库铵的消除,而高温可加速其消除。据报道,在 ICU 患者中神经肌肉阻滞在停止顺式阿曲库铵输注后 45~75 分钟后恢复[82-84]。因为 J. A. 有发热(38.3℃)和代谢性酸中毒(pH 7.30 和 HCO$_3$19),因此很难预测神经肌肉阻滞剂的清除率。

药效学相互作用

可能增加 J. A. 神经肌肉阻滞时间的第二个原因是他的低磷血症(磷酸盐 0.9mg/dl)。磷酸盐是三磷酸腺苷(ATP)的构建单元。ATP 通过酶促反应释放磷酸基团产生能量。这种反应对于生理和代谢功能(如肌肉收缩等)是非常必要的。因此,患有低磷血症的患者有患肌病的风险[85]。

药物-药物相互作用

药效学——药物的累加作用

J. A. 使用的药物也可能与顺式阿曲库铵产生累加作用。神经肌肉阻滞是阿米卡星的罕见副作用。阻断机制可能是通过在神经节前神经末梢与 Ca^{2+} 竞争性抑制乙酰胆碱释放,并且在较小程度上非竞争性阻断 Ca^{2+} 受体[86]。皮质类固醇(例如氢化可的松)也可以增强阻断并增加恢复时间。目前推行的甾体所致 ICU 获得性乏力的机制为:由于缺乏运动以及类固醇的分解代谢作用导致骨骼肌萎缩,增加了肌肉对皮质类固醇的敏感性。此外,皮质类固醇可通过去神经支配引起肌病;皮质类固醇已被证明可抑制烟碱受体;当与神经肌肉阻滞剂维库溴铵联用时,这种抑制作用得到加强[76,87]。一般认为,这种相互作用更可能发生在具有类固醇结构环的神经肌肉阻滞剂上,如氨基甾体(如泮库溴铵、派库溴铵、维库溴铵和罗库溴铵)。然而,有报道称苄基异喹啉类(例如阿曲库铵、顺式阿曲库铵、多沙氯铵、美维库铵和筒箭毒碱)可以延长麻痹[78,79,88]。

J. A. 由于酸中毒、低磷血症和合用药物(阿米卡星和氢化可的松)导致顺式阿曲库铵的消除减少,他可能需要更长的时间才能从神经麻痹中恢复。J. A. 同时应缓慢地补充磷酸盐。

案例 3-2,问题 3:医疗团队请您解释 J. A. 治疗方案中影响抗菌药物功效的药物相互作用。

在审查该病例后,临床医生确定了潜在的药物间物理化学相互作用,以及药物与身体状况和药物间药效学相互作用。下面讨论这些相互作用的作用机制。

药物-药物相互作用

物理化学作用失活

目前已充分证明 β-内酰胺类抗生素与氨基糖苷类抗

生素的合用可导致氨基糖苷类药物的失活。发生机制为氨基糖苷类抗生素的氨基与青霉素类抗生素的 β-内酰胺环形成活性酰胺[89,90]。由于青霉素治疗指数较宽,这种相互作用主要影响氨基糖苷类抗生素的功效。

这种相互作用发生在超广谱青霉素中(例如,阿洛西林、羧苄青霉素、美洛西林、替卡西林和哌拉西林)。J. A. 目前使用阿米卡星和亚胺培南/西司他丁治疗多药耐药菌感染。根据文献报道,阿米卡星是最不易受这种相互作用影响的氨基糖苷类[90]。在人血清中加入 120μg/ml 的西司他丁溶液,37℃ 孵育 48 小时,并未观察到阿米卡星的灭活[91]。

随接触时间增长,该失活反应增加,且失活程度与青霉素的浓度成正比[92]。由于 J. A. 的肾功能不全,氨基糖苷类和亚胺培南/西司他丁的消除速率可能会减慢,这会增加药物的接触时间。

J. A. 的抗生素治疗建议如下:分开给予药物;在抽血后立即测定氨基糖苷类药物的血清浓度,或者将血浆在−70℃下冷冻待测;由于患者肾功能不全,需要密切监测氨基糖苷类血清浓度[92,93]。

药物-疾病相互作用

药效学相互作用

由于 J. A. 处于酸中毒状态,所以阿米卡星的药效作用可能会降低。

阿米卡星进入细菌细胞并通过三个阶段到达作用位点:离子结合、能量依赖性 I 期(EDP-I)和能量依赖性 II 期(EDP-II)转运或摄取。

离子与外膜结合:在生理 pH 下,阿米卡星(pKa 8.1)是一种高电离的碱性阳离子,它可以结合阴离子脂多糖(LPSs)、磷脂的极性端、革兰氏阴性菌外细胞膜上的蛋白质、革兰氏阳性菌的磷脂和磷壁酸[94]。导致细胞壁上连接 LPS 的 Mg^{2+} 桥和 Ca^{2+} 桥的发生置换,细胞壁中形成孔隙,使得阿米卡星可以进入周质空间[95]。

EDP-I:阿米卡星通过细胞质膜转运。EDP-I 依赖于 pH 和氧气。在低 pH 和厌氧条件下(例如脓肿)阿米卡星活性会下降[95]。

EDP-II:阿米卡星被运送到作用部位,与核糖体结合[95]。

药物-药物相互作用

药动学——药物的累加/协同作用

青霉素与青霉素结合蛋白(PBPs)(特别是转肽酶、内肽酶和羧肽酶)形成共价键,抑制其作用。PBPs 参与细菌细胞壁合成的最后一步——肽聚糖的多糖骨架上的肽侧链之间的交联[96]。青霉素和万古霉素等细胞壁抑制剂,可以加速氨基糖苷类药物进入细菌细胞,产生协同作用[95]。

J. A. 存在肾功能衰竭、ARDS、多药耐药菌引起的肺炎、感染性休克和代谢性酸中毒等危重病。密切监测他的氨基糖苷类药物的疗效(峰值)和毒性(谷值)是非常重要的。

该案例说明了药物相互作用的鉴定、评估和后续干预的困难。临床医生必须认识到,支持药物相互作用存在的文献往往很少,且不一定是确定的,最佳干预可能依赖于临床判断。关于重症患者的护理,请参阅第 56 章。

案例 3-3

问题 1:D. T. 是一名 67 岁的白人男性,大约 10 年前开始服用伊马替尼治疗罕见肉瘤:部分切除的胃肠道间质瘤(GIST)。D. T. 目前每天服用 600mg 伊马替尼,以及雷贝拉唑和呋塞米。自述目前未服用任何非处方药。于癌症治疗中心进行监测随访。患者述将在 4 周内前往非洲进行野外探险。患者同行旅伴提醒其需要注意预防疟疾。医疗团队想知道是否存在任何潜在的药物相互作用,以及哪种抗疟药物比较合适,故向你进行咨询。

甲磺酸伊马替尼为选择性酪氨酸激酶抑制剂(TKIs)[97],能抑制 BCR-ABL 酪氨酸激酶(慢性髓样蛋白中费城染色体异常所产生的组成型异常酪氨酸激酶),也能抑制血小板衍生化生长因子(PDGF)受体和 c-kit 受体的酪氨酸激酶[97]。TKIs(如伊马替尼)主要通过细胞色素 P450 酶(具有很大程度的个体间变异性)进行代谢[98]。伊马替尼主要通过 CYP 3A4 代谢,据报道 CYP1A2、CYP2C9、CYP2C19、CYP2D6 和 CYP3A5 也有较小的作用[99]。除此之外,伊马替尼是人类有机阳离子转运蛋白 1 型(hOCT1)、P-gp 和 BCRP 的底物,但目前尚不清楚伊马替尼是 BCRP 的底物还是抑制剂[100-103]。伊马替尼也可以竞争性抑制 CYP2C9、CYP2C19、CYP2D6 和 CYP3A4 底物的代谢[104]。伊马替尼具有高蛋白结合力,约 95% 与人血浆白蛋白结合[99,105-107]。

药物-药物相互作用

药动学——药物代谢/消除

有几种与伊马替尼潜在药物相互作用的因素。当伊马替尼与 CYP3A 家族中的其他药物合用时应考虑药物相互作用[97]。特别是与 CYP3A4 的抑制剂(如伏立康唑或胺碘酮)合用时更易发生相互作用,会使伊马替尼血浆浓度增加。伊马替尼应避免同时与利福平或其他强效 CYP3A4 诱导剂合用。同时作为 CYP3A4 和 P-gp 抑制剂的药物,与伊马替尼同服时可增加血浆和细胞内伊马替尼浓度。双 CYP3A4 和 Pgp 抑制剂的药物包括维拉帕米、红霉素、克拉霉素、酮康唑、氟康唑和伊曲康唑等[100,108,109]。TKI,例如伊马替尼,也可以抑制药物转运蛋白和酶,使同服药物的暴露发生改变。贯叶连翘可以显著地改变伊马替尼的药动学特征,可使浓度-时间曲线下面积(AUC)下降 30%。应警告患者同时使用贯叶连翘及其他诱导剂时,可能需要增加伊马替尼剂量以维持治疗效果[110,111]。伊马替尼和其他高白蛋白亲和力的药物之间的相互作用尚不清楚[97]。

2016 年发表的一项观察使用伊马替尼治疗的患者中发生的 DDI 的研究[112]。研究人员进行了两项观察性研究,通过法国健康保险报销数据库 SNIIRAM(Systeme National d'Information Inter Regimes Assurance Maladie)确定最常与伊马替尼同时使用的药物,通过法国药物警戒数据库的中与伊马替尼 DDI 相关的 ADR。通过 SNIIRAM 选取 544 名在 2012 年 1 月—2015 年 8 月期间至少报销过一次伊马替尼的患者。根据药物相互作用机制(例如,代谢途径),在这 544 名患者中,有 89.3%(486)的患者至少合用 1 种可能与伊马替尼发生相互作用的处方药。研究结果还发现,最常见的 DDI 发生在与对乙酰氨基酚合用时(77.4%),这可能导致对乙酰氨基酚毒性的风险增加。其他研究结果显示,超过 10% 的患者可能存在潜在 DDI,如使用质子泵抑制剂(奥美拉唑 33.3%)或地塞米松(23.7%)的患者可降低伊马替尼的有效性,与左旋甲状腺素(18.5%)合用时可降低左旋甲状腺素的有效性。这种药物与左旋甲状腺素相互作用的机制可能是伊马替尼诱导非脱碘清除或伊马替尼诱导尿苷二磷酸葡糖醛酸转移酶[113,114]。研究结果还发现,最常见的可增加伊马替尼毒性的药物是酮康唑和克拉霉素(分别为 5.1% 和 4.7%)[112]。这项研究的总体结果表明,至少 40% 接受伊马替尼治疗的患者存在 DDI 风险,且实际风险可能会更高。本研究中与伊马替尼同时使用存在潜在 DDI 的风险比率较高的药物如下:对乙酰氨基酚、PPI、地塞米松和左旋甲状腺素。根据研究结果,研究人员提供了有关伊马替尼与特定药物一起使用的建议。建议读者参考伊马替尼的说明书,了解药物相互作用和给药剂量。关于使用伊马替尼以及其他 TKI 的 DDI 的进一步研究是非常必要的。

至于 D. T. 的抗疟药的选择,氯喹、甲氟喹和阿托喹酮/盐酸氯胍可能与伊马替尼存在潜在的相互作用,氯胍通过 2C19 代谢。多西环素将是 D. T. 用于预防疟疾的较合适的抗疟剂,它不与伊马替尼或 D. T. 的其他药物发生相互作用(见第 81 章)。多西环素最见的不良反应是胃肠道反应,包括恶心、呕吐、腹痛和腹泻。食管溃疡是与多西环素相关的一种罕见但描述充分的不良事件。应建议 D. T. 以直立姿势同餐服用多西环素,并补足液体尽量减少胃肠道不良反应。因为多西环素会引起光敏性且 D. T. 将进行长途旅行,所以建议使用适当的防晒剂并穿着防护服(包括帽子)降低光敏性的风险。D. T. 还应该就扑热息痛(对乙酰氨基酚)的使用提供咨询,并在服用任何可能通过细胞色素 P450 代谢的天然产物之前提前向他的药剂师进行咨询。

临床决策支持的资源和依据

医疗服务提供者在设计管理药物相互作用的最佳方法上面临越来越大的挑战。患者安全举措被提升至高优先级领域,努力改善医疗保健系统,预防用药错误。专家组在 2015 年发布的共识建议为解决关键问题提供了路线图,提出并改进评估 DDI 证据的方法,为临床决策提供建议[5]。作为该过程的一部分,审查现有用于评估 DDI 的方法是比较重要的。药物相互作用概率量表(DIPS)是一个 10 项量表,通过评估 DDI 不利事件的因果关系来评估 DDI 的个案报告[115]。这个工具是为了解决原有评估工具(Naranjo 表)的局限性开发的。读者可参考共识建议的附录 C 了解关于

DIPS 和其他可用仪器的进一步信息[5]。专家组还讨论了当前使用的临床决策支持系统(CDS)方法及其局限性,CDS 是对客观地评估一组证据以确定 DDI 的存在的新的评价工具。CDS 系统的主要挑战之一是确定适用于整个药物类别的 DDI 需要哪些证据。药动学相互作用难以外推到药物类别中的所有药物,并且如果存在类效应,则效果的大小可能发生变化,这通常需要单独检查每种药物。在某些情况下,如果猜测其相互作用机制涉及相同的药理学作用,则药动学相互作用数据可以从一种药物外推至小类中的其他药物。

为了推进这一重要举措,最近召集了另一组专家来解决以下问题:①概述用于开发和维护一套标准 DDI 的过程;②确定应包含在标准 DDI 知识库中的相关信息;③确定是否可以或是否应该建立禁忌药物对的清单;④确定如何更智能地筛查 DDI 警报[116]。他们为 CDS 选择制定的药物相互作用的建议于 2016 年发布。读者可参考 2015 年和 2016 年的建议[5,116]。

现代社会中,可以通过多种得以验证的途径来降低药物相互作用的风险,所以作为医疗保健提供者,我们必须加强对患者的药物信息教育。和患者的沟通包括口头指导以及随处方给出的指导传单。将信息翻译成不同的语言同样重要,并应在每个医疗环境中促进文化沟通能力。在药物包装、说明书上使用辅助警告标签,并交代患者在互联网上寻找高质量的健康信息。药剂师具有独特的优势,能够提供有关 OTC 药物的重要信息,包括患者接受处方信息时的草药及何时寻求 OTC 药物的建议[117]。

结论

鉴于药物相互作用数据的复杂性以及医疗保健系统内的复杂性,医疗服务提供者在设计管理药物相互作用的最佳方法上面临越来越大的挑战[3]。患者安全举措被提升至高优先级领域,努力改善医疗保健系统,预防用药错误。医疗错误可能与专业实践、医疗保健产品、程序、系统有关,包括处方、订单沟通、产品标签、包装、命名、复合、配药、分销、管理、教育、监控和使用[2,4]。暴露于药物相互作用是药源性危害的重要来源,但是可预防的。适当的药物使用及药物相互作用管理,将避免用药错误[5]。

虽然大多数药物相互作用在临床上不明显,但在某些情况下,药物相互作用被认为是非常重要的并且可能造成伤害。应告知患者提供完全的药物使用概况的重要性,包括非处方药、草药和膳食补充剂。将药物遗传学信息纳入患者的风险评估将提高我们预防 DDI 的能力,并更好地评估生物与药物之间的相互作用。

药物批准后需要进行更严格的对照研究。上市后的研究可用于确定药物相互作用的严重程度、发生率和临床意义。药物遗传学研究可以通过识别患者特异性的易感因素进一步提高 DDI 证据和 CDS 的准确性。未来将确定最合适的流程来评估 DDI 证据的质量,并提供分级建议以降低不良后果的风险[5]。

（王凌、许璺文 译,占美、杜晓冬、

魏薇 校,蒋学华 审）

参考文献

1. Robertson S et al. Chapter 15, Drug Interactions. In: Atkinson AJ et al, eds. *Principles of Clinical Pharmacology*. 3rd ed. Waltham, MA: Elsevier Academic Press; 2012:239–257.
2. Magro L et al. Epidemiology and characteristics of adverse reactions caused by drug-drug interactions. *Expert Opin Drug Saf*. 2012;11(1):83–94.
3. Caterina P et al. Pharmacokinetic drug-drug interaction and their implication in clinical management. *J Res Med Sci*. 2013;18:600–609.
4. Rowland M et al. Chapter 12: Variability. In: Rowland M et al, eds. *Clinical Pharmacokinetics and Pharmacodynamics Concepts and Applications*. 4th ed. Philadelphia, PA: Wolters Kluwer Lippincott Williams & Wilkins; 2011: 483–525.
5. Scheife RT et al. Consensus recommendations for systematic evaluation of drug-drug interaction evidence for clinical decision support. *Drug Saf*. 2015;38:197–206.
6. Rowland M et al. Chapter 17: Drug Interactions. In: Rowland M et al, eds. *Clinical Pharmacokinetics and Pharmacodynamics Concepts and Applications*. 4th ed. Philadelphia, PA: Wolters Kluwer Lippincott Williams & Wilkins; 2011:483–525.
7. Oates JA. Chapter 5. The science of drug therapy. In: Brunton LL, ed. *Goodman & Gilman's The Pharmacological Basis of Therapeutics*. 11th ed. McGraw-Hill, Medical Publishing Division; 2006.
8. Hines LE et al. Potentially harmful drug-drug interactions in the elderly: a review. *Am J Geriatr Pharmacother*. 2011;9(6):364–377.
9. Sharifi H et al. Polypharmacy-induced drug-drug interaction; threat to patient safety. *Drug Res*. 2014;64:633–637.
10. Wallace J et al. Appropriate prescribing and important drug interactions in older adults. *Med Clin N Am*. 2015;99:295–310.
11. Gnjidic D et al. Clinical implications from drug-drug and drug-disease interactions in older people. *Clin Exp Pharmacol Physiol*. 2013;40:320–325.
12. Shi S et al. Age-related changes in pharmacokinetics. *Curr Drug Metab*. 2011;12:601–610.
13. Maeda K. Systematic review of the effects of improvement of prescription to reduce the number of medications in the elderly with polypharmacy. *Yakugaku Zasshi*. 2009;129(5):631–645.
14. Pizzuti R et al. Gruppo ARGENTO. Prescription drugs and the elderly: results of the Agrento study. *Ig Sanita Pubbl*. 2006;62(1):11–26.
15. Kalula SZ. Drugs and the older person. *CME*. 2007;25(9):422–425.
16. Shapiro LE et al. Drug interactions: Proteins, pumps, and P-450s. *J Am Acad Dermatol*. 2002;47:467–484.
17. Sitar DS. Aging issues in drug disposition and efficacy. *Poc West Pharmacol Soc*. 2007;50:16–20.
18. Polidoro A et al. Frailty and disability in the elderly: a diagnostic dilemma. *Arch Gerontol Geriatr*. 2011;52(2):e75–e78.
19. Hubbard RE et al. Frailty, inflammation and the elderly. *Biogerontology*. 2010;11(5):635–641.
20. Turnheim K. When drug therapy gets old: pharmacokinetics and pharmacodynamics in the elderly. *Exp Gerontol*. 2003;38:843–853.
21. Costa AJ. Potential drug interactions in an ambulatory geriatric population. *Fam Pract*. 1991;8:234–236.
22. Gorski JC et al. The contribution of intestinal and hepatic CYHP3A4 to the interaction between midazolam and clarithromycin. *Clin Pharmacol Ther*. 1998;64:133–143.
23. Bhardwaj S et al. Muscular effects of statins in the elderly female; a review. *Clin Intervent Aging*. 2013;8:47–59.
24. Blouin RA et al. Chapter 11: Special pharmacokinetic considerations in the obese. In: Burton ME et al, eds. *Applied Pharmacokinetics Principles of Therapeutic Drug Monitoring*. 3rd ed. Philadelphia, PA: Lippincott Williams & Wilkins; 232–240.
25. McCabe BJ. Prevention of food-drug interactions with a special emphasis on older adults *Curr Opin Clin Nutr Metabol Care*. 2004;7:21–26.
26. Zevin S et al. Drug interactions with tobacco smoking. An update. *Clin Pharmacokinet*. 1999;36(6):425–438.
27. Samer CF et al. Applications of CYP450 testing in the clinical settings. *Mol Diagn Ther*. 2013;17:165–84.
28. Grattagliano I et al. Avoiding drug interactions: Here's help. *J Fam Pract*. 2010;59(6):322–329.
29. Corsonello A et al. The impact of drug interactions and polypharmacy on antimicrobial therapy in the elderly. *Clin Microbiol Infect*. 2015;21(a):20–26.
30. Zhou J et al. The effect of therapeutic hypothermia on drug metabolism and drug response: Cellular mechanisms to organ function. *Expert Opin Drug Metab Toxicol*. 2011;7(7):803–816.
31. Thelen K et al. Cytochrome P450-mediated metabolism in the human gut. *J Pharm Pharmacol*. 2009;61:541–558.
32. Finch A et al. P-glycoprotein and its role in drug-drug interactions. *Aust Prescr*. 2014;37:137–139.
33. Doligalski CT et al. Drug interactions: A primer for the gastroenterologist. *Gastroenterol Hepatol*. 2012;8(6):376–383.
34. Andrus MR. Oral anticoagulant drug interactions with statins: case report of fluvastatin and review of the literature. *Pharmacotherapy*. 2004;24:285–290.
35. Barry M. Rosuvastatin–warfarin drug interaction. *Lancet*. 2004;363:328.
36. Olsson GO et al. Rosuvastatin–warfarin drug interaction. *Lancet*. 2004;363:897.
37. Manzi SF et al. Drug Interactions-A Review. *Clin Ped Emerg Med*. 2005;6:93–102.
38. Middleton RK. Drug Interactions. In: Quan H et al, eds. *Textbook of Therapeutics Drug and Disease Management*. 8th ed. Philadelphia, PA: Lippincott Williams and Wilkins; 2006.
39. Benet LZ et al. Changes in plasma protein binding have little clinical relevance. *Clin Pharmcol Ther*. 2002;71:115–121.
40. Boobis A et al. Drug interactions. *Drug Metab Rev*. 2009;41(3):486–527.
41. Zhou SF et al. Clinically important drug interactions potentially involving mechanism-based inhibition of cytochrome P450A and the role of therapeutic drug monitoring. *Ther Drug Moni*. 2007;29(6):687–710.
42. Lynch T et al. Ther effect of cytochrome P450 metabolism on drug response, interactions, and adverse effects. *Am Fam Physician*. 2007;76(3):391–396.
43. Ladda MA et al. The effects of CKD on cytochrome P450-mediated drug metabolism. *Adv Chronic Kidney Dis*. 2016;23(2):67–75.
44. Anaisi N. Drug interactions involving immunosuppressive agents. *Graft*. 2001;4(4):232–247.
45. Bailey DG et al. Grapefruit juice-drug interactions. *Br J Clin Pharmacol*. 1998;46(2):101–110.
46. Evans AM. Influence of dietary components on the gastrointestinal metabolism and transport of drugs. *Ther Drug Monit*. 2000;22(1):131–136.
47. Thummel KE et al. Metabolically-based drug-drug interactions. Principles and mechanisms. In: Levy RH et al, eds. *Metabolic Drug Interactions*. Philadelphia, PA: Lippincott Williams & Wilkins; 2000: 3–47.
48. Bachmann KA et al. Drug-drug interactions and the cytochromes P450. In: Lee JS et al, eds. *Drug Metabolizing Enzymes: CYP450 and Other Enzymes in Drug Discovery and Development*. New York, NY: Marcel Dekker, Inc.; 2003: 311–336.
49. Obach RS. Drug-drug interactions: an important negative attribute in drugs. *Drugs Today*. 2003;39:301–338.
50. Weaver RJ. Assessment of drug-drug interactions: concepts and approaches. *Xeobiotica*. 2001;31:499–538.
51. Cheng JW et al. Updates of cytochrome P450-mediated cardiovascular drug interactions. *Am J Ther*. 2009;16:155–163.
52. Sabol BJ et al. Malabsorption-associated warfarin resistance. *Am J Health Syst Pharm*. 2009;66:1548–1553.
53. Gugler R et al. Phenytoin: Pharmacokinetics and Bioavailability. *Clin Pharm Ther*. 1976;19:135–142.
54. Maynard GA et al. Phenytoin absorption from tube feedings. *Arch Intern Med*. 1987;147:1821.
55. Jung D et al. Effect of dose on phenytoin absorption. *Clin Pharmacol Ther*. 1980;28:479–485.
56. Martin E et al. The pharmacokinetics of phenytoin. *J Pharmacokinet Biopharm*. 1977;5:579–596.
57. Gubbins PO et al. Drug absorption in gastrointestinal disease and surgery. *Clin Pharmacokinet*. 1991;21:431–447.
58. Gulseth MP et al. Pharmacogenomics of warfarin: Uncovering a piece of the warfarin mystery. *Am J Health-Syst Pharm*. 2009;66:123–133.
59. Gorbach SL. Chapter 95 microbiology of the gastrointestinal tract. In: Baron S, ed. *Medical Microbiology*. 4th ed. Galveston, TX: University of Texas Medical Branch at Galveston; 1996. http://www.ncbi.nlm.nih.gov/books/NBK7670/. Accessed February 10, 2016.
60. Hartshorn EA et al. Principles of drug interactions. *Facts & Comparisons*. eAnswers Web site. http://online.factsandcomparisons.com.ezproxymcp.flo.org/Viewer.aspx?book=DIF&monoID=fandc-dif5444. Updated 2015. Accessed March 10, 2016.
61. Baxter K et al, ed. *Stockley's Drug Interactions*. 10th ed. London, UK: Pharmaceutical Press; 2013.
62. Foinard A et al. Impact of physical incompatibility on drug mass flow rates: example of furosemide-midazolam incompatibility. *Ann Intensive Care*. 2012;2:28.
63. Bungard TJ et al. Drug interactions involving warfarin: Practice tool and practical management tips. *CPJ/RPC*. 2011;144(1):21–25. e9.
64. Horn JR et al. Time course for enzyme induction and deinduction. *Pharmacy Times*. 2011.

65. Pleuvry BJ. Pharmacodynamic and pharmacokinetic drug interactions. *Anaesth Intensive Care Med*. 2005;6(4):129–133.

66. Hylek EM et al. Acetaminophen and other risk factors for excessive warfarin anticoagulation. *JAMA*. 1998;276:657–662.

67. Lopes RD et al. Warfarin and acetaminophen interaction: a summary of the evidence and biologic plausibility. *Blood*. 2011;118:6269–6273.

68. Yue Q et al. Safety of St John's wort. *Lancet*. 2000;355:576–577.

69. Henderson L et al. St John's wort (Hypericum perforatum): drug interactions and clinical outcomes. *Br J Clin Pharmacol*. 2002;54:349–356.

70. Pharmacist's Letter/Prescriber's Letter, "Clinically Significant Statin Drug Interactions", August 2009, Volume 25, Number 250812 and *Pharmacist's Letter/Prescriber's Letter*, "Characteristics of the Various Statins", June 2010, Volume 26, Number 260611.

71. McGrath CD et al. Monitoring of neuromuscular block. *Cont Educ Anaesth Crit Care Pain*. 2006;6(1):7–12.

72. Warr J et al. Current therapeutic uses, pharmacology, and clinical considerations of neuromuscular blocking agents for critically ill adults. *Ann Pharmacother*. 2011;45:1116–1126.

73. Roberts DJ et al. Drug absorption, distribution, metabolism and excretion considerations in critically ill adults. *Expert Opin Drug Metab Toxicol*. 2013;9(9):1067–1084.

74. Smith BS et al. Introduction to drug pharmacokinetics in the critically ill patient. *Chest*. 2012;141(5):1327–1336.

75. Cawley MJ. Mechanical ventilation: a tutorial for pharmacists. *Pharmacotherapy*. 2007;27(2):250–266.

76. Hraiech S et al. The Role of Neuromuscular blockers in ARDS: benefits and risks. *Curr Opin Crit Care*. 2012;18:495–502.

77. DeJonghe B. Paresis acquired in the intensive care unit: a prospective multicenter study. *JAMA*. 2002;288:2859–2867.

78. Murray et al. Clinical practice guidelines for sustained neuromuscular blockade in the adult critically ill patient. *Crit Care Med*. 2016;44(11):2079–2103.

79. Society of Critical Care Medicine and American Society of Health-Pharmacists. Clinical practice guidelines for sustained neuromuscular blockade in the adult critically ill patient. *Am J Health Sys Pharm*. 2002;59:179–195.

80. Papazian L et al. ACURASYS study investigators. Neuromuscular blockers in early acute respiratory distress syndrome. *N Engl J Med*. 2010;363(12):1107–1116.

81. Sunjic KM et al. Pharmacokinetic and other considerations for drug therapy during targeted temperature management. *Crit Care Med*. 2015;43:2228–2238.

82. Kisor DF et al. Clinical pharmacokinetics of cisatracurium besilate. *Clin Pharmacokinet*. 1999;36(1):27–40.

83. Lagneau F et al. A comparison of two depths of prolonged neuromuscular blockade induced by cisatracurium in mechanically ventilated critically ill patients. *Intensive Care Med*. 2002;28:1735–1741.

84. Sessler CN. Train-of-four to monitor neuromuscular blockade? *Chest*. 2004;126(4):1018–1022.

85. Latcha S. Electrolyte disorders in critically ill patients. In: Oropello JM et al, eds. Critical Care New York, NY: McGraw-Hill; http://accessmedicine.mhmedical.com.ezproxymcp.flo.org/content.aspx?bookid=1944&sectionid=143517373. Accessed February 26, 2017.

86. Agents Acting at the Neuromuscular Junction and Autonomic Ganglia. In: Hilal-Dandan R et al, eds. Goodman and Gilman's Manual of Pharmacology and Therapeutics, 2e New York, NY: McGraw-Hill; http://accesspharmacy.mhmedical.com.ezproxymcp.flo.org/content.aspx?bookid=1810&sectionid=124490279. Accessed February 25, 2017.

87. Kindler CH et al. Additive inhitbtion of nicotinic acetylcholine receptors by corticosteroids and the neuromuscular blocking drug vecuronium. *Anestheseiology*. 2000;92:821–32.

88. Price D et al. A fresh look at paralytics in the critically ill: real promise and concern. *Ann Intensive Care*. 2012;2:43.

89. Waitz A et al. Biologic aspects of the interaction between gentamicin and carbenicillin. *J Antibiot*. 1974;25:219–225.

90. Shwed JA et al. Lack of effect of clavulanic acid on aminoglycoside inactivation by ticarcillin. *J Infect Dis Pharmacother*. 1995;1(2):35–43.

91. Walterspiel JN et al. Comparative Inactivation of Isepamicin, Amikacin, and Gentamicin by Nine β-Lactam and Two β-Lactamase Inhibitors, Cilastatin and Heparin. *Antimicrob Agents Chemother*. 1991;35(9):1875–1878.

92. Pickering LK et al. Effect of concentration and time upon inactivation of Tobramycin, Gentamicin, Netilmicin and Amikacin by Azlocillin, Carbenicillin, Mecillinam, Mezlocillin and Piperacillin. *J Pharmacol Exp Ther*. 1981;217:345–349.

93. Gerald K et al, ed. 2017. *AHFS Drug Information® - 59th Ed*. Bethesda, MD. American Society of Health-System Pharmacists. ISBN-10: 1-58528-558-7, ISBN-13: 978-1-58528-558-7. ISSN: 8756-6028. STAT!Ref Online Electronic Medical Library. http://online.statref.com.ezproxymcp.flo.org/Document.aspx?docAddress=v7fPA2o3awdso_vsl1VHnA%3d%3d. 3/1/2017 7:28:14 PM CST (UTC -06:00).

94. Taber HW et al. Bacterial uptake of aminoglycoside antibiotics. *Microbiol Rev*. 1987;51(4):439–457.

95. Leggett JE. Aminoglycosides. In: Bennett JE et al, eds. *Mandell, Douglas, and Bennett's Principles and Practice of Infectious Diseases*. 8th ed. Philadelphia, PA: Churchill Livingstone Elsevier; 2015.

96. Davis BD. Bactericidal Synergism Between β-Lactams and Aminoglycosides: Mechanism and Possible Therapeutic Implications. *Rev Infect Dis*. 1982;4(2):237–245.

97. Haouala A et al. Drug interactions with tyrosine kinase inhibitors imatinib, dasatinib, and nilotinib. *Blood*. 2011;117(8):e75–e87.

98. Rochat B et al. Imatinib metabolite profiling in parallel to imatinib quantification in plasma of treated patients using liquid chromatography-mass spectrometry. *J Mass Spectrom*. 2008;43(6):736–752.

99. Peng B et al. Clinical pharmacokinetics of imatinib. *Clin Pharmacokinet*. 2005;44(9):879–894.

100. Kompendium ch [homepage]. Switzerland: Compendium Suisse des medicaments 2010 [updated 2010]. http://www.kompendium.ch/. Accessed March 10, 2017.

101. Brendel C et al. Imatinib mesylate and nilotinib (AMN 107) exhibit high-affinity interaction with ABCG2 on primitive hematopoietic stem cells. *Leukemia*. 2007;21(6):1267–1275.

102. Ozvergy-Laczka C et al. High-affinity interaction of tyrosine kinase inhibitors with the ABCG2 multidrug transporter. *Mol Pharmacol*. 2004;65(6):1485–1495.

103. White DL et al. OCT-1-mediated influx is a key determinant of the intracellular uptake of imatinib but not nilotinib (AMN 1078): educed OCT-1 activity is the cause of low in vitro sensitivity to imatinib. *Blood*. 2006;108(2):687–704.

104. Van Erp NP et al. Clinical pharmacokinetics of tyrosine kinase inhibitors. *Cancer Treat Tev*. 2009;35(8):692–706.

105. Petain A et al. Population pharmacokinetics and pharmacogenetics of imatinib in children and adults. *Clin Cancer Res*. 2008;14(21):7102–7109.

106. Widmer N et al. Population pharmacokinetics of imatinib and the role of alpha-acide glycoprotein. *Br J Clin Pharmacol*. 2006;62(1):97–112.

107. Widmer N et al. Relationship of imatinib-free plasma levels and target genotype with efficacy and tolerability. *Br J Cancer*. 2008;98(10):1633–1640.

108. Azuma M et al. Role of alpha 1-acid glycoprotein in therapeutic antifibrotic effects of imatinib with macrolides in mice. *Am J Respir Crit Care Med*. 2007;176(12):1243–1250.

109. Dutreix C et al. Pharmacokinetic interaction between ketoconazole and imatinib mesylate (Gleevec) in healthy subjects. *Cancer Chemother Pharmacol*. 2004;54(4):290–294.

110. Frye RF et al. Effect of St. John's wort on imatanib mesylate pharmacokinetics and protein binding of imatinib mesylate. *Pharmacotherapy*. 2004;24(11):1508–1514.

111. Smith P et al. The influence of St. John's wort on the pharmacokinetics and protein binding of imatinib mesylate. *Pharmacotherapy*. 2004;24(11):1508–1514.

112. Recoche I et al. Drug-drug interactions with imatinib An observational study. *Medicine*. 2016;95(40):1–5.

113. Cholongitas E et al. Dermatitis after suspected imatinib-levothyroxine interaction in a patient with gastrointestinal stomal tumor. *Cancer Chemother Pharmacol*. 2008;61:1083–1084.

114. De Grrot JWB et al. Imatinib induces hypothyroidism in patient receiving levothyroxine. *Clin Pharmacol Ther*. 2005;78:433–438.

115. Horn JR et al. Proposal for a new tool to evaluate drug interaction cases. *Ann Pharmacother*. 2007;41(4):674–680.

116. Tilson H et al. Recommendations for selecting drug-drug interactions for clinical decision support. *Am J Health-System Pharm*. 2016;73(8):576–585.

117. Hansten PD. Drug interaction management. *Pharm World Sci*. 2003;25(3):94–97.

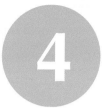

第4章 药物基因组学和个体化用药

Shannon F. Manzi，Laura Chadwick，and Jonathan D. Picker

核心原则

章节案例

① 药物基因组学是广义个体化用药概念中的一个独立且重要的元素，它包含多种遗传和非遗传因素，以指导具有针对性和个体化的治疗决策。

案例 4-1（问题 1）
图 4-1
表 4-1，表 4-2，表 4-3

② 药物基因组学效应本质上包括药动学和药效学。当变量影响药物的吸收、分布、代谢或排泄时，即表现为药动学效应。药效学多态性可能导致药物靶酶或受体的变化以及药物靶形态的变化。这些变化可能使治疗无效或在某些受影响的人群中需要调整药物剂量。

案例 4-2（问题 1，2）

③ 药物代谢酶的 DNA 多态性可能导致酶的功能获得、功能丧失或对酶的功能没有影响。在某些情况下，还可能产生严重的毒性。

案例 4-3（问题 1）
图 4-2
表 4-4
案例 4-4（问题 1）
表 4-5

④ 药物基因组突变体也可能影响药物转运蛋白及其结合的靶标。

案例 4-5（问题 1 和 2）
表 4-6

⑤ HLA 基因的独特之处在于它的突变不会影响药物的代谢，而是可能发生严重或危及生命的反应。

案例 4-6（问题 1、2 和 3）
表 4-7

⑥ 检测解读对于药物基因组学数据的实际应用至关重要。CYP2D6 是一种已被充分描述的细胞色素 P450 酶，其介导约 25% 的药物代谢。然而，CYP2D6 是一个受多突变体、假基因干扰和拷贝数变异影响的复杂基因座。

案例 4-7（问题 1 和 2）
案例 4-8（问题 1）
表 4-8

⑦ 在评估儿科患者的药物基因组学标志物时，年龄的增长在一定程度上增加了复杂性。许多药物基因组学用药指南尚未在婴儿和儿童中得到验证。

案例 4-9（问题 1）
图 4-3

⑧ 实行药物基因组学目前面临许多挑战，包括：确定适宜的时间和人群进行检测；遗传数据的存储、分析和安全保障；以及将药物基因组学数据和建议付诸实践的注意事项等。

案例 4-10（问题 1）
案例 4-11（问题 1 和 2）

药物基因组学（pharmacogenomics）是基因表达在药物的药动学和药效学上的研究和应用，该术语通常与药物遗传学（pharmacogenetics）互换使用。从严格定义上来讲，药物遗传学适用于单个基因药物反应的背景条件下，而药物基因组学是指针对药物行为的全基因组因素的更为广泛的研究[1]。由于个体的遗传变异具有极高的特异性，因此在临床实践中药物基因组学的应用已成为个体化用药和精准医疗运动的核心组成部分[2,3]。其实，药物基因组学的研究并不新奇，早在 20 世纪五六十年代的文献中就有一些描述个人遗传因素对药物毒性影响的案例[4,5]。随着更新、更便宜、更快速的脱氧核糖核酸（DNA）测序技术的出现，药物基因组学的研究已经爆发。近年来，尽管仍然存在挑战，但研究者已经开始将这些知识从研究领域转化到临床。

本章将简要探讨人类遗传学在药物基因组学应用中的基础知识。若想要更加进一步的了解相关知识，建议学生使用本章提供的参考资料。虽然体细胞"肿瘤"遗传学或癌细胞的突变研究在抗肿瘤药物选择和肿瘤治疗过程中是一个非常适时和重要的考虑因素，但本章将主要关注影响药物的吸收、分布、代谢和排泄的人类 DNA 的种系突变（germline mutation）。

人类 DNA 由 30 亿个核苷酸碱基对组成，排列在 46 条染色体上。由于人与人之间的遗传密码存在显著差异，使得我们每个人都独具特点,例如棕色眼睛、红色头发、身高差异和遗传性疾病。这些独有特征中也包括我们处理药物能力的差异。这些差异主要是由于基因中的核苷酸序列突变引起的,构成基因的四个核苷酸是腺嘌呤(adenine,A)、鸟嘌呤(guanine,G)、胞嘧啶(cytosine,C)和胸腺嘧啶(thymine,T)。

在大多数情况下(但不是全部),每个基因存在两个拷贝数,一个遗传自母亲,一个遗传自父亲。每个拷贝被称为等位基因(allele),如果母本和父本等位基因相同,则该个体被认为是该等位基因或基因的纯合子,如果亲本拷贝不同,则认为该个体是杂合子。基因编码的产物是蛋白质,例如酶、细胞的结构组分、激素、抗体和转运分子。在药物基因组学中,基因和酶通常具有相同的名称,例如,编码细胞色素 P450 酶 3A4(cytochrome P450 3A4,CYP3A4)的基因称为 CYP3A4,编码硫嘌呤甲基转移酶(thiopurine methyltransferase,TPMT)的基因称为 TPMT。

当序列或编码发生变化时,则被称为突变体(variant)。单碱基对的变化通常被称为单核苷酸多态性或 SNP(发音为"snip")(图 4-1)。尽管突变体的一般定义要求在人群中的发生率至少在 1%以上,但平时使用时并不会根据人口比率进行区别。改变基因产物功能的 SNP 称为突变(mutation),尽管并非所有 SNP 都是突变,但这些术语经常互换使用。SNP 的位置由对应序列编号的缩写"rsID"的表示。本章讨论的多数药物遗传学突变体都是 SNP,这些 SNP 源自全基因组关联研究(genome-wide association studies,GWAS)。GWAS 研究通常是为了在具有感兴趣病证的一组患者中找到共同的 SNP,随后确定关联水平。这些 SNP 造成了 90%的药物遗传变异,并且可能导致功能获得(酶的含量增加或酶活性增强)或功能丧失(酶的含量减少或完全缺失)[3]。其他变化还可能包括较大 DNA 片段的缺失或插入,通常称为插入缺失(indels)。在许多情况下,indels 会终止蛋白质的合成。

ACGTTGGATGTACTTTTGAGGAAATGAG:首次描述的野生型序列

ACGTTGGATGTGCTTTTGAGGAAATGAG:A>G突变

该基因序列中第12位核苷酸从A到G的改变产生一个SNP

图 4-1 单核苷酸多态性(SNP)示意图

在某些情况下,对于显性遗传病(dominant disorders),单个等位基因的变化对药物代谢也能产生明显的影响,因为新的突变会从上一代传给下一代,祖先是否表现出症状可能取决于他们自己的病史,当然,也可能不会被发现。在其他情况下,对于隐性遗传病(recessive disorders),基因的两个拷贝都必须有缺陷才能对酶的功能产生影响,其中父母通常是未受影响的杂合子携带者,后代有四分之一的几率继承双拷贝缺陷基因并有出现症状的风险。如前所述,如果父母双方具有相同的 SNP,则后代可能是纯合子(homozygous);或者如果父母双方在特定基因中具有不同功能失调的 SNP 或突变,则后代可能是复合杂合子(compound heterozygote)。通常,除非是隐性遗传病,不然很难从家族史中发现受影响的个体。

基因型(genotype)是不同突变体产生的结果,表型(phenotype)是指不同基因型的表现形式。在某些情况下,表型是可见的,例如肤色或其他物理特征;在其他情况下,表型是不可见的,例如血型或低于正常含量的人细胞色素 P450(CYP450)代谢酶。在药物基因组学和代谢酶的背景下,根据基因型分类通常将患者分为超速代谢型(ultrarapid metabolizers)、强代谢型(extensive metabolizers)、中间代谢型(intermediate metabolizers)或弱代谢型(poor metabolizers)等表型[6]。本章将讨论几种表型,主要是涉及药物靶点或药效学反应的表型。

绝大多数药物代谢途径都比较复杂,并不是通过一种酶就直接将药物代谢成无活性的代谢物,随即被身体清除。大多数药物会利用多种代谢酶途径,依赖几种药物转运体(drug transporters),并且具有许多不同活性的代谢物,在上述代谢和转运过程中的每一环节都可能发生基因型的改变,并伴随对诸如疾病、体重、营养、年龄等变量的间接遗传和环境影响。正因为如上所述的复杂性,可见要将药物基因组学解释清楚是多么的困难。

药物基因组学在遗传学中是特殊的,人的基因型是用"*"表示的,在文献中常描述为星号等位基因。例如,在许多情况下,*1/*1 通常表示正常或野生型(wild-type)[7],当发现其他等位基因时,则按顺序编号为*2、*3 等。由于在全球范围内新发现的等位基因可能会被同时报告,因此偶尔会出现星号等位基因与所代表的突变体重叠的现象。全球有几个报告新的药物基因组学突变体的数据库,包括 CYP 等位基因命名数据库(CYP Allele Nomenclature Database,http://www.cypalleles.ki.se/)和基因组变异数据库(Database of Genomic Variants,http://dgv.tcag.ca/dgv/app/home/)。

在药物研发和上市后分析中,一些患者在接受由群体推导的标准剂量后会发生严重的药物不良反应(包括无应答),这些不良反应是在没有用药错误或缺乏药物依从性的情况下发生的。2000 年,医学研究所(Institute of Medicine,IOM)"To Err is Human"的报告指出,美国每年有超过 200 万例药物不良反应报告,导致约 100 000 人死亡和 206 亿美元的花费[8]。据估计,在美国,52%的成年人至少服用过一种处方药,12%的人服用过五种以上的处方药,如果纳入草药产品和非处方药,那么估计值将分别增加到 80%和 29%[6]。众所周知,药物不良反应常常被忽视,甚至经常被隐瞒不上报,这使得实际的不良反应发生率可能更高。药物基因组学的临床应用不仅使我们能够解释药物应用过程中出现的一些反应,而且还可以帮助临床医生预测不同患者在接触某一种药物或某一类药物时,谁发生不良反应的风险更高[9]。避免药物不良反应的发生会对患者的生活质量产生有益的影响,降低整体医疗保健成本,并减轻医护人员处理药物不良反应的时间负担。然而,临床药物基因组学检测并不被广泛接受,并且仍然存在确定遗传变异与不良反应相关性的临床挑战[10]。

药动学影响

案例 4-1

问题 1:A. S. ,2 岁,诊断患有活动性多药耐药结核病(tuberculosis,TB),疾病控制和预防中心的治疗方案建议使用异烟肼(isoniazid)、利福平(rifampin)、乙胺丁醇(ethambutol)和吡嗪酰胺(pyrazinamide)进行初始治疗。但患者母亲提出担忧,因为他们在中国的几个家庭成员在服用异烟肼时出现了严重的肝脏问题,并坚持要对 A. S. 进行“基因检测”。A. S. 母亲提到的基因检测是什么?与异烟肼治疗相关的中毒风险是什么?

异烟肼对结核分枝杆菌(*Mycobacterium tuberculosis*)具有杀伤作用,因此是用于治疗活动性结核(active TB)和潜伏性结核(latent TB)感染的四药联合方案(four-drug regimen)的一部分[11]。药源性肝损伤(drug-induced liver injury,DILI)是最常报道的导致过早中断药物治疗的副作用之

一,在应用药物治疗过程中有高达 20% 患者的肝酶水平会明显升高,但在接受治疗的患者中发展为肝炎的比例较小[12]。

异烟肼的代谢途径比较复杂,N-乙酰转移酶-2(N-acetyltransferase-2,NAT2)是其代谢途径中的关键酶[11]。NAT2 将母体药物及其肼代谢物乙酰化,将肼代谢物转化为乙酰肼(acetyl hydrazine,AcHz)[12]。而肼(hydrazine)的替代代谢途径会产生有毒的活性代谢物,当 NAT2 功能降低时,该途径占主导地位,则会导致 DILI 和毒性增加。

NAT2 酶由 *NAT2* 基因产生,已经发现 *NAT2* 基因有几种等位基因,其多态性会导致药物的慢速或快速乙酰化率,其中与功能缺失相关的等位基因纯合子被认为是慢乙酰化者(slow acetylators),而与功能获得相关的等位基因纯合子是快乙酰化者(rapid acetylators),以及杂合子中间乙酰化者(intermediate acetylators)(表 4-1),研究发现 DILI 在慢乙酰化者中发生率最高[12]。除异烟肼外,尽管不同 *NAT2* 基因型对磺胺类药物(磺胺甲噁唑(sulfamethoxazole),柳氮磺胺吡啶(sulfasalazine)的代谢物)和芳香族及脂肪族胺类药物(普鲁卡因胺(procainamide),氨苯砜(dapsone),氯硝西泮(clonazepam)的代谢物,酶斯卡灵(mescaline))临床效果影响的研究较少,但 NAT2 也是这些药物和/或其代谢物的乙酰化剂[12]。

表 4-1

NAT2 基因型和表型

NAT2 等位基因活性	
慢乙酰化型	*5~7、*10、*12D、*14、*17、*19
快乙酰化型	*4(野生型)、*11、*12A~C、*13、*18

NAT2 表型		
基因型	乙酰化速率	异烟肼治疗的临床表现
纯合慢代谢型	慢	药物不良事件的发生风险增加
杂合型	中等	
纯合快代谢型	快/超快	治疗风险可能增加

来源:少数研究[13]

A. S. 母亲提到的“基因检测”可能是对 *NAT2* 基因的检测。不管是作为基因组的一部分还是靶向序列测定,都有多种药物基因组学检测方法可用于检测 *NAT2* 基因中的 SNP 并鉴定患者的基因型。在异烟肼治疗之前检测 *NAT2* 基因型并不是目前的标准治疗方案,然而,有证据表明,在 DILI 发生率较高的一些慢乙酰化者中,进行 *NAT2* 基因型检测可能是有益的[14-18]。在慢乙酰化状态下,亚洲人群的 DILI 发生率最高(参见表 4-2 中的研究摘要)。虽然目前还没有根据基因型或乙酰化状态为异烟肼治疗制定正式的用药指南,但 Azuma 等人在一项研究中对 155 名日本结核病患者提出了一种改良的基于基因型的给药方案,结果显示具有很好的临床效益,统计学结果具有显著差异(表 4-3)[19]。

关于如何安全且适当地将 *NAT2* 基因型结果纳入广泛

的临床应用中,仍存在一些亟待解决的问题。例如,像 A. S. 这样的儿科患者就是一个特殊的挑战,因为推荐的异烟肼起始剂量较高(10~15mg/kg),而在该人群中还未进行过基于基因型的剂量调整的研究[13],且研究发现在儿科患者中,基因型与预测表型的一致性也较低[20]。此外,研究结果之间的种族差异也表明,在某些群体中,如亚洲人群,进行 *NAT2* 基因型检测可能更有益。与根据种族确定是否进行基因检测的情况一样,自我报告的血统并不总是预测某人实际遗传谱系的可靠手段。随着阳性研究结果的产生,继续关注与异烟肼安全性相关的 *NAT2* 基因型效应,未来将有可能推动相关机构和组织出台关于应用异烟肼治疗时主动检测 *NAT2* 基因型的政策,以预防药物不良事件(adverse drug events)并提高治疗成功率。

表 4-2

异烟肼研究中关于 *NAT2* 基因型和肝中毒风险评估

研究	研究类型	人群	对比	结果
Sun 等	Meta 分析 ■ N=5 个病例对照研究 ■ 133 个病例(肝中毒) ■ 492 个对照	中国人 日本人 东印度人 高加索人	肝中毒病例的 SA vs 对照组的 SA	总体:没有显著差异 亚洲人亚组分析: ↑SA 肝中毒风险增加 ■ OR 2.52 (CI 1.5~4.3)
Wang 等	Meta 分析 ■ N=14 个病例对照研究 亚洲国家 11 个,非亚 洲国家 3 个 ■ 474 个病例(肝中毒) ■ 1 446 个对照	日本 中国 中国台湾 印度 韩国 土耳其 瑞士 美国(8%)	SA 肝中毒风险 vs RA 肝中毒风险	↑SA 肝中毒风险增加 ■ OR-亚洲人:4.9 (CI 3.3~7.1) ■ OR-非亚洲人:3.7 (CI 1.3~10.5) ↑联合用药肝中毒风险增加
Ben Mahmoud 等	观察性病例对照 ■ N=65	突尼斯人	SA 肝中毒风险 vs RA 和 IA 肝中毒风险	↑SA 肝中毒风险增加 ■ OR 4.3 (CI 1.5~18)
Du 等	Meta 分析 ■ N=26 个研究 ■ 1 198 个病例 ■ 2 921 个对照	亚洲人 高加索人 中东人 巴西人	肝中毒病例的 SA vs 对照组的 SA	总体: ↑SA 肝中毒风险增加 ■ OR 3.1 (CI 2.5~3.9) 高加索人亚组分析:没有显著差异
Huang 等	观察性病例对照 ■ N=224	中国台湾	SA 肝中毒风险 vs RA 肝中毒风险	↑SA 肝中毒风险增加 ■ OR 2.8 (CI 1.3~6.2)
Pasipanodya 等	Meta 分析 ■ N=3 471	英国 亚洲 东非 美国 布拉格	RA 治疗失败风险 vs SA 治疗失败风险	↑RA 治疗失败风险增加 ■ RR 2(CI 1.5~2.7)

SA,慢乙酰化者;RA,快乙酰化者;IA,中间乙酰化者;OR,比值比;CI,置信区间

表 4-3

基于 *NAT2* 基因型的异烟肼剂量推荐

	基于基因型 剂量推荐	不良反应事件 (AE)	标准剂量组 (5mg/kg)	基于基因型的 给药剂量组	*P*
慢代谢型	剂量降低 50%(约 2.5mg/kg)	DILI	78%	0%	0.003
		TF	22.9%[a]	0%	NR
中间代谢型	标准剂量(5mg/kg)	DILI	4.7%		NR
		TF	26.8%		NR
快代谢型	剂量增加 50%(约 7.5mg/kg)	DILI	4.2%	4.6%	NS
		TF	38%	15%	0.013

来源:Azuma et al.[19]

[a] 来源于少数研究[13]

DILI,药源性肝损伤;TF,治疗失败;NR,无结果(未分析);NS,无显著性差异

药效学影响

案例 4-2

问题 1：E. F. ，男，51 岁，ST 段抬高型心肌梗死（STEMI）和心房颤动伴残余左心室血栓。尽管逐渐增加了华法林的剂量，但患者的国际标准化比率（INR）没有超过 1.7。患者目前的华法林剂量为每天 10mg，且自述没有饮食改变或大量摄入维生素 K，治疗方案中没有明确的药物相互作用。心脏病学团队要求进行药物基因组学检测。影响 E. F. INR 的参与华法林代谢的基因是什么呢？

华法林的作用机制是抑制维生素 K 环氧化物还原酶复合物亚基 1（VKORC1），VKORC1 是维生素 K 凝血途径中的关键酶[21]。通过抑制 VKORC1，可以降低维生素 K 依赖性凝血因子 Ⅱ、Ⅶ、Ⅸ和 Ⅹ 的合成，并且在血栓形成的情况下实现抗凝作用，例如心房颤动。人体内的 VKORC1 的量与 *VKORC1* 基因相关，因此 *VKORC1* 基因是关键的药效学考虑因素。*VKORC1* rs9923231GG 基因型的患者对华法林不敏感，这意味着他们可能需要更大剂量的药物才能有效抑制 VKORC1 途径。AA 基因型患者体内表达的 VKORC1 量较少，因此，这些患者对华法林敏感性高，可能需要较低剂量用于抑制 VKORC1 和抗凝治疗[22]。

另一个影响华法林剂量和药物效应的重要因素是华法林代谢遗传变异的影响。口服华法林是包含 R-和 S-对映体的外消旋体混合物，其口服进入人体后的代谢很复杂，涉及多个基因和代谢途径的参与，S-对映体（药物的活性形式）主要通过 CYP2C9 代谢[22]。CYP2C9 是华法林代谢的主要酶途径，其在华法林代谢过程中介导了超过 25% 的代谢遗传变异。*CYP2C9* 基因具有高度多态性，已发现几种已知的突变体与代谢速率降低相关，包括 *CYP2C9* * 2 和 * 3 等位基因，携带这些基因型的患者的华法林代谢程度降低，导致药物活性形式的浓度增加，可能会增加出血风险，因此可能需要降低华法林剂量[22]。

CYP4F2 是最近发现的一种代谢酶基因，其与华法林敏感性相关的研究证据较少[23]。CYP4F2 通过影响代谢从而调节维生素 K 的生理水平。携带 *CYP4F2* rs2108622 TT 基因型的患者能够维持较高浓度的维生素 K，因此需要华法林的剂量比 CC 基因型患者多 1mg/d[23]。尽管目前的剂量模型密切关注 *CYP2C9* 和 *VKORC1* 基因型与开始华法林治疗的相关性，但 *CYP4F2* 已显示出具有很好的潜在效能，即在某些种群中增强剂量预测算法的有效性[24]。

值得一提的是，许多非遗传因素（如年龄、体重、饮食、吸烟和药物相互作用）导致华法林在患者中的使用剂量有很大差异。能够诱导或抑制代谢酶 CYP2C9 的药物相互作用将影响华法林代谢的速率。此外，高维生素 K 饮食有助于增加维生素 K 依赖性凝血因子的合成，因此会降低华法林的药效。www. warfarindosing. org 网站上提供了基于非遗传和遗传因素确定 18 岁以上患者适当起始华法林剂量的

算法，在使用华法林时，通常还建议密切监测患者的 INR，以确保适当的抗凝效果并降低出血风险。

案例 4-2，问题 2：其他受 CYP2C9 代谢影响较大的药物有哪些？

据估计，CYP2C9 对高达 20% 的常用药物起到代谢作用[25]，从这些药物的应用过程中，已发现几种与药物不良事件发生率增加和药物应答变化相关的 CYP2C9 的突变体，这些药物包括苯妥英（phenytoin）、某些非甾体抗炎药（如塞来昔布（celecoxib）和双氯芬酸（diclofenac）、磺酰脲类（sulfonylureas）、氯沙坦（losartan）和某些他汀类药物（如氟伐他汀（fluvastatin）和辛伐他汀（simvastatin））。携带 *CYP2C9* * 2 或 * 3 等位基因的患者在服用标准剂量的由 CYP2C9 代谢的药物时，可能会因为代谢能力降低，使母体药物浓度增加，从而增加中毒风险，因此可能需要降低给药剂量或进行药物监测。

毒理影响

编码蛋白酶的基因存在许多已知的突变体，这些突变体会影响酶代谢药物的速率。这些突变体可能减弱酶功能使母体药物浓度增加，或者增强酶活性使母体药物浓度降低，因此突变体的临床效益取决于母体药物是活性药物还是前体药物。

案例 4-3

问题 1：T. B. ，男，5 岁，28kg，因癫痫持续状态入院，静脉注射劳拉西泮（lorazepam）和磷苯妥英（fosphenytoin）中止癫痫发作。患儿既往有先天性脑积水，曾行脑室腹膜分流术，以及由于宫内右侧大脑中动脉卒中引起的难治性继发性癫痫病史。患者入院第 5 天，仍严重嗜睡，体内游离苯妥英浓度很高，第 2 天达到 $3\mu g/ml$，第 5 天达到 $1.4\mu g/ml$（图 4-2）。病历记录显示，患者入院第 1 天首先静脉注射了相当于 18mg/kg 苯妥英钠（500mg PE）的初始负荷剂量的磷苯妥英，然后 5 小时后，再单次静脉注射相当于 140mg PE（5mg PE/kg）的维持剂量的磷苯妥英。患者没有出现临床相关的药物相互作用，白蛋白水平正常，T. B. 中毒可能的原因是什么？

苯妥英/磷苯妥英的血清浓度难以控制，并且受多种因素的影响，如米氏动力学（Michaelis-Menton kinetics），也称为容量限制代谢。遵循米氏动力学特征的药物从一级转变到零级动力学，意味着代谢随着浓度的增加而增加，直到酶饱和[26]。一旦达到饱和，血药浓度就会迅速增加并达到毒性水平。此外，许多因素可以影响个体所需的安全且有效的苯妥英剂量，包括白蛋白水平、患者治疗方案中的其他药物以及药物遗传学。

苯妥英具有许多与长期使用相关的慢性作用，包括肝毒性、骨质疏松、巨幼红细胞性贫血、牙龈增生、多毛症和周

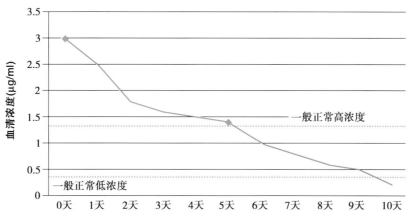

图 4-2　游离苯妥英浓度(案例 4-3)

围神经病变[27]。在急性毒性血浆浓度或过量服用时,苯妥英中毒会出现多种症状,包括中枢神经系统影响(头晕、精神错乱、嗜睡和共济失调)以及胃肠不适和恶心。苯妥英还与严重的皮肤反应有关,如 Stevens-Johnson 综合征(SJS)和中毒性表皮坏死松解症(TEN)(见案例 4-6)。

磷苯妥英是一种前体药物,由血浆酯酶转化为活性药物苯妥英。苯妥英被 CYP2C9 进一步代谢为苯妥英芳烃氧化物,然后分解成多种代谢物,最终排出体外[27]。不同的代谢物对苯妥英毒性和有效性的影响尚不清楚。

经检测发现,T. B. 携带的是酶功能降低的 CYP2C9 *1/*2 突变体。由于代谢酶 CYP2C9 功能的缺失,导致标准剂量下分解得到的活性药物苯妥英的含量减少。鉴于苯妥英的治疗指数较窄且具有引起副作用的倾向,T. B. 最终出现了药物中毒和伴随的其他相关症状。相关证据充分表明 T. B. 的基因型与药物不良事件的发展具有强相关性,临床药物基因组学实施联盟(Clinical Pharmacogenetics Implementation Consortium,CPIC,发音为"See-Pick")已公布了基于 CYP2C9 基因型的用药指南,见表 4-4[28]。需要注意的是,只有维持剂量(而不是负荷剂量)有调整建议,以确保可以充分终止急性癫痫发作。

表 4-4

基于 CYP2C9 基因型的苯妥英/磷苯妥英剂量推荐

CYP2C9 代谢状态	样本基因型	剂量推荐
快代谢型	*1/*1	使用推荐的维持剂量开始治疗
中间代谢型	*1/*2,*1/*3	考虑将推荐的起始维持剂量减少 25%,并根据治疗药物监测和反应进行调整
慢代谢型	*2/*2,*3/*3,*2/*3	考虑将推荐的起始维持剂量减少 50%,并根据治疗药物监测和反应进行调整

案例 4-4

问题 1:J. P.,女,17 岁,50kg,肾移植后状态。患者目前每天口服 100mg 硫唑嘌呤(azathioprine)以防止排斥反应,开始服用药物后出现嗜睡、发热和全身乏力,持续 5 天后被送到急诊室。白细胞计数极低,仅有 900 个/μl(正常范围:3.8×10³~9.8×10³ 个/μl),中性粒细胞绝对值(ANC)为 760 个/μl(中性粒细胞减少症定义为 ANC ≤2 000 个/μl)。哪些因素可以解释严重的中性粒细胞减少症以及应该为 J. P. 进行哪些检查?

硫唑嘌呤是硫嘌呤类免疫抑制剂,是 6-巯基嘌呤的前体药物。这些药物是嘌呤类似物,可拮抗嘌呤合成,抑制 DNA、RNA 和蛋白质的合成[29]。硫嘌呤可用于多种疾病,包括肾移植、类风湿性关节炎、某些癌症和炎症性肠病。

硫唑嘌呤通过谷胱甘肽 S-转移酶(glutathione S-transferase,GST)代谢成活性药物 6-巯基嘌呤。然后通过多种途径将 6-巯基嘌呤转化为活性 6-甲基巯基嘌呤核糖核苷酸(6-methylmercaptopurine ribonucleotide,6-MMPR)和几种无活性代谢物,例如 6-甲基巯基嘌呤(6-methylmercaptopurine,6-MMP)[30]。介导 6-巯基嘌呤分解的两种关键酶是 TPMT 和次黄嘌呤-鸟嘌呤磷酸核糖转移酶(hypoxanthine-guanine phosphoribosyltransferase,HPRT)。虽然 TPMT 代谢是产生无活性代谢产物 6-MMP,但 HPRT 代谢途径能够产生活性代谢产物 6-MMPR 和 6-硫鸟嘌呤核苷酸(6-thioguanine nucleotide,6-TGN)[31]。另外,活性代谢产物 6-TGN 进一步被 TPMT 灭活。通过 HPRT 代谢积累的活性 6-TGN 与应用硫嘌呤治疗后产生的骨髓抑制相关。总之,TMPT 是硫嘌呤类药物的解毒酶,其活性与药物中毒风险直接相关。

J. P. 在开始使用硫唑嘌呤后连续 5 天出现严重的中性粒细胞减少,说明其很可能是在携带 TPMT 基因纯合突变体(例如*3B/*3C)的情况下服用了全剂量(2mg/(kg·d))的硫唑嘌呤。由于纯合突变体几乎不表达代谢酶 TMPT,造成 TGN 代谢物过量累积,最终导致严重的、有时甚至危及生命的中性粒细胞减少症。

值得注意的是,大多数商业化的 TPMT 基因分型测定

都不能将 *3B/*3C 基因型与较低临床影响的 *1/*3A 杂合基因型区分开。对患者父母进行基因型测定是确定其是否为 *TPMT* 基因纯合突变体所必需的。针对 J. P. 携带的

TPMT 基因型,建议采用替代疗法或减少硫唑嘌呤 90% 的给药剂量[32]。在杂合基因型(例如 *1/*3C)的情况下,剂量应减少 30%～70%(表 4-5)[32]。

表 4-5

基于 *TPMT* 基因型的硫嘌呤剂量推荐的 CPIC 指南摘要

表型(基因型)	样本基因型	对硫嘌呤代谢途径的影响	硫嘌呤剂量推荐
正常/高活性(野生纯合子)	*1/*1	较低浓度的 TGN 代谢物	从正常的起始剂量开始治疗,根据疾病特异性指南调整硫嘌呤的剂量。每次剂量调整后,维持 2 周达到稳定状态
中间活性(杂合子)	*1/*2,*1/*3A,*1/*3B,*1/*3C,*1/*4	中等至高浓度的 TGN 代谢物	考虑将开始的硫唑嘌呤和 6-巯基嘌呤的目标剂量调整为 30%～70% 以及将硫鸟嘌呤的目标剂量调整为 30%～50%。根据耐受性进行调整,每次剂量调整后,维持 2～4 周达到稳定状态
低/无活性(突变纯合子)	*3A/*3A,*2/*3A,*3C/*3A,*3C/*4,*3C/*2,*3A/*4	极高浓度的 TGN 代谢物	考虑替代疗法。如果使用硫嘌呤,开始时需大幅减少给药剂量(每日剂量减少 10 倍,每周三次代替每天一次),并根据骨髓抑制程度和疾病特异性指南调整剂量。每次剂量调整后,维持 4～6 周达到稳定状态

来源：MV Relling，EE Gardner，WJ Sandborn，et al. Clinical Pharmacogenetics Implementation Consortium Guidelines for Thiopurine Methyltransferase Genotype and Thiopurine Dosing. *Clin Pharmacol Ther.* 2011 Mar;89(3):387-91.

药物靶向影响

案例 4-5

问题 1：L. K.，女,45 岁,需要一份关于药物基因组学结果的解释说明,该结果来源于一家经过认证的临床实验室提供的研究报告。该报告指出,患者的 *SLCO1B1* 的基因型是 CC。L. K. 在最近的电视医疗事故广告中听说过严重肌肉疼痛或肌病,因此询问自己是否有患这类疾病的风险。你需要什么信息来回答患者的问题?

"他汀"类或 HMG-CoA 还原酶抑制剂类药物与肌毒性相关,在不同人群中中毒程度从轻度疼痛到严重衰弱性肌病和横纹肌溶解症等[33]。该类药物停用的常见原因之一便与其肌毒性药物不良反应事件有关[34]。最近发表的文章则揭示了这类肌肉相关的副作用发生风险与 *SLCO1B1* 基因突变的相关性。

需要明确的是,在每个个体基因中,DNA 分析的原始结果本质上是 A、C、T、G 序列,因此 L. K. 提供的 *SLCO1B1* CC 基因型信息是不够的。为了拿到可用的信息,必须了解 CC 突变的具体位置。尽管在 *SLCO1B1* 基因中已经发现了多种多态性,但仅有少数与临床疗效有关[35]。大多数实验室会调用相关的 rs 编号,从药物遗传学角度确定药物的选择和剂量。rs 编号,或 rsID,用于指定基因内的特定核苷酸位置。基因中由 rsID 定义的 SNPs 将用于临床指南和研究报告,这确保了基因突变的标准化和正确评估。对于 *SLCO1B1* 基因,与 HMG-CoA 还原酶抑制剂引起的肌病

进展最相关的 rsID 是 rs4149056[35]。为了进行正确的评估与推荐,还应该提供 rsID 的相关结果。

案例 4-5,问题 2：临床实验室确定 *SLCO1B1* CC 基因型是基于 rs4149056。你该如何回答 L. K. 关于她患严重型肌病风险的询问?

SLCO1B1 rs4149056 的 C 等位基因与他汀类药物细胞内转运和清除率降低相关[34]。*SLCO1B1* 是肝脏中主要负责药物摄取的转运蛋白。不同 *SLCO1B1* 基因型通过影响

表 4-6

基于 *SLCO1B1* 基因型的 HMG-CoA 还原酶抑制剂剂量推荐

SLCO11B1 rs4149056 基因型	使用辛伐他汀的肌病风险	辛伐他汀剂量推荐
TT	正常	根据耐受性和疾病反应性规定和改变标准起始剂量
TC	中等	降低剂量或考虑使用替代药物(如普伐他汀或瑞舒伐他汀),可考虑 CK 的常规监测
CC	高	降低剂量或考虑使用替代药物(如普伐他汀或瑞舒伐他汀),可考虑 CK 的常规监测

肝脏对药物的摄取最终增加药时曲线下面积和药物暴露量,从而增加肌病等药物不良反应事件的发生风险。像 L. K. 这样携带纯合突变基因型的患者,使用他汀类药物时发生肌毒性的风险会显著增加。尽管所有的他汀类药物在携带这种纯合突变基因型患者的身上都会发生不良反应事件,但对辛伐他汀的证据最强。根据已发表的 CPIC 指南,在表 4-6 中总结了 *SLCO1B1* 的 rs4149056 基因型突变状态与辛伐他汀的关系。

非代谢影响

案例 4-6

问题 1:J. C. ,女,18 岁,60kg,有癫痫药物治疗史。左乙拉西坦治疗失败后,医生决定采取卡马西平治疗控制其癫痫发作。用药 2 个月后,J. C. 的癫痫发作受到控制,但伴随头痛和发烧,患者认为自己可能感冒并注意到皮肤上几个部位开始发红和发痒。随后,皮疹迅速发展为患者鼻孔、眼睛和嘴唇上出现肿胀和水泡。J. C. 意识到她可能不仅仅是患普通的感冒和皮疹,于是惊慌的给药房打电话,询问她是否是因为药品不良反应,虽然她服药已经有一段时间了。鉴于卡马西平已知的副作用,J. C. 是否有可能是发生了药物不良反应?

药物不良反应通常是在服用正常药物剂量时急性发作。然而,在某些特定的药物中也有可能发生延迟的超敏反应。在卡马西平的案例中,这些反应与人白细胞抗原(human leukocyte antigen, HLA)基因的 DNA 改变相关。*HLA-B* 15:02 等位基因突变阳性与严重皮肤不良反应发生风险的升高强相关[36]。另外 *HLA-A* 31:01 等位基因突变也与严重皮肤不良反应发生风险升高相关,这在日本人和高加索人中更为常见[37]。

HLA 基因编码的蛋白分布于所有有核细胞中,形成免疫复合体。这个复合体负责向免疫细胞(如 T 细胞)呈递自身以及外来肽[38]。当 T 细胞识别出外来肽,便产生免疫应答,其中外来肽包括病毒、细菌、肿瘤抗原和药物等可被识别为异物的多肽。按照上述描述的 HLA 突变,患者经历的情况可能是基于药物诱发的反应,但仍不确定这是否是真正的唯一发病机制。有证据表明,在发生皮肤反应的患者中,药物浓度较高,这意味着 CYP 丧失功能的等位基因以及 HLA 突变具有协同作用,从而增加患者 SJS 和 TEN 的患病风险[39]。而事实上并非所有携带 HLA 等位基因的患者都会发生皮肤反应,这也支持了上述观点[38]。

HLA I 类基因是高度多态性的[40]。这些基因突变会导致 HLA 复合体的结构变化,从而增加免疫系统对某些药物的识别和后续反应,从而导致过敏。与这些突变有关的反应往往是有或没有全身参与的皮肤病,其程度从轻度斑丘疹或进展到严重的 SJS 和 TEN。

案例 4-6,问题 2:药师应该给予 J. C. 什么样合适的建议?

应建议 J. C. 立即向最近和最适合的医院急诊部寻求治疗。SJS 和 TEN 伴有严重的并发症,通常需要入院使用液体、皮质类固醇、镇痛药、补充营养剂和抗生素等进行治疗。TEN 的死亡率超过 30%[38],所有患者都应停止使用引起 TEN 的可疑物质。

案例 4-6,问题 3:药师在询问 J. C. 时发现她没有药物或食物不良反应既往史。患者是华裔,未进行过基因检测。在开始卡马西平治疗之前,对于 J. C. 这样的患者来说,应该采取的更合适的手段是什么?

某些 HLA 突变会增加皮肤不良反应发生的风险;然而,目前缺乏特异性的指导预测类基因检测的建议和指南。其他 HLA 突变与肝损伤有关,目前的理论认为,HLA 表达的差异可能是影响器官系统功能的重要因素[38]。目前基因检测很多都由提供者或机构特殊的协议决定,由他们确定治疗前何时对何人进行测试。抗逆转录病毒药物阿巴卡韦是一个例外,CPIC 和 FDA 建议患者进行 *HLA-B* 57:01 等位基因筛查后,才能开始使用这个药物进行治疗[41]。

值得注意的是,HLA 突变分为阳性(至少存在一个突变)和阴性(没有突变存在)。HLA 基因的突变在某些种族中更常见。在某些情况下,由于这些群体中等位基因的携带者很多,有特定种族背景的患者可能被推荐进行基因检测。某些亚洲人群,尤其是已知某些突变频率高的人群中,在使用特定疗法时应谨慎(表 4-7)。在 J. C. 使用卡马西平的病例中,由于患者是华裔,医生可能会合理建议其进行药物基因组学检测,确定患者 *HLA-B* 15:02 等位基因的携带情况。然而,由于许多人并没有充分的了解他们的完整血统,因此仅仅依靠自我报告的血统可能会存在问题。

表 4-7

HLA 突变、受影响药物和人口发病率

HLA 突变	伴有皮肤不良反应的药物	高突变频率种族
HLA-B 57:01	阿巴卡韦	高加索人:5%~8%
HLA-B 58:01	别嘌呤醇	中国汉族人:6%~8% 韩国人:12%
HLA-B 58:01	苯妥因 卡马西平	中国汉族人:约 10%[44] 来自中国香港、泰国、马来西亚、越南、菲律宾、印度和印度尼西亚的人口:>5%
HLA-B 58:01	卡马西平	北欧人:2%~5% 日本人:9% 中国人:3.7%[45]

尽管对每一种具有既定临床准则的药物测试建议不尽相同,但如果患者携带有 HLA 突变,则应建议他们避免使用会引起与 HLA 突变相关不良反应的药物[38,42-44]。

CYP2D6 的特征

案例 4-7

问题 1:P. F. ,女,37 岁,50kg。有抑郁和焦虑症病史,患者提供了一份当地药房从一个营利性的药物遗传学检测公司获取的报告。报告指出,P. F. 是 CYP2D6 快代谢者。尽管在过去 3 个月中患者正常服用了帕罗西汀,但该药仍未缓解其抑郁症状,因此患者对此感到疑惑。在回答关于基因型解释的问题之前,您还想了解公司检测方式的哪些内容?

目前有几个药物遗传学检测平台可供选择。绝大多数商业化的可行的检测方式都是基于 SNP 的平台,其优点包括成本较低、周转时间快、供应商提供的解释软件以及对已知突变的可靠解答。基于 SNP 平台的主要缺点是用户仅能获得平台中的基因和特定突变体的信息。如果存在任何独特或罕见的突变,则基于 SNP 的模式无法检测到它们。因此,报告的患者基因型将与他们的表型不匹配(实际上患者对药物能作出反应)。此外,对于 CYP2D6,它是一个具有多种多态性的基因,经常有两个以上的拷贝,被称为拷贝数变异(copy number variation,CNV),这在解释患者基因型中非常重要[46,47]。应用商业化的检测实验对基因的所有拷贝数进行分型并不总是可行的,因为这需要额外的引物和解释算法。另一个问题是,CYP2D7 是一个假基因(没有功能的基因),如果没有正确的设计,它可能会被意外的包含在 CYP2D6 基因检测实验中[48]。

药物基因组学数据也可以是其他基因检测的副产品。外显子组被认为是 DNA 的主要组成部分或编码区域。只要感兴趣的基因覆盖程度足够,整个外显子组序列或目标区域的序列就能提供重要的药物遗传学数据。这可能包括在文献中只报告过一两次,或未知意义的突变(variant of unknown significance,VUS)。这些发现在管理和为患者提供有意义的解释时是一个挑战。另外,在外显子组和全基因组测序中,疾病状态标记物的偶然或次要发现将成为处理药物基因组学案例的最重要因素(见案例 4-8)。混合测试是一种基于序列的药物基因靶向平台,已经成为一个发展的热门领域,其试图将测序和有限的基因探测优势结合起来。

在 P. F. 的案例中,报告显示其 CYP2D6 的基因型为 *1/*2,未提供她 CYP2D6 基因的拷贝数。这是解释其基因型时需要警示的地方,还需要药师向公司索取基因检测的详细解释以及如何确定患者为快代谢型的相关信息。

案例 4-7,问题 2:从公司处得知拷贝数等于 3,这是否会改变对 P. F. 表型的解释?

拷贝数为 3,那么 CYP2D6*1/*2 基因型的表型对应超快代谢型[49]。由于不同基因型的 CYP2D6 都有助于药物代谢,因此其特有的活性评分是根据基因拷贝数进行计算。通过 Gaedigk[46] 描述的活性评分,可以对具有多个拷贝数基因的人类进行代谢状态分类。表 4-8 显示了基因拷贝数如何改变表型[46]。

表 4-8
CYP2D6 基因型、表型以及活性评分

拷贝数	基因型	活性评分	表型
≤ 2	*1/*2	1.0~2.0	快代谢型
>2	*1/*2	2.0	超快代谢型

案例中 P. F. 未对标准剂量的帕罗西汀产生药物反应正好说明她是超快代谢型,根据 CPIC 指南的建议,P. F. 应选择另一种不被 CYP2D6 主要代谢的药物[47]。这个案例可以作为一个典型的例子,说明如果在开始治疗之前不考虑检测药物基因组学标记物,会浪费很多时间,并且会因为患者对药物无应答而使发病率增加。

案例 4-8

问题 1:你已经开始在儿科医院工作,并注意到无法在电子病历中开具可待因(codeine)。当你向同事询问时,他们会告知你 2012 年 FDA 对所有可待因产品发出黑框警告,导致大多数儿科机构从处方集中删除该药物。哪种基因型与危及生命的呼吸暂停的发生风险相关?

可待因由 CYP2D6 代谢为活性代谢物吗啡,从而发挥镇痛作用。对于前面描述的超快代谢型的患者,产生的吗啡量超过其自身代谢能力,从而产生呼吸暂停等危及生命的不良反应[48]。在所有人群中,有高达 4% 的人为 CYP2D6 超快代谢型[49],相比之下,有几种功能丧失的突变在不同种族中的发生频率差异很大,例如,*4 等位基因在非裔美国人中基因频率为 6%,在亚洲人中为 5%,在欧裔美国人/欧洲人中则高达 18%[50]。这些突变体几乎不具有酶功能,会使得吗啡形成不足,因此携带这些基因型的患者使用可待因将不会产生所期望的镇痛作用[50]。

药物基因组学的时间发展影响

案例 4-9

问题 1:作为新生儿重症监护病房(neonatal intensive care unit,NICU)自愿研究的一部分,医生获取了一个 30 周(现在孕龄已修正为 36.5 周)出生的女婴的药物基因组学结果。医生发现,该女婴基因型是 CYP2C19*17/*17 功能获得型,这表明她是超快代谢型。该医生称他准备使用伏立康唑治疗女婴的真菌感染,并且希望咨询基于该女婴基因型的恰当给药剂量。为该女婴推荐伏立康唑的给药剂量还需要其他哪些信息?

伏立康唑能够被 CYP3A4、CYP2C9 和 CYP2C19 代谢，主要由 CYP2C19 代谢[9]。荷兰皇家药剂师协会（Royal Dutch Pharmacists Association）制定了用药指南，建议在 CYP2C19 慢及中间代谢型患者中监测伏立康唑血清浓度，因为在这些患者中发现了高浓度的活性物质，且中毒风险增加。对于 *CYP2C19* *17/*17 患者，考虑其有可能增加药物活性物质的分解导致治疗失败[51]。

根据该患者的年龄，给药剂量需要考虑多种复杂因素，包括遗传和非遗传因素。由于伏立康唑按体重给药，给药剂量的计算必须知道儿童的实际体重[52]。如果患者正在使用酶诱导或抑制的药物，也要考虑药物相互作用。其他导致婴儿给药剂量复杂性和清除的不可预测性的因素包括影响药物分布容积的胃肠、肾功能的发育以及体内脂肪和水组成的波动[53]。此外，尽管患者的基因型表明她加速了活性药物的分解，但是需要注意的是，无论何种基因型，人类

CYP 酶的完整功能并不是生来就有的[53]。

随着时间的推移，CYP 酶的活性不断发生改变，因此难以确定药物基因组学突变对最适给药剂量的影响（图 4-3）。例如，2003 年由 Kearns 及其同事[53]在 *NEJM* 期刊上发表的关于酶成熟的综述中指出，在刚出生的婴儿体内几乎检测不到 CYP1A2，出生后第一个月内仅观察到低水平酶浓度[54,55]。尽管能观察到酶浓度水平随年龄变化的总体趋势，但在个体中，其成熟程度在整个儿童时期都有所不同，特别是在出生后第一年内[54]。鉴于这一点，对于婴儿这一特殊群体，药物基因组学数据可能不如成人那么可靠，由于很少有关于药物基因组学突变对年轻个体影响的研究，其总体影响仍然无法预测。因此，在儿童和婴儿患者中监测药物浓度、反应和毒性以及相应的剂量调整显得尤为重要[55]。伏立康唑在婴幼儿中使用时需要特别关注，有证据表明其目前的儿科给药剂量可能会导致治疗浓度不足以及增加治疗失败的风险[55]。

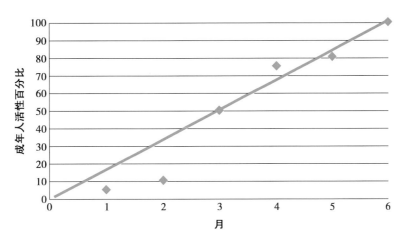

图 4-3　CYP2C19 酶活性随年龄变化曲线

药物基因组学的家族影响

案例 4-10

问题 1：一名 12 岁女孩在手术刚开始麻醉后并发恶性高热（malignant hyperthermia, MH）。随后，发现她的 *RYR1* 基因有一个 7 300G>A 突变，这是与 MH 易感性相关的常见突变。在她恢复和后续的医疗及用药管理讨论之后，还有什么重要的讨论内容？

基因是可遗传的，因此，任何关于遗传变异的讨论都必须在意识到任何已确定的变化带来更大影响的情况下进行。尤其在这种情况下，由于基因变化后果很严重且突变占领了主导地位，因此她很可能遗传了该基因突变。对家族病史的研究表明，父母一方更有可能是突变基因的携带者，因此此检测时对父母进行询问可能能够更好地解释这些信息。此外，基于突变状态和临床上的严重程度，还必须考虑到兄弟姐妹、祖父母和大家庭成员的潜在影响。

个体在疾病发生之前接受药物基因组学检测时，应考虑检测结果可能受到家族遗传影响的可能性[58]。

药物基因组学案例

药物基因组学促使制药公司设计和开发专门针对某些基因突变的药物。为了确定患者是否适合使用针对某些基因突变的药物，通常需要进行基因检测（针对目标突变的药物遗传学检测）。药剂师必须了解哪些药物需要进行基因检测并能够解释检测结果。尽管高达 50% 的制药公司正在寻求需要进行基因检测的目标药物，但仍需要解决一些障碍，包括伴随试验批准的延迟性、患者基数减少（由于没有遗传标记存在，导致开具药物的患者减少）[2]。另外，一些研究表明，即使基因检测结果显示酶功能"正常"，患者在进行个体化基因分型后也更加坚持使用药物[59]。

案例 4-11

问题 1：K. D., 女, 22 岁, 患囊性纤维化病。肺病专家想对患者使用新药伊伐卡托（ivacaftor），但不确定开始治疗之前需要进行哪些检测。什么检测是必要的，哪些突变适合伊伐卡托疗法？

伊伐卡托（Kalydeco）是一种用于治疗囊性纤维化的药

物,其靶向囊性纤维化跨膜调节(cystic fibrosis transmembrane regulator,*CFTR*)基因的十种特定突变体。如果患者的突变不是 G551D、G1244E、G1349D、G178R、G551S、R117H、S1251N、S1255P、S549N 或 S549R,则该药物将无效[60]。

　　CFTR 基因在各种组织表面(包括肺)编码 CFTR 蛋白。当功能正常时,CFTR 蛋白是维持细胞内盐平衡的关键[61]。在囊性纤维化中,由于各种可能的基因突变,CFTR 蛋白不能正常发挥作用,导致体液失衡,分泌物积累和一些相关的并发症。伊伐卡托作为 CFTR 增效剂,能够增加氯离子转运,恢复电解质平衡,减少分泌物的积累,改善受影响患者的肺功能并增加患者体重[62]。2012 年正式批准该药用于 G551D 突变囊性纤维化患者的治疗,这为未来持续开发针对遗传相关疾病的治疗方法提供了希望。令人振奋的是,伊伐卡托已被批准用于治疗其他几种基因突变相关疾病,而新的类似靶向治疗的药物也在陆续上市,如 CFTR 校正剂鲁玛卡托(Orkambi)[63]。

　　药物基因组学另一潜在的适用范畴涉及具有高毒性的抢救药物。从药物使用史上看,若相当数量的患者使用某一药物的发病率或死亡率很高,则该药物将被撤市。在某些情况下,药物基因组学研究可能能够确定哪些患者可以继续从药物中受益,哪些患者必须避免使用。

　　尽管在检测和应用方面取得了很大进展,但药物基因组学的前瞻性检测(产生不良反应或无应答之前进行检测)目前尚未得到广泛应用,导致这一结果有几方面的原因,其中最大的障碍之一便是医疗保健专业人员(包括药剂师)缺乏相关知识。最近的一项研究表明,只有 29% 的受访医生接受过正规教育,只有 10.3% 的人认为知识足够,可以开处方药或讨论药物基因组学检测结果[64]。影响药物基因组学临床应用的另一个重大障碍是保险提供者没有统一的补偿机制。保险公司对药物基因组学检测费用的统一覆盖还需要监管机构加大监管工作力度,同时还需要药物基因组学检测改善了治疗结果和降低了医疗成本等额外证据[2]。

　　因此,目前大多数前瞻性基因检测在学术医疗中心、癌症中心或营利性药物基因组学中心进行,这些检测可以推动研究项目进展,也可以直接为保险未涵盖的服务付费。

案例 4-11,问题 2: 可利用哪些参考资料帮助解释药物遗传学标记和随后的用药剂量推荐?

　　目前,FDA 在 190 种药物标签中列出了药物基因组学标记,欧洲药品管理局在 78 种药物标签中列出了药物基因组学信息[65,66]。为了纳入 FDA 标签,药物基因组学标记必须具有可支撑的数据,例如某些突变患者的不良反应增加或疗效降低。用药剂量和选择指南由 CPIC 和荷兰皇家药剂师协会药物遗传学工作组(Pharmacogenetics Working Groups of the Royal Dutch Pharmacists Association,DPWG)制定。每个指南都根据可用于支持该推荐的证据级别进行评级。目前,可在 www. pharmgkb. org 网站上获得 36 个 CPIC Ⅰ级证据发布的指南,该网站是由 NIH 支持并由斯坦福大学主办[67]。该网站包含大量信息,包括路径图,带注释的参考书目和查找表。需要注意的是,指南并未明确应该进行基因检测的对象,而是关注如果数据可用的话该如何处理。

　　将药物基因组学数据与许多医院、诊所、药房和初级保健机构使用的电子病历系统整合起来是一项巨大的挑战,能够进行这些基因检测的实验室的结果报告很少采用机器可读的格式,医疗记录中通常都是扫描的 pdf 文件[68]。这使得系统在开具药物时能够提供相关药物基因组学数据成为一项重大挑战。这种基因检测结果会一直伴随一个人的一生,并需要重要的生物信息学专业知识在适当的时间容纳、检索、解释和呈现给最终用户[69]。此外,检测会随着时间的推移不断发展,因此需要对新样本进行排序,或者在理想情况下,使用新算法重新分析先前深度排序的样本以应用最新的突变知识。在现在的实验室医学领域中,在未重新检测的情况下,重新解释的支付模式是非常罕见的。

　　另一个重要的考虑因素是数据安全和隐私。数据安全性是指保护信息免遭破坏和无意传播。数据隐私是指能够尊重患者对数据分享的要求,包括患者自身和大型医疗保健机构。

　　如何做出决定将药物基因组学检测纳入实践? 在某些情况下,直接购买了药物遗传学检测服务的患者会直接给医疗保健提供者(例如药剂师或初级保健医生)提供基因检测结果报告,并坚持要求在处方和配药时考虑这些检测信息。显然,这是一种不太理想的情况。药物基因组学已经开始被纳入到医疗保健提供者教育的核心课程,但通常仅采用 1~2 小时的讲座形式。这将不足以应对个体化医疗时代以及每个人都可以访问自己的基因组数据时代的到来。

　　在评估药物基因组学检测可能付诸实践时,有几个因素会影响投资回报和临床结果。这些包括但不限于需要进行基因检测的患者数量,以便找到一个患有可行突变的患者(也称为突变频率)和种族差异(意识到我们正在成为一个对先祖并没有充分了解的更加混杂的群体)。此外,机构必须调查每项检测的运行成本,是否可以报销,以及通过避免严重不良反应或无应答的后果而节省的成本是多少[2,70,71]。

　　基因检测会引入比较严峻的伦理问题,尤其是在处理大样本 DNA 测序时。虽然大多数人都想知道他们是否应该服用药物,但许多人不想知道他们患阿尔茨海默病或乳腺癌的风险。这让一些更广泛的测序检测(例如整个外显子组或全基因组)成为了关注点。美国医学遗传学和基因组学学会(American College of Medical Genetics and Genomics,ACMG)于 2013 年发布了一份声明,建议在进行测序检测时对遗传变异引起的 24 种疾病进行强制性报告,无论患者是否希望了解该信息且不考虑患者的年龄[72]。针对这种做法出现了一些反对意见,包括患者决定权、告知父母/看护人儿童患成人病以及保险歧视风险[73,74]。虽然 2008 年遗传信息非歧视法(Genetic Information Nondiscrimination Act,GINA)通过,明确了由于遗传调查结果拒绝健康保险是违法的,但目前对于终身或长期护理保险并不适用[75]。

结论

药物基因组学是个体化用药和药学实践中令人振奋并具有挑战性的组成部分。最重要的一点是，药物基因组信息是一个额外的临床标志，但不是唯一的标准。在药物处置中，患者的器官功能、疾病状态、饮食、吸烟状况、其他环境因素和药物相互作用起着非常大的作用。在确定基因型对药物代谢的影响时，还必须考虑基于年龄的酶功能成熟状态。

药剂师有资格解释药物基因组学结果，并将其应用到用药建议中。然而，这将需要充分准备、验证算法的应用、不断获取最新文献知识以及与遗传专家（包括遗传学家和遗传咨询师）建立良好的伙伴关系[76]。

（王凌、张晞倩 译，唐瑞、占美、魏薇 校，
蒋学华 审）

参考文献

1. Hansen NT et al. Generating genome-scale candidate gene lists for pharmacogenomics. *Clin Pharmacol Ther.* 2009;86(2):183–189.
2. Shabaruddin FH et al. Economic evaluations of personalized medicine: existing challenges and current developments. *Pharmacogenomics Pers Med.* 2015;8:115–126.
3. Scott S. Personalizing medicine with clinical pharmacogenetics. *Genet Med.* 2011;13(12):987–995.
4. Motulsky AG. Drug reaction enzymes and biochemical genetics. *J Am Med Assoc.* 1957;165:835–837.
5. Wessler S, Avioli LV. Pharmacogenetics. Glucose-6-phosphate dehydrogenase deficiency. *J Am Med Assoc.* 1968;205(10):679–683.
6. Samer CF et al. Applications of CYP450 testing in the clinical setting. *Mol Diagn Ther.* 2013;17:165–184.
7. Sim SC, Ingelmann-Sundberg M. The human cytochrome P450 (CYP) allele nomenclature website: a peer-reviewed database of CYP variants and their associated effects. *Hum Genomics.* 2010;4(4):278–281.
8. Kohn LT et al, eds. To Err Is human: Building a Safer Health System. Washington, DC: National Academy of Sciences; 2000.
9. Sikka R et al. Bench to bedside: pharmacogenomics, adverse drug interactions, and the cytochrome P450 system. *Acad Emerg Med.* 2005;12(12):1227–1235.
10. Beitelshees AL, Veenstra DL. Evolving research and stakeholder perspectives on pharmacogenomics. *J Am Med Assoc.* 2011;306(11):1252–1253.
11. Lexicomp. Isoniazid. Copyright 1978–2015. Hudson, OH: Lexicomp. Accessed September 8, 2015.
12. Daly AK. Drug-induced liver injury: past, present and future. *Pharmacogenomics.* 2010;11(5):607–611.
13. Pasipanodya JG et al. Meta-analysis of clinical studies supports the pharmacokinetic variability hypothesis for acquired drug resistance and failure of antituberculosis therapy. *Clin Infect Dis.* 2012;55(2):169–177.
14. Sun F et al. Drug-metabolising enzyme polymorphisms and predisposition to anti-tuberculosis drug-induced liver injury: a meta-analysis. *Int J Tuberc Lung Dis.* 2008;12(9):994–1002.
15. Wang PY et al. NAT2 polymorphisms and susceptibility to anti-tuberculosis drug-induced liver injury: a meta-analysis. *Int J Tuberc Lung Dis.* 2012;16(5):589–595.
16. Ben Mahmoud L et al. Polymorphism of the N-acetyltransferase 2 gene as a susceptibility risk factor for antituberculosis drug-induced hepatotoxicity in Tunisian patients with tuberculosis. *Pathol Biol (Paris).* 2012;60(5):324–330.
17. Du H et al. Slow N-acetyltransferase 2 genotype contributes to anti-tuberculosis drug-induced hepatotoxicity: a meta-analysis. *Mol Biol Rep.* 2013;40(5):3591–3596.
18. Huang YS et al. Polymorphism of the N-acetyltransferase 2 gene as a susceptibility risk factor for antituberculosis drug-induced hepatitis. *Hepatology.* 2002;35(4):883–889.
19. Azuma J et al. NAT2 genotype guided regimen reduces isoniazid-induced liver injury and early treatment failure in the 6-month four-drug standard treatment of tuberculosis: a randomized controlled trial for pharmacogenetics-based therapy. *Eur J Clin Pharmacol.* 2013;69(5):1091–1101.
20. Keller GA et al. Age-distribution and genotype-phenotype correlation for N-acetyltransferase in Argentine children under isoniazid treatment. *Int J Clin Pharmacol Ther.* 2013;52(4):292–302.
21. Lexicomp. Warfarin. Copyright 1978–2015. Hudson, OH: Lexicomp. Accessed September 8, 2015.
22. Johnson JA et al. Clinical pharmacogenetics implementation consortium guidelines for CYP2C9 and VKORC1 genotypes and warfarin dosing. *Clin Pharmacol Ther.* 2011;90(4):625–629.
23. Caldwell MD et al. CYP4F2 genetic variant alters required warfarin dose. *Blood.* 2008;111(8):4106–4112.
24. Limdi NA et al. Race influences warfarin dose changes associated with genetic factors. *Blood.* 2015;126(4):539–545.
25. Van Booven et al. Cytochrome P450 2C9-CYP2C9. *Pharmacogenet Genomics.* 2010;20(4):277–281.
26. Millares-Sipin CA et al. Phenytoin and fosphenytoin. In: Cohen H, ed. *Casebook in Clinical Pharmacokinetics and Drug Dosing.* New York, NY: McGraw-Hill; 2015.
27. Lexicomp. Phenytoin. Copyright 1978–2015. Hudson, OH: Lexicomp. Accessed September 8, 2015.
28. Caudle KE et al. Clinical pharmacogenetics implementation consortium guidelines for CYP2C9 and HLA-B genotypes and phenytoin dosing. *Clin Pharmacol Ther.* 2014;96(5):542–548.
29. Dunleavy AA. Chapter 12: Inflammatory bowel disease. In: Linn WD et al, eds. *Pharmacotherapy in Primary Care.* New York, NY: McGraw-Hill; 2009.
30. Lexicomp. Azathioprine. Copyright 1978–2015. Hudson, OH: Lexicomp. Accessed September 5, 2015.
31. Rufo PA, Bousvaros A. Current therapy of inflammatory bowel disease in children. *Pediatr Drugs.* 2006;8(5):279–302.
32. Relling MV et al. Clinical pharmacogenetics implementation consortium guidelines for thiopurine methyltransferase genotype and thiopurine dosing. *Clin Pharmacol Ther.* 2011;89:387–391.
33. Amato AA, Brown RH Jr. Muscular dystrophies and other muscle diseases. In: Kasper D et al, eds. *Harrison's Principles of Internal Medicine.* 19th ed. New York, NY: McGraw-Hill; 2015.
34. Wilke RA et al. The clinical pharmacogenomics implementation consortium: CPIC guideline for SLCO1B1 and simvastatin-induced myopathy. *Clin Pharmacol Ther.* 2012;92(1):112–117.
35. Ramsey LB et al. The clinical pharmacogenetics implementation consortium guideline for SLCO1B1 and simvastatin-induced myopathy: 2014 update. *Clin Pharmacol Ther.* 2014;96(4):423–428.
36. Leckband SG et al. Clinical pharmacogenetics implementation consortium guidelines for HLA-B genotype and carbamazepine dosing. *Clin Pharmacol Ther.* 2013;94(3):324–328.
37. McCormack M, et al. HLA-A*3101 and carbamazepine-induced hypersensitivity reactions in Europeans. *N Engl J Med.* 2011;364:1134–1143.
38. Nepom GT. The major histocompatibility complex. In: Kasper D et al, eds. *Harrison's Principles of Internal Medicine.* 19th ed. New York, NY: McGraw-Hill; 2015.
39. Wilson JT et al. High incidence of a concentration-dependent skin reaction in children treated with phenytoin. *Br Med J.* 1978;1(6127):1583–1586.
40. Pirmohamed M et al. New genetic findings lead the way to a better understanding of fundamental mechanisms of drug hypersensitivity. *J Allergy Clin Immunol.* 2015;136(2):236–244.
41. Martin MA et al. Clinical pharmacogenetics implementation consortium guidelines for HLA-B genotype and abacavir dosing. *Clin Pharmacol Ther.* 2012;91(4):734–738.
42. Ma JD et al. HLA-B*5701 testing to predict abacavir hypersensitivity. *PLoS Curr.* 2010;2:RRN1203.
43. Dean L. Allopurinol therapy and HLA-B*58:01 genotype. In: *Medical Genetics Summaries* [Internet]. Bethesda, MD: National Center for Biotechnology Information; Created: March 26, 2013. http://www.ncbi.nlm.nih.gov/books/NBK127547/.
44. Ferrell PB, McLeod HL. Carbamazepine, HLA-B*1502 and risk of Stevens–Johnson syndrome and toxic epidermal necrolysis: US FDA recommendations. *Pharmacogenomics.* 2008;9(10):1543–1546.
45. Lexicomp. Carbamazepine. Copyright 1978–2015. Hudson, OH: Lexicomp. Accessed December 6, 2015.
46. Gaedigk A. Complexities of CYP2D6 gene analysis and interpretation. *Int Rev Psychiatry.* 2013;25(5):534–553.
47. Hicks JK et al. Clinical pharmacogenetics implementation consortium (CPIC) guideline for CYP2D6 and CYP2C19 genotypes and dosing of selective serotonin reuptake inhibitors. *Clin Pharmacol Ther.* 2015;98(2):127–134.
48. Crews KR et al. Clinical Pharmacogenetics Implementation Consortium

(CPIC) guidelines for cytochrome P450 2D6 (CYP2D6) genotype and codeine therapy: 2014 Update. *Clin Pharmacol Ther.* 2014;95(4):376–382.

49. Lexicomp. Codeine. Copyright 1978–2015. Hudson, OH: Lexicomp. Accessed September 13, 2015.

50. Zhou SF. Polymorphisms of human cytochrome P450 2D6 and its clinical significance, Part II. *Clin Pharmacokinet.* 2009;48(12):761–804.

51. Abidi MZ et al. CYP2C19*17 genetic polymorphism—an uncommon cause of voriconazole treatment failure. *Diagn Microbiol Infect Dis.* 2015;83(1):46–48.

52. Lexicomp. Voriconazole. Copyright 1978–2015. Hudson, OH: Lexicomp. Accessed September 10, 2015.

53. Kearns GL et al. Developmental pharmacology—drug disposition, action, and therapy in infants and children. *N Engl J Med.* 2003;349:1157–1167.

54. Lu H, Rosenbaum S. Developmental pharmacokinetics in pediatric populations. *J Pediatr Pharmacol Ther.* 2014;19(4):262–276.

55. Brüggemann RJ et al. Impact of therapeutic drug monitoring of voriconazole in a pediatric population. *Pediatr Infect Dis J.* 2011;30(6):533–534.

56. Ward RM, Kearns GL. Proton pump inhibitors in pediatrics: mechanism of action, pharmacokinetics, pharmacogenetics, and pharmacodynamics. *Pediatr Drugs.* 2013;15(2):119–131.

57. Koukouritaki SB et al. Developmental expression of human hepatic CYP2C9 and CYP2C19. *J Pharmacol Exp Ther.* 2004;308(3):965–974.

58. Netzer C, Biller-Andorno N. Pharmacogenetic testing, informed consent and the problem of secondary information. *Bioethics.* 2004;18(4):344–360.

59. Haga SB, LaPointe NMA. The potential impact of pharmacogenetic testing on medication adherence. *Pharmacogenomics J.* 2013;13(6):481–483.

60. Lexicomp. Ivacaftor. Copyright 1978–2015. Hudson, OH: Lexicomp. Accessed September 2, 2015.

61. Sorscher EJ. Cystic fibrosis. In: Kasper D et al, eds. *Harrison's Principles of Internal Medicine.* 19th ed. New York, NY: McGraw-Hill; 2015.

62. Davies JC et al. Efficacy and safety of ivacaftor in patients aged 6 to 11 years with cystic fibrosis with a G551D mutation. *Am J Respir Crit Care Med.* 2013;187(11):1219–1225.

63. FDA News Release. FDA approves new treatment for cystic fibrosis. U.S. Food & Drug Administration Web site. http://www.fda.gov/NewsEvents/Newsroom/PressAnnouncements/ucm453565.htm. Published July 2, 2015. Accessed September 10, 2015.

64. Stanek EJ et al. Adoption of pharmacogenomic testing by US physicians: results of a nationwide survey. *Clin Pharmacol Ther.* 2012;91(3):450–458.

65. U.S. Food & Drug Administration. Table of Pharmacogenomic Biomarkers in Drug Labeling. www.fda.gov/drugs/scienceresearch/researchareas/pharmacogenetics. Accessed September 8, 2015.

66. Ehmann F et al. Pharmacogenomic information in drug labels: European Medicines Agency perspective. *Pharmacogenomics J.* 2015;15:201–201.

67. Whirl-Carrillo M et al. Pharmacogenomics knowledge for personalized medicine. *Clin Pharmacol Ther.* 2012;92(4):414–417.

68. Bell GC et al. Development and use of active clinical decision support for preemptive pharmacogenomics. *J Am Med Inform Assoc.* 2013;21(e1):e93–e99.

69. Rasmussen-Torvik LJ et al. Design and anticipated outcomes of the eMERGE-PGx project: a multi-center pilot for pre-emptive pharmacogenomics in electronic health record systems. *Clin Pharmacol Ther.* 2014;96(4):482–489.

70. Relling M. Thiopurines. In: Wu AHB, Yeo K-TJ, eds. *Pharmacogenomic Testing in Current Clinical Practice.* 1st ed. Totowa, NJ: Humana Press; 2011.

71. Wu AC, Fuhlbrigge AL. Economic evaluation of pharmacogenetic tests. *Clin Pharmacol Ther.* 2008;84(2):272–274.

72. Green RC et al. ACMG recommendations for reporting of incidental findings in clinical exome and genome sequencing. *Genet Med.* 2013;15(7):565–574.

73. AAP. Ethical and policy issues in genetic testing and screening of children. *Pediatrics.* 2013;131(3):620–622.

74. ACMG. Incidental findings in clinical genomics: a clarification. A Policy Statement of the American College of Medical Genetics Genomics. *Genet Med.* 2013;15:664–666.

75. The Personalized Medicine Coalition. *The Case for Personalized Medicine.* 4th ed. Washington, DC: PMC; 2014:34–35.

76. Mills R, Haga SB. Clinical delivery of pharmacogenetic testing services: a proposed partnership between genetic counselors and pharmacists. *Pharmacogenomics.* 2013;14(8):957–968.

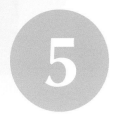

第5章 药物过量和药物中毒的管理

Iris Sheinhait and Sara Zhou

核心原则	章节案例

流行病学

1 2013 年美国毒物控制中心协会(American Association of Poison Control Centers,AAPCC)收到了 220 万例药物中毒的报告。其中半数暴露人群为年龄小于 5 岁的儿童,并且通常接触到家里的单一物质,如个人护理产品、镇痛药和清洁剂。最常见的接触物质按降序排列为化妆品/个人护理产品、家用清洁剂、镇痛药、玩具和异物以及局部制剂。

案例 5-1(问题 2 和 3)
表 5-1

一般处理

1 患者管理最重要的措施是气道、呼吸和循环(airway,breathing,and circulation,ABCs)的支持。因为目前尚无适用于所有患者的"标准方案",因此,对患者本身的治疗非常重要,而非仅仅关注毒物和检验值。对潜在中毒患者的评估和治疗可分为 7 个部分:(a)收集毒物暴露史;(b)评估临床表现(例如"中毒综合征");(c)分析患者的临床检验数据;(d)去除毒物(例如,冲洗眼睛、清洗已暴露的皮肤);(e)考虑使用解毒剂及特异性治疗;(f)加强全身毒物的清除;(g)监测患者治疗效果。

案例 5-4(问题 1、3、5 和 6)

胃肠道清除毒物

1 目前,由于缺乏可靠的对比数据,清除胃肠道毒物的最佳方法尚不明确。没有证据证明洗胃、催吐及导泻等方法可以改善患者的预后,因此,这些方法已很少被使用。活性炭通常较安全,但如果弊大于利,则不应使用。使用聚乙二醇电解质平衡液进行全肠道灌洗,可在几小时内成功清除整个胃肠道中的物质(铁、锂、缓释制剂)。

案例 5-3(问题 6 和 7)
案例 5-4(问题 11、12 和 16)
案例 5-5(问题 3)

解毒剂

1 解毒剂是中和或逆转另一物质毒性的药物。某些解毒剂将药物从受体位点上置换下来(例如,纳洛酮拮抗阿片类药物,氟马西尼拮抗苯二氮䓬类药物),某些解毒剂可抑制毒性代谢产物的生成(例如,N-乙酰半胱氨酸(N-acetylcysteine,NAC)用于对乙酰氨基酚中毒,甲吡唑用于乙二醇和甲醇中毒)。

案例 5-4(问题 2 和 4)

毒理学实验室筛查

1 对于不明原因昏迷的患者,当其病史与临床表现不一致时,或患者可能服用多种药物时,尿液药物筛查是有效的措施。定性筛查旨在鉴别毒物暴露中的未知物质。苯二氮䓬类药物筛查可检出奥沙西泮(一种常见的苯二氮䓬类药物的代谢产物),但不能检出阿普唑仑和劳拉西泮,因为后两者不能代谢为奥沙西泮。阿片类药物筛查可能无法检出合成的阿片类药物,如芬太尼和美沙酮。定量筛查能确定已知药物的含量并且有助于确定中毒的严重程度及积极干预的必要性(例如,血液透析用于治疗乙二醇、甲醇和水杨酸中毒)。

案例 5-4(问题 1、7 和 8)

中毒综合征

中毒综合征是某些特定种类药物固有的症状和体征。最常见的中毒综合征与抗胆碱能活性有关,包括交感神经活性增强,中枢神经系统(central nervous system,CNS)兴奋或抑制。抗胆碱能药可增加心率、升高体温、抑制胃肠运动、扩张瞳孔以及导致嗜睡或谵妄。拟交感药物能够提高 CNS 活性、增加心率、升高体温及血压。阿片类药物、镇静剂、催眠药和抗抑郁药抑制 CNS 活性,但 CNS 抑制剂的特殊类型通常不易鉴别。

案例 5-4(问题 1、2 和 5)

水杨酸盐

急性摄入阿司匹林 150~300mg/kg 可引起轻到中度中毒,超过 300mg/kg 可导致重度中毒,超过 500mg/kg 时有潜在的致死可能。中毒症状包括呕吐、耳鸣、谵妄、呼吸急促、代谢性酸中毒、呼吸性碱中毒、低钾血症、激惹、幻觉、昏睡、昏迷、高热、凝血障碍以及抽搐。水杨酸中毒与其他疾病表现近似,很容易被忽略。有慢性水杨酸暴露史、酸中毒或者 CNS 症状的患者以及老年人的风险较高,应该尽早考虑透析。

案例 5-1(问题 1 和 3)
案例 5-2(问题 1~6)

铁

急性摄入少于 20mg/kg 的铁元素通常是无毒的;20~60mg/kg 可导致轻到中度中毒;超过 60mg/kg 有潜在的致死可能。中毒症状包括恶心、呕吐、腹泻、腹痛、呕血、血便、CNS 抑制,低血压以及休克。重度铁中毒患者不会表现出所谓的康复第二阶段,而是持续恶化。

案例 5-3(问题 1 和 2~14)

三环类抗抑郁药

重度中毒剂量为 15~25mg/kg。症状包括 PR、QTc 和 QRS 间期延长,ST 段和 T 波改变的心动过速、酸中毒、抽搐、昏迷、低血压以及成人呼吸窘迫综合征。严重三环类抗抑郁药过量患者常出现时限大于 100 毫秒的 QRS 波。

案例 5-4(问题 9~17)

对乙酰氨基酚

急性摄入超过 150mg/kg 或者成人总摄入量超过 7.5g,会出现毒性。中毒患者的症状包括呕吐、厌食、腹痛、全身不适以及进展为特征性小叶中心肝坏死。对乙酰氨基酚致肝中毒通常发生于服药后 36 小时,但是如果患者在服用后 8~10 小时内接受 NAC 治疗,就很少表现出肝中毒。目前,关于 NAC 的最佳给药途径、最合理的剂量方案、最合理的疗程均尚未达成一致意见。

案例 5-5(问题 1~15)

本章节回顾了药物过量和药物中毒的评估及管理的常用策略。特殊药物过量管理的信息内容来源于美国中毒控制中心。

流行病学数据

美国毒物控制中心协会和药物滥用警示网络

继发于药物及化学品暴露的中毒通常发生在儿童。暴露于特殊制剂的发生率及结果的严重程度随研究人群而异(表 5-1)[1-3]。根据美国毒物控制中心协会(AAPCC)的数据,美国 2013 年报告的毒物暴露案例的数量大约是 220 万例[3]。报告中约 70% 的案例实行家庭治疗,节省了数百万美元的医疗费用。

根据药物滥用警示网络(Drug Abuse Warning Network,DAWN)的数据,2011 年,美国约 510 万例急诊案例是由于

药物的错用或滥用所致。非法药物包括可卡因、海洛因、大麻、摇头丸、γ-羟丁酸、氟硝西泮(Rohypnol)、氯胺酮、麦角酸、苯环利定和致幻剂。这些案例中,由于涉及多重药物滥用,所以登记的非法药物使用超过 270 万次[4]。

特定年龄数据

将患者按年龄分层,可用于评估暴露后导致严重中毒的可能性。大多数 1~6 岁儿童的药物意外摄入都是因为儿童充满好奇心,好动,开始探索周边环境,并且他们经常会将物品放入口中[5]。重度中毒在幼儿中相对少见,因为他们通常只摄入很少量的单一物质[5,6]。AAPCC 的流行病学数据中也有错误用药的案例。在儿童中常见的错误是由于计量单位的混淆(例如,茶匙与毫升数,或者汤匙与茶匙)、剂型或给药浓度错误、调剂杯错误,以及药房分发了错误的剂型和浓度[3]。

表 5-1

中毒事件中最常涉及的物质*

儿童	成人	致命性接触（各年龄）
个人护理产品	镇痛药	镇静剂/催眠药/抗精神病药
清洁剂	镇静剂/催眠药/抗精神病药	心血管药物
镇痛药	抗抑郁药	阿片类药物
局部制剂	心血管药物	兴奋剂
维生素	清洁剂	酒精、含对乙酰氨基酚的药物
抗组胺药	酒精	对乙酰氨基酚
杀虫剂	杀虫剂	烟雾/气体/蒸气
咳嗽及感冒药	咬伤、螫刺毒	抗抑郁药
植物	抗癫痫药	抗组胺药
GI 产品	个人护理产品	三环类抗抑郁药、阿司匹林
抗菌药物	抗组胺药	肌松药
心血管药物	激素和激素拮抗剂	抗癫痫药
艺术和办公用品	烃类	非甾体抗炎药
激素和激素拮抗剂	抗菌药物	
酒精	化学制品	
	烟雾/气体/蒸气	

　　* 毒物暴露以暴露频率顺序排列

　　GI，胃肠道

　　来源：Mowry et al. 2013 Annual report of the American Association of Poison Control Centers' National Poison Data System（NPDS）：31st Annual Report. *Clin Toxicol（Phila）*. 2014；S2：1032.

　　在大于 6 岁的儿童中，药物中毒的原因就没那么明确了[7]。青少年通常对药物毒性缺乏认识，容易无意中造成自身药物过量[5,8]。对于大龄儿童来说，不能忽略自杀企图和有意滥用药物的可能性。这些故意药物过量的行为通常涉及违禁药物、处方药或酒精的混合暴露，这种情况比意外中毒造成的后果更严重，甚至导致死亡。

　　相较于其他年龄组的患者，老年患者药物过量所产生的不良反应更为严重[9]。尽管老年人只占总人口组成的 13%，但他们却使用了 33% 的药品，以及占自杀案例的 16%[10]。65 岁以上的患者平均每天服用 5.7 种处方药及 2~4 种非处方药[9,10]。老年人大多有基础疾病，并且可获得各种具有潜在危险的药物。这就导致了老年人群比其他年龄段人群的自杀成功率更高[10,11]。

信息资源

计算机数据库

　　许多物质都会导致中毒或药物过量。迅速获取产品成分、物质毒性以及治疗方法的可靠数据是非常必要的。POISINDEX 是一个计算机数据库[11]，它能够按照商品名、通用名以及俗称提供成千上万种药物的信息，同时也提供以下物品信息，包括国外药品、化学制品、杀虫剂、日用品、个人护理产品、清洁用品、有毒昆虫、毒蛇以及有毒植物等。POISINDEX 每季度更新，按年订阅的费用相当昂贵，一般只有大的医疗中心才会使用[12]。

印刷出版物

　　教科书和手册同样提供了关于中毒表现、评估及治疗的实用临床信息。《Goldfrank 毒理急诊学》（*Goldfrank's Toxicologic Emergencies*）[13] 和袖珍版《中毒与药物过量》（*Poisoning & Drug Overdose*）[14] 都是物美价廉的计算机数据库替代品。然而，书籍不如计算机数据库实用，因为大量的信息需要被压缩，且不能经常更新。某些药品说明书也注明了急性中毒的治疗方法；然而，这些信息可能并不充分或不恰当[15,16]。

毒物控制中心

　　毒物控制中心向卫生保健机构和公众提供最实惠与最准确的信息[17,18]。毒物控制中心的工作人员是由有着药学、护理学和医学背景并经过毒物知识培训的专家组成。经过委员会认证的医学毒理学家全天 24 小时提供技术援助。在中心工作的非医生的临床毒理学者、药师和护士都是被 AAPCC 认证为毒物信息专家，或是被美国实用毒理学委员会认证为临床毒理学家[19]。

　　毒物信息专家在无法亲自观察患者的情况下，通过电话，准确、有效地评估相应中毒情况。他们必须以可靠的方式迅速、准确并专业地传达出评估结果及治疗方案。在患者电话咨询后，毒物控制中心的工作人员应启动电话追踪的方式，确定其所推荐的治疗措施的效果以及是否需要进一步评估或治疗[20,21]。

有效沟通

　　有效沟通对于评估潜在中毒至关重要。大多数情况下，寻求潜在毒物暴露处理指导的人，是那些可能已摄入某种物质的儿童的父母。这些求助者常常对孩子的状况感到焦虑，同时对于使孩子暴露于有毒物质充满愧疚。为使求助者冷静下来，卫生保健人员应迅速使患儿父母明白电话求救是正确的，他们将得到最好的帮助[21]。如果求助者的第一语言不是英语，或存在其他沟通障碍（如惊慌），应立即找到解决办法以保证效果。大多数的毒物控制中心提供了翻译服务或者有双语工作人员与非英语求助者沟通交流。毒物控制中心还配有特殊装备为听力和语言障碍的人群服务。

　　一旦对方冷静下来，即可建立有效的沟通，卫生保健人员应该首先判断该患者是否存在意识、呼吸及脉搏。一旦出现危及生命的症状，求助者应首先拨打急救中心电话。如果该工作人员不了解或不能提供毒物信息资源，则应指点求助者向最近的毒物控制中心求助。关于最近的美国毒物控制中心的地址和电话可以通过登录网站 http://www.aapcc.org 查询或在美国境内致电 1-800-222-1222 获得。

一般处理

支持治疗和"ABCs"

中毒或药物过量患者的管理主要基于对症治疗和支持治疗。特异性解毒剂只适用于导致中毒的众多药物及化学制剂中的一小部分。

患者管理的首要问题是对气道、呼吸和循环（airway，breathing，and circulation，ABCs）的基本支持。对疑似中毒患者的评估及治疗可主要分为 7 个部分：(a) 收集毒物暴露史；(b) 评估临床表现（例如"中毒综合征"）；(c) 分析患者的临床检验数据；(d) 去除有毒物质（例如冲洗眼睛、清洗已暴露的皮肤）；(e) 考虑使用解毒剂及特异性治疗；(f) 加强全身毒物的清除；(g) 监测患者治疗效果[22-24]。

收集毒物暴露史

应尽可能从各种途径（例如患者、家属、朋友、院前救助者）广泛收集毒物暴露的信息。将这些信息进行对比分析，以确定相关性，并评估其与临床发现和实验室检查的关系。患者的暴露史通常并不准确，应该通过客观的发现加以确认[22,23,25]。例如，一个疑似氢可酮和卡立普多过量的患者到达急诊科时，应该表现为昏睡或昏迷。但如果患者表现得完全清醒、心动过速及躁动不安，治疗人员应怀疑其他药物暴露的可能。

搜寻特定信息，包括患者的意识状态、症状、可能的毒物、摄入药物的最大剂量及剂型，以及暴露发生的时间。还应确认用药史、过敏史和既往病史，以便促进制定治疗方案（例如，有肾衰竭病史，提示患者可能需要行血液透析以代偿肾脏药物清除率的降低）[22,23]。

评估临床表现及中毒综合征

应对患者进行全面的体格检查以明确药物过量的症状和体征。体格检查应该反复进行，以便了解患者中毒的发展过程或确定解决方案。对患者症状和体征的评估可以为毒性药物分类提供线索，围绕毒物接触可确定病史，并提示初步治疗方案[22,26-28]。即便是发生了潜在的严重毒物暴露，患者就诊时也可能并无症状表现，这是因为药物或毒物尚未被完全吸收或者还未转化为毒性代谢产物[29-31]。

特征性的中毒综合征（例如与某一临床综合征相吻合的一系列症状和体征）可与某些特定种类的药物相对应[23,27,28]。最常见的是与抗胆碱能活性相关的综合征：交感神经活性增强，以及中枢神经系统的兴奋或抑制。抗胆碱能药物能增加心率、升高体温、抑制胃肠运动、扩张瞳孔以及导致嗜睡或谵妄。拟交感神经药可以提高 CNS 活性、增加心率、升高体温和血压。阿片类药物，镇静剂，催眠药以及抗抑郁药均可抑制 CNS 活性，但中枢抑制剂的具体种类很难确定。

同类治疗药物不一定都出现典型表现。例如，阿片类药物通常导致瞳孔缩小，但哌替啶可以引起瞳孔散大。此外，当摄入多种毒性物质时，症状难以与特定类别的毒物相联系。临床医生不应仅仅关注于与中毒综合征相联系的特定临床表现，还应该从暴露史、患者疾病史、体格检查及实验室检查等方面搜集得到的所有主观和客观数据进行综合考虑[27]。

实验室检测结果的解释

药物筛检

尿液药物筛查用于鉴别患者体内是否存在药物及其代谢产物，但并不能测定所有的药物过量。对于不明原因昏迷的患者，当提供的病史与临床表现不一致，或者患者可能服用多种药物时，尿液药物筛查将是一种有效的措施[32,33]。

药物代谢动力学因素

药物过量的患者与使用药物常规治疗剂量的患者，其体内药物吸收、分布、代谢和排泄过程大不相同[29-31]。严重药物过量时，尤其是药动学呈剂量依赖的药物，其预期的药效学和药动学特征将会大幅改变。药物吸收速率通常因药物剂量过大而会减慢，药物浓度达峰时间延迟[32,34]。例如，口服过量苯妥英后，血药浓度达峰时间会延迟 2～7 天[35,36]。药物过量时的分布容积增加，当常规的代谢途径饱和后，次级清除途径就变得至关重要。例如，大剂量对乙酰氨基酚的过量使用，使谷胱甘肽代谢饱和，导致肝毒性[37]。

药物过量时药动学参数发生改变，连续进行血药浓度测定能更好地明确药物的吸收、分布和消除等过程。由治疗剂量得出的药动学参数，在严重药物过量时，不能用于预测吸收是否完全或者中毒持续时间[31,38,39]。

清除毒物

在气道和心肺系统得到支持后，下一步应该致力于去除患者体内的毒物（也就是清除毒物）[22,40]。清除毒物的理念是假定毒物暴露的剂量和时间可决定中毒的程度，那么避免持续暴露就可以减小毒性[29-31,40]。这种直观的概念在局部组织，如眼睛、皮肤、呼吸道发生毒物暴露时较易理解。呼吸系统毒物清除包括使患者脱离有毒环境，以及为患者提供新鲜空气或氧气。皮肤和眼睛的毒物清除包括用大量的清水或生理盐水冲洗暴露区域，以从体表物理性清除毒性物质[22,23]。

胃肠道清除毒物

因为大多数的中毒及药物过量是经口服摄入发生，所以减少或阻止胃肠道继续吸收是降低暴露程度的一种常用方法[22,23,37]。当摄入量足以产生显著的临床毒性，或摄入物质的潜在毒性不详,摄入不足一小时的时候,应该考虑经胃肠道清除毒物。既往的做法包括:(a)通过催吐或洗胃清空胃内容物;(b)给予活性炭作为吸附剂,吸附胃肠道内残留的毒性物质;(c)使用导泻剂或全肠灌洗(whole bowel irrigation,WBI)来加强未吸收药物的肠道清除;(d)联合使用以上方法[41-46]。

胃肠道清除毒物的疗效取决于启动治疗距离毒物开始摄入的时间、摄入剂量以及其他因素。此外,吐根催吐、洗胃、导泻剂、活性炭与患者预后的改善无直接相关性[41-46]。

目前,由于缺乏可靠对比数据,清除胃肠道毒物的最适宜方法尚不明确。对健康受试者实施临床研究必须使用非中毒剂量的药物。但使用非中毒剂量的药物所得出的研究结果不适用于药物过量的情况,因为大剂量服药时,胃肠吸收可能发生改变。此外,低剂量的药物研究一般使用如血浆峰浓度、血药浓度-时间曲线下面积或者尿液内药物含量等药动学终点指标[41,42,44-46]。相反,对摄入了中毒剂量毒物的患者进行胃肠道清除毒物方法的临床研究时,通常使用临床结果或血清药物浓度的定向变化为观察指标[41,42,45,46]。后一种试验没有对摄入剂量或摄入至胃肠道清除毒物的时间间隔进行标准化[41-46]。

吐根催吐及洗胃

吐根催吐及洗胃主要去除胃里的毒物。它们的疗效明显受到所摄入物质在胃中停留时间的影响。在毒物经胃进入小肠(通常在 1 小时内)之前时,洗胃和吐根催吐最有效[41,42]。

通常使用的成人洗胃管(36F)内部直径太小,以致无法回收大药片或胶囊碎片。儿童使用的是一种直径更小的冲洗管[42]。只有当患者摄入大量液体物质且在摄入毒物后 1 小时之内,洗胃才较为有用[45]。然而,患者通常在摄入后超过 1 小时才到达急诊科,此时毒素通常已经被吸收。因此,在药物过量情况下,这些方法的有效性很小。而且,没有研究证实使用洗胃和吐根催吐的方法可以改善患者的预后[41,42,47]。基于这些原因,目前已经不再推荐使用吐根,并且只有在较少的特殊情况下才进行洗胃。

活性炭

1963 年一篇综述性文章指出活性炭是用于治疗中毒最有价值的药物[48]。这一结论仅仅是基于非中毒暴露的禁食患者的研究。然而研究的数据却被外推至中毒患者。自此以后,活性炭成为胃肠道清除毒物的优选方法[22,40,48]。

使用活性炭的目的在于减少毒物的吸收并降低或抑制全身中毒[43]。可惜目前还没有令人满意的用于评估使用活性炭益处的临床研究,从而无法指导此方法的应用。同时,也没有证据表明活性炭的使用能改善临床预后[43]。

当已知患者在 1 小时内摄入了可被活性炭吸附的毒性物质时,应考虑按照 1g/kg 给予活性炭。如果在摄入毒物 1 小时后才给予活性炭,是否还有潜在的益处就不得而知[43]。需要注意的是,铁和锂不能被活性炭吸附,必须使用其他胃肠道清除毒物的方法以清除胃肠道中的毒物[43]。

一般情况下,使用活性炭是安全的。尽管使用活性炭发生不良反应的报道相对较少,但仍有很多并发症的报道,其中最常见的就是误吸。在使用活性炭前,确保患者有完整的或受保护的气道(气管插管)至关重要,特别是对那些嗜睡或可能迅速进展为反应迟钝的患者[43]。

大约 5% 的患者在使用活性炭时发生呕吐从而引起误吸[436,49-51]。由于酸性胃内容物的倒吸或活性炭的吸入从而产生肺部问题。患者可能立刻出现氧合下降,也可能后期才出现肺部影响[51-55]。活性炭意外误吸入肺可导致成人呼吸窘迫综合征[51],还可导致慢性肺部疾病或死亡。然而给予活性炭后引起的毒性暴露,往往不会致命,也不严重[52,56]。

导泻剂

此前,山梨醇(一种泻药)通常与活性炭一起应用,从而促进活性炭-毒物复合物从胃肠道顺利排泄。由于药物的吸收并非在大肠,减少通过肠道时间来减少吸收未被证实[44]。山梨醇也可引起呕吐和误吸[44]。反复使用山梨醇和活性炭,可能会导致继发性高钠血症[57,58]。目前,急诊主要使用的是水活性炭混合物而不是炭-山梨醇混合物。因为泻药不能有效降低药物的吸收或改善患者的预后,故已不再推荐使用[44]。

全肠道灌洗

用聚乙二醇平衡电解质溶液(例如 Colyte,GoLYTELY)进行全肠道灌洗,可以在几小时内成功地去除整个胃肠道的物质。全肠道灌洗对缓释剂型的药品(硫酸亚铁或苯妥英)和形成胃肠结石的物质(片剂或胶囊凝固物)有效[23,45,59]。当有毒制剂不能被活性炭吸附时(例如体内携毒、锂、铁、钾),也可使用全肠道灌洗[22,23,45,59]。由于需要摄入大量的液体(成年人 2L/h,直到流出液变清)才能保证疗效,这种胃肠道净化方法通常需要更长的时间来完成,且患者依从性较差[59]。可以插入鼻胃管,通过鼻胃管给予全肠道灌洗液,使患者依从性差不再成为问题[45]。

解毒剂和特异性治疗

解毒剂是中和或逆转另一种物质毒性的药物。某些解毒剂可以在受体位点置换药物(例如,纳洛酮拮抗阿片类药物,氟马西尼拮抗苯二氮䓬类药物),某些解毒剂可以抑制毒性代谢产物的形成[例如,N-乙酰半胱氨酸(N-acetylcysteine,NAC)用于对乙酰氨基酚中毒,甲吡唑用于甲醇中毒][23,60,61]。有些药物治疗个别药物过量有明显的效果,但不符合解毒剂的定义。例如,碳酸氢钠用于治疗三环类抗抑郁药(tricyclic antidepressant,TCA)过量引起的心脏毒性;苯二氮䓬类药物用于治疗与可卡因和苯丙胺过量相关的中枢神经系统毒性[62-64]。需要注意的是,为了确保有效实施解毒治疗,医疗机构需要时刻储备足够剂量的解毒剂,以便能够及时对患者进行治疗[65]。

增强机体清除能力

血液透析和改变尿液 pH 可以加强机体对毒物的清

除。血液透析可以成功地治疗某些特殊中毒(例如,甲醇、乙二醇、阿司匹林、茶碱、锂)。血液透析还可用于治疗严重的酸碱平衡紊乱或肾功能不全[47]。碱化尿液可增强药物(如阿司匹林和苯巴比妥)的消除[66-68]。

预后监测

为存在毒物暴露的患者选择恰当监测指标和时限,需要掌握毒性作用和中毒时限的相关知识[33,34]。大多数中、重度中毒的患者,应在重症监护病房(intensive care unit, ICU)内进行监测,并对心脏、肺和 CNS 的功能仔细评估[69,70]。

水杨酸盐摄入的评估

收集病史

案例 5-1

问题 1:A.J.,一个 3 岁孩子的母亲,说她儿子 R.J. 服用了一些阿司匹林片剂。此时,还应该从 A.J. 获取或者应该给予她什么信息?

对患者状态进行初步评估是非常必要的。应获知呼叫者的电话号码以防电话断线,因为在后期可能调整初始建议,或需要随访患者情况。医务人员应通过非责备、非判断性的提问获得患者的个体化信息。应该消除呼叫者的焦虑,让他觉得打电话寻求帮助是正确的。

评估临床表现

案例 5-1,问题 2:进一步追问后,A.J. 说 R.J. 除哭闹和腹痛主诉外均表现正常。R.J. 被发现时,正坐在卧室的地板上,手里拿着阿司匹林药瓶,地板上还有一些咬过的药片。A.J. 说孩子脸上带着吃到不喜欢吃的东西时才会出现的表情。A.J. 还说她能看到白色片状物质粘在孩子的牙齿上。她当时离开不超过 5 分钟,并且要求她 5 岁和 6 岁大的儿子照看弟弟。为了正确评估 R.J. 中毒的可能性,还需要什么信息?

为了确定意外摄入药物的潜在毒性,评估当前症状和确定摄入的物质是很重要的。应该采用开放式问题进行询问,判断哪些是呼叫者可以确定的事实,哪些可能是假设的。所得到的答案通常指向准确评估毒物暴露所需的特定信息[20]。

R.J. 的症状看起来并不致命。他的行为可能是对母亲的焦虑感到害怕的表现。一旦确定孩子不需要立即进行救命性治疗,呼叫者一般更愿意且能够回答更多的问题。

A.J. 已经提供了有关孩子症状的信息,但还需要更多的信息来确认摄入的物质、摄入的时间、阿司匹林的品牌(确保该产品不是复方阿司匹林,甚至不含阿司匹林的产

品)、剂型、一整瓶药片的剂量/数量,以及剩余的剂量/数量。父母应仔细搜索床下、地毯下或者其他视线所及外的地方(例如废纸篓、厕所、宠物饭盆、口袋)。药瓶中的药片应该有相同的外观,内容物应该与标示所述一致。关于孩子体重和健康状况,以及孩子是否还服用了其他药物的信息也很重要。孩子的体重有助于明确摄入阿司匹林的最大剂量。

当服药时还有其他孩子在场,应该询问呼叫者其他孩子是否也有可能摄入药物。这种情况下,这些孩子可能均分了丢失的药物;或将所有药物喂给一个小孩;或是年龄最大或最好斗的小孩服用了所有的药物。当无法确定一群孩子中具体每人究竟摄入了多大剂量丢失药物时,每个孩子都应按照摄入了全部丢失数量的药物来进行评估和处理。

电话分诊

案例 5-1,问题 3:A.J. 现在确定瓶中总共丢失了 7 片药,每片含 81mg 阿司匹林。因为她回想起曾从瓶中取出过 2 片阿司匹林,所以她儿子服用的药物不会超过 7 片。A.J. 说 R.J. 体重为 19kg。该患儿需要什么治疗?

基于该儿童的年龄、体重,他可能摄入的阿司匹林(Aspirin)最大剂量比引起明显症状所需的阿司匹林最小剂量小很多。医疗机构需要进行治疗和评估的最小阿司匹林剂量是 150mg/kg[68,71]。R.J. 最多可能摄入了 567mg 的阿司匹林(即 7 片 81mg/片的阿司匹林),大约是 29.8mg/kg(567mg 除以 19kg)。如果该儿童身体健康,没有服用任何药物,并且无阿司匹林过敏史,那么他就不需要任何治疗。此次摄入仅有的不良反应可能是出现轻微的恶心。为这位母亲的提供信息应使其明白,她的孩子没有摄入中毒或危险剂量的药物,这可使她感到安心。

多年来,阿司匹林是儿童意外中毒和中毒死亡最常见的原因[71-73]。然而,安全密封包装以及将儿童用阿司匹林的总量减少到 3g 左右等措施已稳步降低了儿童阿司匹林中毒和死亡的发生率[72-74]。尽管急性阿司匹林中毒的问题仍旧存在,但目前绝大部分威胁生命的中毒来自于治疗药物过量[68]。治疗药物过量发生于给药过于频繁,父母双方都不知情时给孩子服药,或者给药剂量过大。当长期给予过度的剂量,且存在药物蓄积时,治疗性药物过量尤其成问题[68]。

A.J. 的治疗转归

对毒物摄入咨询电话的随访非常重要,以便确定患儿是否出现了没有预见到的需要治疗的症状。在 A.J. 初次来电后 6~24 小时,给她打电话进行随访孩子的情况是比较合适的。在给 A.J. 的回电中,她表示按时给 R.J. 吃了午餐,然后 R.J. 看了动画片,像往常一样午睡,并无症状表现。

急性和慢性水杨酸中毒

症状和体征

案例 5-2

问题 1：A. S. ,71 岁,体重 59kg,女性。既往有慢性头痛史,近几个月来每天服用 10～12 片阿司匹林。入院当晚,开始出现嗜睡,定向障碍,好斗。病史还显示她在入院当天早上(大概 11 小时前)摄入了 95 片阿司匹林,企图自杀。她的主诉为耳鸣、恶心,并呕吐两次。她目前定向障碍,昏昏欲睡。生命体征示:血压 148/95mmHg,脉搏 114 次/min,呼吸 38 次/min,体温 38.4 ℃。A. S. 入院时的实验室检查数据如下:

血清钠(Na),144mEq/L

钾(K),2.5mEq/L

氯(Cl),103mEq/L

碳酸氢根,9mEq/L

葡萄糖,58mg/dl

血尿素氮(BUN),38mg/dl

肌酐,2.5mg/dl

动脉血气(ABG)指标如下:pH,7.14;PCO_2,18mmHg;以及 PO_2,96mmHg。服药后 12 小时血清水杨酸盐浓度约为 90mg/dl。血红蛋白为 9.6g/dl,红细胞压积 28.9%,凝血酶原时间(PT)为 16.4 秒。请问 A. S. 是否因药物的摄入而处于高危状态?

水杨酸盐中毒的症状和严重程度取决于服用的剂量、患者年龄,以及摄入是急性的、慢性的或者两者皆有[73,75,76]。本案例描述了一个长期慢性摄入阿司匹林的患者发生急性摄入的情形。急性摄入 150～300mg/kg 的阿司匹林可能引起轻度到中度的中毒,大于 300mg/kg 时则导致重度中毒,大于 500mg/kg 时有致死可能性[68,71]。A. S. 摄入了大约 600mg/kg,已达到潜在致死剂量。慢性水杨酸盐中毒通常是指每天摄入量在 100mg/kg 以上且连续摄入时间超过 2 天[68,71]。除了急性摄入外,A. S. 为治疗头痛每天还服用 66mg/kg 阿司匹林。她表现出多种重度急性水杨酸盐中毒的典型症状(见水杨酸盐中毒的病理生理学和中毒评估部分)。因高龄,且服用了潜在致命剂量的阿司匹林,A. S. 的预后可能较差。

水杨酸盐中毒的病理生理学

案例 5-2,问题 2：描述急慢性水杨酸盐中毒的病理生理学和临床表现。

水杨酸盐的毒性作用可直接刺激胃肠道,兴奋呼吸中枢,提高代谢率,引起脂类和碳水化合物代谢紊乱,并干扰凝血[68,71,73,75,76]。中毒剂量的水杨酸盐直接刺激延髓呼吸中枢导致恶心、呕吐、耳鸣、谵妄、呼吸急促、痛性发作和昏迷,并影响多种关键的代谢途径[68,73-77]。对呼吸中枢的直接刺激增加通气频率和深度,导致原发性呼吸性碱中毒,从而使碳酸氢盐的肾脏排泄增加,降低了体内缓冲能力。患者通常表现为部分代偿性呼吸性碱中毒[68,74,75,77]。低钾血症的原因除胃肠道和肾脏的钾丢失增加外,也包括碱中毒[68,75,76]。虽然显著的代谢和神经异常在幼儿严重水杨酸盐中毒时比较常见,但当青少年或成人大剂量摄入并导致急性中毒时,也可表现出这些症状[68,74,75]。幼儿急性水杨酸中毒症状比典型的成人中毒症状更加严重。急性摄入后,儿童迅速度过单纯呼吸性碱中毒阶段。继发于呼吸性碱中毒后,经肾脏丢失碳酸氢盐导致机体缓冲能力大幅度下降的情况在儿童更为显著,进而引起代谢性酸中毒[68,73,75,77]。

水杨酸盐对多条生化通路的毒性作用可导致代谢性酸中毒及其他症状[68,75,77]。线粒体氧化磷酸化解偶联导致生成高能磷酸盐的能力受损,耗氧和二氧化碳生成增多,产热增加,体温过高,组织糖酵解及外周葡萄糖需求增多。水杨酸盐可抑制 Krebs 循环的关键脱氢酶,从而导致丙酮酸盐和乳酸盐水平升高。外周组织葡萄糖的需求增加导致糖原分解、糖异生、脂肪分解以及游离脂肪酸代谢的增加。后者导致酮酸生成增加及酮症酸中毒[73,77]。

患者可因数种机制出现严重的循环容积不足[68,75,77]。高热和过度通气使不显性失水增加,呕吐可引起消化液的丢失,以及葡萄糖代谢方式转换产生的溶质负荷导致渗透性利尿。根据患者的酸碱平衡和水电解质的净出入量,血清钠和钾的浓度可能正常,升高或下降。高钠血症和低钾血症是最常见的[73,75]。

血糖浓度通常为正常或轻度升高,而水杨酸慢性中毒或急性中毒后期也可能出现低血糖(就像 A. S. 一样)。在血糖浓度正常的情况下,中枢神经系统的葡萄糖水平可显著降低,这是因为中枢神经系统对葡萄糖利用增高以产生高能磷酸盐,其速率超过了葡萄糖供应的速率[68,73,75,77]。

中毒评估

案例 5-2,问题 3：A. S. 的哪些体征、症状和实验室检测结果与水杨酸中毒一致?

A. S. 呈现出多个典型重度急性水杨酸中毒表现。过度通气来源于水杨酸盐对呼吸系统的直接兴奋作用,以及对代谢性酸中毒的代偿(PCO_2 18mmHg;pH 7.14;血清碳酸氢盐 9mEq/L;呼吸 38 次/min)。代谢性酸中毒情况下的低钾血症(2.8mEq/L)是由肾脏(可能还有胃肠道)的钾丢失增加所导致。A. S. 表现出的高热是由水杨酸引起,同时也要考虑感染因素。她的神经症状有嗜睡、定向力障碍、攻击行为,以及耳鸣、恶心、呕吐,这些通常见于严重的水杨酸盐中毒。此外,老年人和服用致死剂量阿司匹林的患者预后不良。

案例 5-2,问题 4:假设患者为水杨酸中毒,应进行什么样的客观评价?

A.S. 的病情检查展示了对患者的全面初始评估。实验室评估应包括 ABG、血清电解质,BUN、血肌酐、血糖和全血细胞计数[73,74]。测定尿液的比重和 pH[73]。对有症状的患者,需测定 PT 或国际标准化比值(INR)、部分活化凝血活酶时间来评估水杨酸引起的凝血功能障碍。对于呼吸频率增加和高热患者,应监测生命体征[74,75]。体格检查还应包括对胸部影像学,心肺功能和神经功能的评估,以及尿量的测定[75]。

应立即测定患者的水杨酸血药浓度[24,64,73,75],并且每 2 小时复测一次,以证实初始浓度为峰值,且水杨酸水平正在下降而不是升高[24,68,73,76,78]。因为不同的实验室浓度报告所用单位不同(例如,mg/dl、μg/ml、mmol/L),必须了解水杨酸盐血药浓度的测量单位。对水杨酸测量单位的错误解读会造成高估或低估严重程度[24]。

严重急性水杨酸中毒的表现包括各种神经学症状和体征:定向障碍、激惹、幻觉、昏睡、嗜睡、昏迷和痫性发作[69,73]。显著高温可能导致阿司匹林作为解热药的不适当使用。由于血小板功能受损、低凝血酶原血症、Ⅶ因子生成减少和毛细血管脆性增加可导致凝血功能障碍,尤其是长期服用阿司匹林[75-77]。肺水肿和急性肾衰竭也可能发生,但前者更常见于慢性水杨酸中毒。

慢性水杨酸中毒症状与急性中毒相似。然而,慢性中毒患者胃肠道症状可能较少,但通常更加严重且中枢神经系统症状更为多见[71,79]。在成人和儿童中,慢性水杨酸中毒的主要体征是部分代偿性代谢性酸中毒、阴离子间隙增加、酮症、脱水、电解质丢失、过度通气、震颤、躁动、意识模糊、昏迷、记忆缺失、肾衰竭和痫性发作[73,75,76,80]。CNS 表现的严重程度与脑脊液中的水杨酸浓度有关[74,75]。全身性酸中毒时,因为大部分水杨酸盐未解离,并可透过血脑屏障,所以脑脊液中水杨酸盐浓度可能增加。因此,代谢性酸中毒在水杨酸中毒患者中尤其危险[73,75]。

除非刻意查找水杨酸盐摄取史,否则这些问题常常不会显而易见。特别是在老年人群中,这种症状还可能被归因于其他原因(例如,脑炎、脑膜炎、糖尿病酮症酸中毒、心肌梗死)[24,75,79]。延误诊断与死亡率增加有关[24,68,75,79]。不幸的是,慢性中毒患者的血浆水杨酸浓度与中毒程度不太相关。根据患者的临床状态来治疗更为重要,而不是其水杨酸浓度[71]。水杨酸中毒患者的死亡,无论急性还是慢性,都是由中枢神经系统或心功能不全或肺水肿引起的[73,75,79]。

治疗

案例 5-2,问题 5:对 A.S. 而言,什么是合理的治疗计划呢?

水杨酸盐中毒的治疗取决于酸碱失衡和电解质紊乱的程度[68,73,75]。活性炭不适用于 A.S.,她早在 10 小时前摄入了水杨酸盐,并且精神状态已发生改变[46]。误吸的风险远远超过了从胃肠道中吸附剩余阿司匹林的获益。此外,A.S. 已经有水杨酸中毒的表现,说明阿司匹林已经被吸收。也许有人认为,她摄入了 95 片阿司匹林,一些药物可能仍残存在胃肠道,给予活性炭仍然可以结合残存的药物。必须评估给予活性炭的益处与风险。A.S. 的低钾血症、酸中毒和低血糖必须给予纠正,最好通过静脉给予含钾的低渗生理盐水葡萄糖溶液。补液的速度根据补充患者已丢失的和仍然持续丢失的速度来确定[68,73,75-77]。应注意避免过度补液,否则会导致患者出现脑水肿或肺水肿[73,77]。由于 A.S. 存在低血糖(60mg/dl),推荐静脉弹丸式推注葡萄糖溶液[73,75-77]。

碳酸氢钠

酸中毒可增加 CSF 中水杨酸盐浓度,纠正 A.S. 的酸中毒至关重要[74,75]。可通过在静脉输液中加入碳酸氢钠来纠正酸中毒[68,73-76]。应密切监测 A.S. 的血清钠、钾浓度,必要时可静脉补钾[82]。充分通气以防止呼吸性碱中毒是必不可少的。如果呼吸频率达到 36 次/min,可考虑使用呼吸机辅助呼吸。然而,强制性机械通气会干扰患者为维持血清 pH 所进行的代偿反应。带机患者由于无法充分代偿,可能出现严重的酸中毒,甚至死亡[73,83]。

抽搐

A.S. 的抽搐表现并不明显,但在严重水杨酸盐中毒病例中可以见到。抽搐常带来不良预后,并提示中毒严重,需行血液透析治疗[73]。对于像 A.S. 这样的患者,可能存在其他可治疗的能够诱发抽搐的原因(显著的碱中毒、低血糖、低钠血症),应该将这些情况排除。如果抽搐发作,苯二氮䓬类药物是治疗的首选药物[73]。

凝血障碍和高热

维生素 K_1 通常对凝血障碍治疗有效,应在 PT 和 INR 延长时给予[73]。消化道或其他出血可发生但不常见[73,75,76]。轻度高热通常不需要治疗,但极度体温升高时,须使用冷却扇和冰水喷雾[73,77]。

肺水肿

水杨酸盐中毒,尤其是水杨酸盐过量引起慢性中毒时,常常发生非心源性肺水肿[73,75,78]。肺水肿常与神经系统症状的高发生率有关,即使没有液体超负荷也可发生[75,78]。肺泡毛细血管膜通透性增加,前列腺素效应,以及与血小板释放膜通透性物质有关的代谢反应的增加,是水杨酸盐过量引起肺水肿的主要机制。治疗目的是通过碱化尿液或血液透析降低水杨酸水平[78]。

碱化

案例 5-2,问题 6:哪些措施将提高水杨酸盐的清除?其中又有哪些适用于 A.S.?

碱化尿液和血液透析可在水杨酸盐过量时增加它的排泄[68,74]。血液透析是首选,因为可以同时纠正水和电解质失衡[75,78,79]。推荐使用碳酸氢钠以提升动脉血 pH,目的是最大限度地减少水杨酸盐向 CNS 的转运[74,75,77]。

虽然大剂量的碳酸氢钠可增加弱酸性物质的肾脏消除,缩短其半衰期,但这种治疗不能改善水杨酸盐中毒患者的发病率或死亡率。同时强制补液可能使患者处于水钠潴留的危险,如果过快地大量补液,还会引起肺水肿[76,78,79,81]。此外,大量酸性物质的排泄致使重度中毒儿童的尿液是否能被充分碱化(pH>7)尚存疑问[68,73,74]。尽管如此,仍应尝试在严重水杨酸盐中毒的成年患者(如A. S.)中用碳酸氢钠碱化尿液。

补钾治疗对于碱化治疗的患者必不可少[73,75,77]。由于肾脏钾丢失,这些患者可能需要补充大量的钾。如果补钾时不给予过多液体,肺水肿的风险可降至最低[73,75,77]。

对以下患者,应考虑进行血液透析:严重的水杨酸盐中毒、抽搐发作、肾功能衰竭或血浆中水杨酸盐浓度处在潜在致死范围[68,75,76,78,80]。慢性中毒、合并酸中毒、有 CNS 症状、老年人是高风险的患者,应考虑尽早透析[75,80]。因为A. S. 有许多危险因素,她需要紧急血液透析。

A. S. 的治疗转归

6小时后(摄入18小时后)水杨酸盐水平已增加至95mg/dl。她的生化指标显示:血清钠,143mmol/L;钾,2.2mmol/L;氯,99mmol/L;碳酸氢盐,8mmol/L;葡萄糖,77mmol/L;肌酐,4.9mmol/L;血尿素氮,43mmol/L。她的血红蛋白目前为 8.4g/dl,红细胞压积为23%,PT 为 16.6 秒。A. S. 的血气分析 pH 保持在 7.2~7.3 的范围内。尽管尝试输入大剂量碳酸氢钠碱化尿液以使尿液 pH 达到 7.5,尿液 pH 却始终没有超过5.7。由于 A. S. 开始出现容量负荷过重并表现出呼吸困难,症状持续恶化,给予呼吸机辅助通气治疗。胸部 X 线片提示肺水肿。A. S. 开始出现意识混乱及躁动,自行拔除输液通路并离开病床。肾脏科会诊,建议行急诊透析以纠正酸中毒,电解质异常和体液负荷过重。在置入导管时,患者出现强直性抽搐发作,静脉给予劳拉西泮 2mg 后停止。这时,患者出现呼之不应。随后,患者再次出现强制性抽搐,并出现呼吸停止,心脏骤停,未能成功复苏。

铁剂摄入的评估

收集病史和信息

案例 5-3

问题1:K. M.,21 个月,女。其保姆给急诊科打电话,说K. M. 出现呕吐并且似乎摆弄过一个装有绿色药片的无盖无标签的瓶子。孩子被独自留在房间里睡午觉大约有 20 分钟。为什么与该保姆的交流比"案例 5-1,问题1"中的更困难?

在儿童发生意外摄入的情况下,医务人员、医疗保健机构或中毒控制中心接到的由父母以外的人打来的电话通常更难处理。因为呼叫者可能无法提供所有用于准确评估药物摄入的患者信息(例如,患者的体重,慢性用药史)。通常需要从父母处获取更多信息。此外,非父母的呼叫者对意外的药物摄入常表现得更为不安并更难于采取果断措施。

电话分诊

案例 5-3,问题 2:尽管继续追问,K. M. 的保姆仍无法辨认药片。K. M. 还在呕吐,部分呕吐物颜色跟药片的绿色一致。保姆称,孩子的母亲是个单亲妈妈,不清楚她目前是否患有"流感"或其他胃肠道疾病。孩子的母亲当前在工作,没有接听电话。这时,该给 K. M. 的保姆一些什么建议呢?

在此案例中,医生应该考虑 K. M. 的保姆所提供的信息是否符合典型的药物摄入,以及此事件是否可能与重大的不良结局相关。多数两岁儿童在意外摄入药物时产生的毒性有限,因为通常只有相当少量的物质被摄入[5,6]。然而,某些物质[例如甲醇、乙二醇、尼古丁、腐蚀性物质、樟脑、氯喹、可乐定、地芬诺酯-阿托品、茶碱、口服降糖药、钙通道阻滞剂(calcium-channel blockers)、TCAs、阿片类药物]即使只摄入少量也会产生明显的毒性[6,84,85]。

虽然 K. M. 的服药史不详,但描述的绿色片剂和绿色呕吐物表明她可能摄入的是补铁制剂。因为这次中毒被归类为不明物质中毒,具有潜在的严重毒性,所以应该带K. M. 到急诊科进行评估。考虑到从家到医院的距离和保姆的焦虑程度,医生应指导其保姆呼叫救护车。还应指示她将绿色药片随同小孩一起带到急诊科,以便辨认药片。家里的其他药品也应该一同携带,并且应与孩子母亲取得联系。

毒物鉴定

案例 5-3,问题 3:已与 K. M. 的母亲取得联系,并确认家里唯一的绿色药片是她的补铁制剂。指导保姆将K. M. 带到离家最近的急诊科,孩子母亲会在那里等候。K. M. 到达医院后仍在呕吐,但是神志清醒,心率 122次/min,呼吸频率 26 次/min,体温 37.2℃,脉搏血氧饱和度 100%。这时如何估计此次摄入可能会导致的最严重后果?

依据其年龄校正值,K. M. 的生命体征属于正常范围内。此时应注意鉴别摄入的物质和其能产生的最大危害。该案例涉及的摄入物质不明,很可能是一例严重的铁剂中毒,因为尚未对药片进行鉴别。因此,必须对 K. M. 仔细评估,并重新确认摄入史。

美国食品药品管理局(Food and Drug Administration,

FDA）要求所有固体处方药须具有识别标记。参考书（例如，《事实和比较》[86]，《医师案头参考》[87]）、计算机数据库（例如，Identidex[88]）及专利制造商可以帮助鉴别固体药物规格。诸如 http://www.pharmer.org[89] 和 http://www...com[90] 等网站也可用于获得药物识别信息。

凭借随同 K. M. 一起被带到急诊室的绿色药片上的打印代码标记以及 K. M. 母亲的帮助，足以正确鉴别药物。一旦鉴别出该药片，就需要估计药片的最大摄入量。

在 K. M. 的案例中，装有绿色药片的瓶子未贴标签。大多数情况下，药物容器上的标签可以提供鉴别信息和药片分装数量。药物开具日期是可以获取的，估计以前服用的药物数量和目前药物容器中剩余的数量可用于计算被 K. M. 摄入药片的最大数量。

应密切监测 K. M. 的生命体征和症状,评估她的临床状况是否与此前怀疑的摄入情况一致。铁中毒过程的早期症状包括恶心、呕吐、腹泻和腹痛[91-96]。然而，未出现症状并不能说明没有发生中毒，特别是当评估仅在假定服药后较短的时间内进行[91,93-96]。

评估中毒的严重程度

案例 5-3,问题 4：K. M. 重 11kg,似乎没有明显痛苦表现,并已停止呕吐。发现约 25ml 深色呕吐物,但未见药片,测试表明呕吐物中没有血性物质存在。根据瓶子上的标签和母亲的回忆,K. M. 最多摄入了 7 片药。K. M. 预期的中毒程度如何？

部分常用药物（如对乙酰氨基酚[97]、水杨酸盐[71]、铁[91] 及 TCAs[98] 等）具备明显的剂量-毒性关系,可用于评估其毒性潜在的严重性。小于 20mg/kg 的急性铁元素摄入通常是无毒的,20 ~ 60mg/kg 可引起轻至中度毒性,超过 60mg/kg 的剂量会引起严重的和可能致命的中毒[92,94,96]。

经 K. M. 母亲和药片上的印记分别证实这是含有 325mg 富马酸亚铁的肠溶包衣制剂。因为铁剂的剂量-毒性关系基于摄入铁元素的数量,故在计算摄入剂量时,了解特定种类的铁盐很重要。富马酸亚铁含有 33% 的元素铁,而葡萄糖酸亚铁含量为 12%,硫酸亚铁含量为 20%[91,92,94,95]。因此,每 325mg 富马酸亚铁片含有 108mg 的铁元素。K. M. 重 11kg,且最多摄入了 7 片 325mg/片的富马酸亚铁肠溶片剂。摄入量约 69mg/kg（108mg 每片×7 片 = 总共 756mg,再除以患者体重 11kg）的铁,致使她处在严重中毒风险。虽然 K. M. 目前的唯一症状是呕吐,但因为她摄入的是肠溶制剂,吸收过程可能会延迟。

腹部 X 线检查

案例 5-3,问题 5：从她摄入的铁来看,预计 K. M. 会出现潜在的严重毒性。为什么腹部 X 线片可用于验证摄入的铁片数量？

理论上,腹部 X 线检查可显示胃肠道中射线不透性物质（如铁、肠溶片、水合氯醛、吩噻嗪类、重金属）[99]。X 线片检测不透 X 线物质存在的能力取决于剂型、浓度、和物质的分子量。如果药片尚未破裂或溶解,通常可以检测到完整的药片[99]。

铁剂中毒后,不到 1/3 的儿科腹部 X 线片可显示片剂或颗粒剂的阳性证据[100]。相比成人,儿童更有可能嚼碎药片而不是整片吞服。即使整个药片并未分解,仍可出现假阴性结果。如果药片被嚼碎,腹部 X 线片不太可能用于验证摄入铁剂的片数。但是,当胃肠道清除毒物完成后,腹部 X 线片可协助评估是否需进一步清除毒物[99]。

胃肠道去污染

案例 5-3,问题 6：洗胃或活性炭能否作为 K. M. 的铁摄入的治疗措施？为什么？

选择一种胃肠去污染的方法,要考虑所摄入的物质、据药物剂型预计的最大潜在毒性、毒性的潜伏期、摄入到初始治疗间所耗时间、症状和体格检查结果。因为 K. M. 摄入的是铁剂,不能被活性炭吸附,所以不建议使用活性炭来清除[49,91,99]。由于洗胃管的内径有限,无法从胃内吸引出较大的颗粒,所以洗胃对于清除尚未溶解的铁剂无效,尤其是儿童患者[99,100]。

全肠道灌洗

案例 5-3,问题 7：对于 K. M. 而言,还有什么其他的胃肠道去污染的方法可以考虑？

此案例可以考虑使用聚乙二醇电解质溶液进行全肠道灌洗。经口服或经鼻胃管按照成人 1.5 ~ 2L/h 和儿童 500ml/h 的速度给予全肠道灌洗液[59,101]。尽管在几小时内摄入大量液体,且伴有恶心和呕吐常导致患者依从性差,但 K. M. 为住院患者,可以通过鼻胃管注入液体。全肠道灌洗应持续进行,直到排出的洗肠液颜色清亮为止,这个过程可能耗时数个小时[59,101,102]。

治疗效果监测

案例 5-3,问题 8：在急诊科如何对胃肠道去污染的效果进行评价？

为评估胃肠道去污染的效果,通过肉眼观察全胃肠道灌洗回流液中是否有药片或碎片。血清铁浓度的增加,临床状态恶化,或腹部 X 线片发现胃肠道中有不透 X 线片剂等情况都是需要更积极治疗的指征[92,94,102]。

血清铁浓度

案例 5-3,问题 9:目前,K. M. 还未表现出与铁剂中毒相关的 CNS 和心血管症状。她曾有一次腹泻,大便隐血检测阴性。摄入铁剂后约 4 小时测得的血清铁浓度为 480μg/dl(正常为 60~160μg/dl)。从该血清铁浓度可得出哪些关于中毒严重性和潜在临床结果的结论?

血清铁浓度提供了是否需要更积极治疗的指征[96,100,103]。尽管 K. M. 目前没有严重中毒的症状,且洗肠液和腹部 X 线片均未发现药片存在的证据,但是高于正常值的血清铁浓度证实了 K. M. 已摄入铁剂的嫌疑。

吸收时间大概是评价毒性物质摄入中最难以确定的药动学参数。服药过量后尽管进行了胃肠道去污染,药物浓度仍可持续升高[93,95,96,103]。当摄入缓释或肠溶制剂时,吸收时间的延长将更复杂,因为症状的发作是不可预测的[94]。

K. M. 血清铁浓度 480μg/dl 提示其摄入量很大,通常血清铁峰值浓度大于 500μg/dl 预示着严重中毒[93-96,100,103]。单次血清铁浓度的测定结果无法明确血清浓度处于上升或下降,也无法得知其摄入铁剂后,血清铁浓度何时达到峰值[104]。这些铁剂药片也可能聚集在一起形成胃肠结石。胃结石的形成可能导致吸收延长以及毒性发作延迟[93,96]。应在摄入后 4~6 小时取血液样本测定峰值血清铁浓度[94-96,103]。虽然 K. M. 的血清铁浓度是在摄入后约 3 小时测量的,但因她摄入的是肠溶制剂,需要在 2~4 个小时后再次进行血清铁测定。

血糖、白细胞计数及总铁结合力

案例 5-3,问题 10:K. M. 接受了数小时经鼻胃管的 WBI 直至洗肠液变得清亮。同时,K. M. 又反复呕吐 3 次,并变得昏昏欲睡且易激动。在铁剂摄入后 6 小时进行第二次血清铁浓度测定。还有其他什么实验室检查有助于评估铁在 K. M 体内的潜在毒性吗?

当血清铁浓度大于 300μg/dl 时,血糖浓度和白细胞计数通常会升高。在摄入后 6 小时内,如果白细胞计数大于 15 000/μl 且血糖浓度大于 150mg/dl 通常预示严重铁中毒的可能性更大[93]。这些检测补充了铁中毒的确认信息,在那些无法测定血清铁浓度的医疗机构中就显得尤为重要。由于敏感度差(约 50%)[94],这些实验室检查不是铁中毒的常规监测项目。治疗不能基于白细胞计数和血糖浓度[93-95,100]。如果严重铁中毒的患者处在不能及时进行血清铁水平测定的医疗机构,则必须将血液样本送到一个可以迅速进行检测的实验室,否则将患者转移到一个可以对其进行血清铁检测的医疗保健机构。

曾经认为,如果血清铁浓度超过总铁结合力的浓度,表示大剂量的铁中毒。然而,这并没有定论。而且,总铁结合力测试已不再用于监测铁的毒性[99]。

铁中毒的分期

案例 5-3,问题 11:现在距 K. M. 摄入铁剂药片 6 小时。她的第二次血清铁浓度结果尚未获得。K. M. 持续表现出易激动且昏昏欲睡,未像平时一样午睡,并多次呕吐。为何 K. M. 目前相对较轻的症状并不特别让人放心呢?

摄入过量药物和发展为严重毒性间的时间间隔会延迟。目前尚不清楚无症状期存在的原因,可能是继发于摄入药物的延迟吸收、药物分布到作用位点所需的时间或形成毒性代谢产物所需的时间。因此,K. M. 可逐渐出现严重中毒的症状。铁剂中毒可分为 4 个症状不同的阶段[91-96]。

Ⅰ 期

Ⅰ 期的症状通常发生在摄入 6 小时内。在此期间,会出现恶心、呕吐、腹泻和腹痛等,这可能是由于铁剂对胃肠道黏膜的腐蚀性作用。游离铁腐蚀作用还可引起出血,如呕吐物和粪便中带血。在更严重的中毒中,Ⅰ 期可能出现 CNS 和心血管系统毒性[93-96]。

Ⅱ 期

铁剂中毒的第二个时期被认为是症状减轻及临床状态明显改善的阶段。这个阶段可持续到摄入后 12~24 小时,并可能被误解为毒性减轻。此阶段可能意味着在全身症状发生之前,被吸收的铁剂分布至机体所需的时间[91]。在大多数严重案例中,不会出现 Ⅱ 阶段,患者病情持续恶化[93-96]。

Ⅲ 期

Ⅲ 期通常发生在铁摄入后 12~48 小时,以 CNS 毒性(例如嗜睡、昏迷、痫性发作)和心血管毒性(例如低血压、休克、肺水肿)为特异表现。在此阶段还可出现代谢性酸中毒、低血糖、肝坏死、肾功能损伤和凝血功能障碍[93-96]。

Ⅳ 期

急性铁剂摄入后 4~6 周为最终阶段,表现为继发于早期局部毒性作用的胃肠道后遗症。在此期内,前期组织损伤发展为胃内瘢痕形成和幽门狭窄,并造成永久性胃肠道功能异常[93-96]。

患者可在铁中毒的任何阶段到医疗机构就诊,在任何阶段都会出现致命的结果。对中毒进行分期应根据临床症状,而非摄入时间[95]。

去铁胺螯合物

案例 5-3,问题 12:K. M. 在摄入铁 6 小时后的第二次检测发现,血清铁浓度已从 480μg/dl 增加到 560μg/dl。孩子持续呕吐且脸色变得"苍白"。对是否给予去铁胺治疗最重要的评判标准是什么?

去铁胺(desferal)结合血浆中的三价铁离子形成铁复合物铁草胺[94]。去铁胺通过去除线粒体中的铁,从而在细胞水平抑制铁毒性[92]。但去铁胺并非有效的解毒剂,它仅能结合少量的铁(约 100mg 去铁胺结合 9mg铁)[104,105]。铁-去铁胺络合物主要以铁草胺的形式经肾脏排泄[92,94,95]。铁草胺经肾脏清除通常会导致橙红色尿,经常被描述为"酒红色"[92,94,95]。当血清铁浓度超过500μg/dl 以及出现铁中毒症状(例如胃肠道症状、出血、休克、昏迷、痫性发作)时,应启动去铁胺治疗[92-95]。K. M. 的铁中毒症状持续,她大概摄入了 69mg/kg 的元素铁,且血清铁浓度的增加说明铁的吸收仍在继续。因此,应给予 K. M. 去铁胺治疗。

去铁胺的剂量

案例 5-3,问题 13:应该给予 K. M. 多大剂量的去铁胺以及如何给药?

由于半衰期短(76±10 分钟),去铁胺以持续静脉输注的方式给药最为有效[95,104]。临床上,优先选择缓慢静脉注射而非肌内注射,静脉注射比肌内注射更好地控制剂量,痛苦更少,更容易吸收[95,96]。去铁胺通常以 15mg/(kg·h)的速度连续静脉输注。严重的铁中毒患者使用剂量高达45mg/(kg·h)[93-96,104]。快速静脉注射去铁胺可引起低血压[94,96,104,105]。根据生产厂家建议,成人或儿童每 24 小时总去铁胺剂量不应超过 6g,但在接受超过该剂量治疗的患者未见不良反应[105]。

应以约 8mg/(kg·h)的低速率开始 K. M. 的去铁胺治疗,并且应密切监测其临床状况。如果对此剂量耐受,则每 5 分钟增加一次,直到达到 15mg/(kg·h)的目标剂量[90]。

监测和停药

案例 5-3,问题 14:初始按照 8mg/(kg·h)的速度输注去铁胺,K. M. 入住儿科 ICU。应该如何监测去铁胺的治疗? 何时停止用药?

去铁胺的静脉输注速度应随严重铁中毒症状的出现而增加,随不良反应出现而减小[93,94,96,105]。应持续输注去铁胺,直到血清铁浓度小于 100μg/dl,且铁中毒症状消失[105]。根据严重程度,患者通常需要 1~2 天的螯合疗法[93-95]。因去铁胺输注超过 24 小时后,可能出现急性呼吸窘迫综合征,应该避免不必要地延长螯合治疗的时间[93-98]。

尿液颜色呈酒红色表明尿中含铁草胺[92,96]。酒红色消失不是去铁胺治疗充分的可靠指标,因为并不是所有的患者都出现酒红色尿液[92,96]。铁摄入量、血清铁浓度和尿色变化之间也没有相关性[92]。

去铁胺可干扰某些测定血清浓度的实验室方法,导致假性低值[92,93,103,106]。一旦开始使用去铁胺,建议使用原子吸收光谱法监测血清铁浓度[105]。当开始去铁胺治疗时,应联系临床实验室以明确去铁胺治疗是否会妨碍血清铁的分析。

K. M. 的转归

K. M. 在儿科 ICU 度过一夜,并以 15mg/(kg·h)的恒定速度持续输注去铁胺治疗 13 小时。消化道症状消失,逐渐清醒,生命体征稳定。第二天早晨,她血液样本中的游离铁检测显示血清铁水平为 70μg/dl,并于当日下午出院。

中枢神经系统抑制剂与抗抑郁药物摄入评估

摄入确认

案例 5-4

问题 1:A. G. ,40 岁,男性。意识不清,被发现躺在呕吐物中,旁边留有遗书。遗书说明他摄入了 30 粒药。A. G. 75 岁的母亲呼叫了医护人员。当医护人员到达时,A. G. 的心率为 150 次/min,血压为 115/70mmHg,呼吸表浅 14 次/min。A. G. 口中有呕吐物。A. G. 仅对疼痛刺激有反应。医护人员对其进行 ABCs 评估后立即建立了静脉通路。为什么需要对自杀患者的药物过量的信息进行确认呢?

评估成人药物接触史的准确性困难重重,许多医务人员对信息的真实性持怀疑态度,尤其是来自自杀患者的信息[22-25,27]。因患者精神状态发生改变,可能影响其对所发生事件的准确回忆,因此接触史可能并不准确。他也可能会试图故意误导医务人员,以阻碍正常的治疗。研究显示患者描述的药物摄入和尿液药物检验结果之间的相关性较差[23-25,27,32,33,107]。因为药物的干扰,许多假阳性结果具有误导性[108,109]。

尿液药物筛查一般是对最近使用的所有药物和物质进行检测,而不仅仅是某种过量的药物。因此,尿液药物筛查结果不是急性暴露的可靠指标。应该尽可能从其他渠道获取信息来确认病史。对自杀的患者,医务人员应该综合考虑患者可能获得的所有药物,患者的临床症状、实验室检查,以及从家庭成员、警察、救护人员和认识患者的其他人处获得的信息[22-25,27]。

治疗方案中的干预措施

案例 5-4,问题 2：在进行 ABCs 管理基础上,除给予静脉补液外,还应授权医护人员给 A. G. 使用哪些药物干预措施？

葡萄糖和硫胺素 (维生素 B_1)

一般情况下,急救医务人员有指导他们救治不明原因意识丧失患者的处理方案。这些方案通常包括给予葡萄糖、硫胺素和纳洛酮[23,27,60,110]。如果医务人员不能立即测量血糖浓度,应给予 A. G. 50ml 50% 葡萄糖以治疗可能存在的低血糖。如果患者是低血糖,这一剂量的葡萄糖引起的高血糖风险与其带来的显著获益相比可忽略不计。硫胺素应与葡萄糖一同给予,这是因为对于硫胺素缺乏患者,葡萄糖可导致 Wernicke-Korsakoff 综合征[111]（见第 90 章）。Wernicke 脑病是一种可逆的神经系统功能紊乱,表现为神志混乱、共济失调和眼肌麻痹。Korsakoff 精神病被认为是不可逆的,且与硫胺素的长期缺乏相关[111,112]。意识不清的患者也应评估出血、脓毒症、缺氧的可能和头部外伤的依据[25]。

纳洛酮

纯阿片制剂拮抗剂纳洛酮适用于治疗阿片类物质导致的呼吸抑制[110,113],但许多紧急救治方案授权人员可以对所有意识状态降低的患者常规给予纳洛酮治疗[114]。据报道,即使没有阿片类药物中毒的依据,纳洛酮也可以逆转中毒患者的昏迷和呼吸抑制[60,112]。这些患者对纳洛酮的反应可能是继发于尿液毒物筛查未检测出的阿片类药物（如羟考酮、美沙酮、芬太尼）。那些纳洛酮成功救治的非阿片类药物中毒患者的报道,很可能是因为对其他刺激物反应的结果,而并非是对纳洛酮的反应。

给予阿片成瘾患者纳洛酮,可诱发戒断症状（例如激动、攻击行为、呕吐、腹泻、流泪、流涕等）,进一步将中毒表现复杂化[60]。首先会小剂量给予纳洛酮,以确定患者对该药物的反应。纳洛酮引起的突然意识增强会导致暴力和攻击行为[27]。这将使在救护车上进行的急救措施复杂化,并将患者和救护人员置于受伤的危险[60]。

初始治疗

案例 5-4,问题 3：医护人员在 A. G. 的母亲呼叫后 30 分钟将他送达急诊科。在急诊科,A. G. 的心率为 155 次/min,血压 89/50mmHg,呼吸由 14 次/min 降至 9 次/min,给予辅助通气。A. G. 仍然没有反应。救护人员未在房中找到任何处方药或其他药物。母亲认为她儿子在服药治疗抑郁症。医疗团队将尝试从 A. G. 购买药物的药房获得更详细信息。在急诊科应给予 A. G. 哪些初始治疗？

A. G. 的呼吸表浅而且缓慢,并很可能已将呕吐物吸入肺中,所以应对其进行气管插管和 100% 氧浓度的机械通气。应给予 A. G. 大剂量的静脉补液,以确定增加血容量是否会提高他的血压并改善意识状态[22,40]。

解毒剂

案例 5-4,问题 4：A. G. 在几家药店填写过处方,获得他的药物清单需要一定时间。在急诊科,出于诊断目的,可以使用何种解毒剂？可否使用氟马西尼？

从理论上讲,在医院内,为了确认某种未知的中毒,可以使用解毒剂（如纳洛酮、氟马西尼、去铁胺和地高辛特异抗体 Fab 片段）[22,26,27,113,115,116]。然而,给药需要成本和时间,如果没有对某种具体药物的摄入有充分怀疑的理由,这些解毒剂药物可能导致风险增加。[113,115]

器官-系统评估

案例 5-4,问题 5：如何使用器官-系统评估的方法进行初始的机体评估,帮助确定 A. G. 摄入的药物？

应评估患者 ABCs、CNS 和心肺功能,特别注意能提示摄入特定类别药物的临床表现[27,40]。A. G. 的抑郁史提示可能摄入的药物有抗抑郁药、抗精神病药物、锂剂或苯二氮䓬类药物。器官-系统评估将有助于确定是否摄入了这些（或其他）药物。因为成人药物摄入通常涉及多种药物,同时也应考虑阿司匹林、对乙酰氨基酚、减充血剂和抗组胺药等家庭常见药物。

中枢神经系统功能

CNS 功能改变可能是最常见的一种与药物中毒相关的临床表现[27]。中枢神经系统的抑郁或刺激、抽搐、谵妄、幻觉、昏迷或以上症状的任意组合都可表现在中毒患者身上。中枢神经系统改变可能是摄入药物的直接结果,也可能促发其他潜在中枢神经系统病变或疾病状况。[116] 药物过量的临床表现可能因处于中毒过程的不同阶段和摄入剂量而不同[27,64]。

具有胆碱能特性的药物在中毒早期产生定向障碍、意识恍惚、谵妄和幻视；随着毒性进展,可出现昏迷。一般抗胆碱能药物过量不会产生真正的幻觉,但却有假性幻觉。当一个意识完整的患者出现精神异常、偏执或幻视时应考虑到中枢系统兴奋剂如可卡因或安非他明的可能[30,65]。

药物毒性导致的 CNS 功能改变早期很难与潜在精神障碍、创伤、低氧血症或代谢障碍（如肝性脑病和低血糖）等所致者区别。然而,随着时间推移,继发于药物中毒的 CNS 功能减退严重程度不稳定,相应的,因严重创伤或代谢障碍导致的 CNS 抑制作用较为恒定。药物中毒很少引起局灶神经系统症状。瞳孔大小和对光反射的改变和重要生命体征可以为中毒的药物的药理学分类提供线索[23,27,28]。

应该仔细评估 A. G. 是否具有 CNS 抑制、抽搐、定向障碍和其他 CNS 改变等常常与精神科医生处方药物相关的症状。例如，A. G. 的瞳孔可能因摄入的 TCA 药物的抗胆碱能作用而扩大。TCA 中毒也可以引起肌阵挛性痉挛[27]，虽然这种阵挛多为非对称性且更为持久，但也很难将这种阵挛与 TCA 过量导致的抽搐相鉴别[117]。

心血管功能

评估心率、起搏节律和传导以及测定血流动力学功能有助于鉴别摄入药物的类型。拟交感神经药物过量会增加心率，强心苷或 β-受体阻滞剂过量可减慢心率。虽然药物可以直接增加或减慢心率，但还应考虑到药物的间接心脏作用（例如，低血压所致的反射性心动过速）。除非发生低血压或严重的心律失常，一般药物过量所致心律异常无需治疗[27,40]。

肺功能

评估中毒患者呼吸的频率和深度及气体交换效果，也有助于鉴别摄入的药物。呼吸频率降低通常与 CNS 抑制剂的摄入有关。呼吸频率和深度增加通常与 CNS 兴奋剂中毒有关，也可能是对药物引起的代谢性酸中毒的呼吸代偿[27]。呕吐后吸入胃内容物在药物摄入的案例中非常常见。吸入性肺炎是与严重中毒相关的最常见肺部疾病[43]。非心源性急性肺水肿与水杨酸盐药物过量[80]（尤其是慢性中毒）和滥用药物（如可卡因和海洛因）有关[114,118-124]。

体温调节

在评估潜在中毒时，体温常常是被忽视的重要参数[27,40]。意识状态下降常与体温调节功能丧失有关，这将导致体温会随环境温度升高或下降。CNS 兴奋剂（如可卡因、苯丙胺、摇头丸）过量，水杨酸、致幻剂（如苯环利定）或抗胆碱能药物或植物（例如曼陀罗）引起的体温升高（高热）会导致严重后果[27,29,40]。应测肛温，以获得准确的核心温度[125]。

药物过量引起高热通常见于湿热环境，或中毒伴体力消耗、肌张力增加或抽搐。对这些患者，通过肾功能检查（如尿素氮、肌酐）和血清肌酸激酶的测定，可判断是否发生继发于肌肉损伤的横纹肌溶解[27,40,125]。

胃肠道功能

应评估胃肠动力是否降低，因为这可能造成药物吸收延迟或吸收时间延长[27,126,127]。在这种情况下，即使经口摄入药物很长时间以后，清除毒物或许仍有作用。呕吐物或大便带血是摄入胃肠道刺激性物质或腐蚀性物质的信号[128]。

皮肤和肢体

体格检查应包括彻底检查体表的创伤原因，这也可能

解释患者的病情。检查皮肤和四肢可以提供药物中毒的证据，特别是静脉注射或皮下注射的针痕[27]。药物可藏纳在直肠或阴道内[27]。寻找身体隐藏部位（如脐后和阴囊）的药物贴片（如芬太尼）。长期接触硬质表面的承重部位出现水疱提示患者昏迷时间较长[27]。还应评估肌张力，[30]某些药物（如 TCAs）过量可引起肌张力增加或肌阵挛性痉挛，并可产生横纹肌溶解或高热[27,125]。干燥、发热、发红的皮肤也可提示抗胆碱能药物中毒[27,40]。

总之，对 A. G. 进行器官-系统评估可为鉴别可能摄入的药物、受到负面影响的器官功能的恢复能力以及应实施的治疗措施提供有用的指示。

实验室检查

案例 5-4，问题 6：A. G. 应该做哪些实验室检查？

中毒患者的实验室检查取决于摄入史、临床表现和既往病史[22,129]。必须检测患者的氧合状态、酸碱平衡和血糖浓度，尤其是像 A. G. 一样有意识状态改变的患者[40]。首先通过脉搏血氧计测定血氧饱和度，通过测定动脉血气了解酸碱状态和血浆电解质浓度[129,130]。在 A. G. 到达急诊科时，已给予氧气和静脉补液。在转运途中，救护人员已给予葡萄糖治疗。

器官功能不全以及某些疾病（如糖尿病，高血压）往往会危害到体内代谢清除器官（如肾脏和肝脏），这也对实验室相关检查有指导意义。应进行血清肌酐浓度和肝功能测定[含天门冬氨酸氨基转移酶（AST）和丙氨酸氨基转移酶（ALT）]。其他能够反映患者既往病史的特殊检查可以在与其心理医生进行交流后进行。全血细胞计数、生化指标、血清渗透压和其他基本的实验室检查都应该进行[27]。育龄期女性应进行妊娠试验，因为意外妊娠是药物过量的常见诱因[131,132]。

对怀疑有接触心脏毒性药物可能，或者心血管或血流动力学发生改变的患者，应该进行基础的心电图（ECG）检查[23,26,40,130]。由于 A. G. 可能服用了精神类药物，这些药物过量服用具有显著心脏毒性，因此，应进行 12 导联心电图和持续心电监护。严重的 TCA 过量患者经常出现昏迷、QRS 间期延长的心动过速、抽搐、低血压和呼吸抑制[133-136]。

如果存在直接肺毒性或误吸，胸部影像学检查是很有用的[23,26]。TC 的口腔中有呕吐物，且 TCAs 中毒可出现急性呼吸窘迫综合征和肺水肿，所以应该进行胸部影像学检查[133,137,138]。

定性筛查

案例 5-4，问题 7：是否应该检查 A. G. 的尿液和血液以帮助鉴定摄入的物质？说明理由。

毒理学实验室检查可用于确定接触的毒物，排除某些物质，或测定血清或其他生物体液中该物质浓度[24,129,130]。化合物的鉴别和定量是两种完全不同的毒理学检查类

型[24,139]。定性筛查旨在识别哪些物质或哪一种类物质导致中毒。定量检测则是确定某种物质存在的量[24]。

对多种体液标本进行筛查有助于确定未知物质。尿液通常比血样更普遍地用于筛查,而胃液很少进行筛查实验。尿液筛查比血药筛查更优,因为尿液中的药物及代谢产物浓度比其他体液高[140]。

当分析药物和其他物质的尿样筛查结果时,必须记住尿样中存在某种物质不一定与患者的中毒表现一致。尿样筛查出的阳性结果只能说明该患者曾经服用和暴露于这种物质,但无法分辨中毒剂量和非中毒剂量。如果某种药物及其代谢物从尿中的代谢非常缓慢,而且如果检测方法能测定该物质的极低浓度时,那么患者暴露这种药物几天、几周,甚至几个月之后,尿液药物筛查仍然能够检测到这种药物的存在(如大麻)[24,130]。

最重要的是要知道在实验室里可检测到哪些药物或物质。许多实验室会限制他们检测药物的数量,因为有 15 种药物占所有药物过量案例的 90% 以上[32]。有些尿液毒理学筛查只能检测常见的滥用药物(如苯丙胺、巴比妥类药物、苯二氮䓬类药物、可卡因、大麻、阿片类药物)[130]。某些滥用药物不能用常规药物筛查进行检测(如 γ-羟丁酸、氯胺酮、氟硝西泮)[24]。有些检测只能测定药物代谢产物抗体。例如,苯二氮䓬类筛查检测的是奥沙西泮(一种常见的苯二氮䓬代谢物)。然而,阿普唑仑和劳拉西泮不会代谢为奥沙西泮,因此不能在尿筛查中检测出来。同样,阿片类药物的筛查可能无法检测合成的阿片类药物,如芬太尼和美沙酮[130]。

定性毒理学筛查试验结果很难解释。假阴性、假阳性、与相关药物的交叉反应、长期接触、最后的接触时间等因素都会使结果变得复杂化[108,109,130]。尿液毒理学筛查结果很少改变患者的临床管理。监测意识、心血管和呼吸状态以及其他实验室参数可比尿液毒理学筛查结果提供更好的线索[23,24,129,130,139]。

当毒物接触史无法提供或不准确、不符合临床研究结果时应进行毒理学筛查[24]。然而,重要的是要知道特定的毒理学筛查中检测的是哪些药物[130]。因为 A. G. 摄入物质的信息不详,可考虑对其进行全面定性尿液药物筛查。

定量检测

案例 5-4,问题 8:是否应该对 A. G. 进行定量毒理学实验室检测? 说明原因。

定性筛查尿液中的药物种类后,定量分析血液中的药物浓度有助于确定中毒的严重程度以及是否需要积极干预(如血液透析)[24,33,130,139]。如果所要评估的药物具有滞后的临床毒性或其毒性主要是由代谢产物(例如乙二醇,甲醇)造成,那么定量检测就尤其适用。血清中药物浓度有时能早于临床表现预测终末器官损伤(如对乙酰氨基酚对肝脏的影响)。

当出现以下情况,应定量测定血清中的药物含量:(a)药物浓度与毒性作用相关;(b)检测结果可以迅速回报;(c)血药浓度可以指导治疗[32,132,142]。为了协助中毒患者的治疗,大型医疗机构的实验室应该提供以下物质的定量血清浓度检测:对乙酰氨基酚,卡马西平,碳氧血红蛋白,地高辛,乙醇,乙二醇,锂,铁,甲醇,高铁血红蛋白,苯巴比妥,水杨酸,以及茶碱[23,24,33,129,139]。

收集潜在中毒物质定量实验的血样标本时,应该尽可能获得关于其事件发生的时间进程的信息,以确定该物质是否完全被吸收和分布。这可能需要一系列样品来确定是否仍存在明显吸收[29,30]。与慢性摄入药物的治疗性血清浓度相比,过量摄入物质的血清浓度是不太可能处在稳定状态的。

因为摄入的物质并不清楚,此时进行定量毒物测定对A. G. 没有益处。然而,在该案例中,检测血清中的乙醇浓度可能有用,因为药物过量时常常会摄入酒精[132]。大多数的中毒中心还建议对所有有意摄入中毒物质的患者,进行对乙酰氨基酚定量检测,因为如果忽略对乙酰氨基酚摄入,将出现严重的肝毒性[24,129,130]。

评估

案例 5-4,问题 9:A. G. 的临床状况 10 分钟内没有明显改变。已进行了尿液毒理学筛查、检测了乙酰氨基酚和酒精血液浓度,以及动脉血气分析等。12 导联心电图显示 QRS 间期延长 0.13 秒(正常,<0.1 秒)。没有给予解毒剂。A. G. 的体格检查没有发现任何头部创伤的证据。他的瞳孔扩大,光反射迟钝,肠鸣音减退。此时可以猜测 A. G. 可能摄入的是什么药物呢?

尽管 A. G. 摄入的药物还没有最后鉴定出来,但已有数据所提供的线索可以推断最有可能服用的药物种类。CNS 抑制(A. G. 反应迟钝),心室传导减慢(心电图 QRS 间期延长),心动过速(心率 155 次/min,低血压(BP 89/50mmHg),胃肠道运动减弱(肠鸣音减弱),以及可能的抑郁病史(母亲提供)等,所有这些都符合 TCA 药物过量的表现。抗抑郁药可以单独或与其他药物同时服用。

抗抑郁药物毒性

案例 5-4,问题 10:现有的各种抗抑郁药的不同毒性如何影响 A. G. 的治疗?

所有同一类抗抑郁类药物的主要药理学作用和毒性作用是基本相同的。如果还不能确定是哪一种特定的治疗药物,那么此时应该按照这类药物中任何一种药物过量时可导致的最严重的毒性作用考虑给予治疗。所以,推断 A. G. 抗抑郁药物过量应首先作为 TCA(如阿米替林)过量中毒进行评估和处理[135,141]。其他具有不同的结构和作用的抗抑郁药(如曲唑酮、氟西汀、舍曲林)过量服用时引起的毒性作用比 TCAs 要轻[135,141,142]。

胃肠道清除毒物

胃肠道清除毒物的时间距摄入药物时间越长其效果越差,因为此时药物已经被吸收。因为摄取的时间不明,且 A.G. 无反应,他可能已经吸收了大量药物,这使他更容易发生误吸。此外,因为 A.G. 被发现时身边有大量呕吐物,所以他可能已经发生误吸。TCA 过量也可以引起抽搐,这将是胃肠道清除毒物的一个相对禁忌证。考虑到这些问题,许多人不支持为 A.G. 行胃肠道清除毒物[41-44,51-54]。

其他人可能会支持胃肠道清除毒物,因为 TCAs 有强烈的中枢和外周抗胆碱能特性,可以延缓胃肠排空,这可能导致不稳定吸收和迟发毒性,但 A.G. 首先需要气管插管来保护他的气道。此外,TCAs 分布容积大(10~50L/kg),并且母体药物及其代谢产物都有肠肝循环。在过量的情况下,TCAs 的半衰期是 37~60 小时。基于这些原因考虑,可以合理使用活性炭从胃肠道吸附可能尚未被吸收的药物[49]。

考虑到 TCAs 较长的半衰期和肝肠循环,反复给予活性炭以加速 TCAs 的消除。在临床研究中,曾有关于多剂量活性炭可以加快阿米替林清除的报告,但其数据尚不足以支持或排除这种疗法的使用[47]。

有效性监测

由于意识丧失,如果使用活性炭,首先应对 A.G. 进行插管以保护他的气道,并且必须通过鼻胃管给予活性炭。插入鼻胃管会刺激咽反射,引起呕吐和误吸。应密切监测 A.G. 的肺部呼吸音,以确定是否出现吸入性肺炎,特别是因为 A.G. 被发现时意识不清并已经呕吐。

活性炭,特别是给予多剂量时,可产生肠梗阻或肠穿孔,尤其是那些已摄入能减缓胃肠蠕动药物的患者[47,49,101]。必须经常监测肠鸣音以确定是否发生肠梗阻。一旦患者排出含有活性炭的粪便,便可以认为活性炭已经成功通过胃肠道。

碳酸氢钠和过度换气

这一信息证实了 A.G. 摄入 TCA 药物的假设。口服 TCA 药物,15~25mg/kg 可导致严重毒性[98]。A.G. 的遗书上说他服用了 30 片,那么他总共摄入了 3000mg。如果他体重为 70kg 且服用的数量是真实的,那他很明显达到了中毒剂量(约 43mg/kg)。

TCA 中毒时,ECG 会表现为 PR 间期、QTc 间期和 QRS 间期延长的心动过速,ST 段和 T 波改变,终末 40 毫秒向量异常[98,117,133,136,142-146]。TCAs 对心脏有抗胆碱能、肾上腺素能和奎尼丁样膜效应[117,133,135,141,144]。抗胆碱能作用可引起心动过速,而奎尼丁样作用会导致 ECG 改变。

此外,TCAs 为钠通道阻滞剂[147]。钠通道阻滞剂减慢动作电位 0 相上升的最大幅度,降低自律性。阻滞剂降低浦肯野纤维的传导速度,从而延长 QRS 间期[144]。心肌抑制、室性心动过速和心室颤动是 TCAs 致死的最常见原因[136]。因此,转入 ICU 进行连续心脏监测,对 A.G. 而言是必不可少的[143]。

扭转室性心律失常和传导延迟的主要治疗方法是通过静脉给予高渗碳酸氢钠来碱化血清和钠负荷[117,133,135,136,144,145,148]。碳酸氢钠的适应证包括低血压、QRS 间期延长(超过 100 毫秒)、右束支传导阻滞和宽 QRS 波心动过速[135,145]。碱化可以增加血浆蛋白与 TCAs 的结合,从而降低游离的活性药物含量(可能是次要的考虑)[116,133,136,145]。纠正血清 pH 是有益的,因为潜在酸中毒会增加 TCA 导致的心脏毒性[145]。此外,有研究显示,即使在 pH 正常的患者中,碳酸氢钠可能也是有用的,因为碳酸氢钠可对抗钠通道阻滞剂,降低心脏毒性[145,147]。

基于 A.G. ECG 上的心动过速和宽 QRS 波,应静脉给予碳酸氢钠使动脉血 pH 为 7.5~7.55[136,145]。对于 A.G. 而言,可以早期给予碳酸氢钠,因为最初就高度怀疑其抗抑郁药量过量,而且他的 ECG 表现为 QRS 间期延长和心肌传导恶化,且从救护人员接诊开始,他的血压就持续下降。如果没有密切监测,静脉注射碳酸氢钠可以引起钠超载和随后的肺水肿风险[98,146]。

另一种是通过调整呼吸机的参数设置加强患者通气,使 pH 达到 7.5,从而降低 TCA 的心脏毒性[133,136,146]。静脉给予碳酸氢盐和机械通气相结合更可能引起严重的碱中毒。对结合治疗患者,仔细、频繁的血清 pH 监测是必要的[133,147]。

有效性监测

TCAs 中毒的患者常出现严重的酸中毒。可能需要大剂量碳酸氢钠来纠正动脉血 pH。可以通过监测动脉血气以监测酸-碱状态来评价碳酸氢钠治疗效果,特别是对那些进行机械通气的患者[133,147,148]。

应在 1~2 分钟的时间内按照 1~2mmol/kg 的剂量静脉推射碳酸氢钠。为了监测快速推注对心脏的影响,应进行持续 ECG 监测。应反复静注给予碳酸氢钠直至 QRS 波变窄和心动过速减慢。多次静注给药后，应检测血液 pH，用以判断是否达到 7.5~7.55 的目标[145]。至少应该在开始实施碳酸氢钠治疗的一小时内检测动脉血气，以确定 pH 对碳酸氢钠的反应[148]。推注碳酸氢钠之后，可以给予持续输注 150mmol/L 的碳酸氢钠，以维持碱性 pH[145]。必须频繁检测动脉血气以确保其反应[133,147,148]。连续的 ECG 检查，测量 QRS 间期，能够评价碳酸氢钠的疗效。机体 pH 升至 7.5 后，延长的 QRS 间期通常会缩短到正常范围[148]。

抽搐

案例 5-4，问题 15：A.G. 逐步发展为更严重的意识状态改变，并陷入昏迷，甚至对疼痛刺激无反应。他突然出现了强直阵挛性发作，持续约 1 分钟，自行终止。此时应该对 A.G. 进行抗痉挛治疗吗？

CNS 毒性症状通常出现在 TCA 过量时。症状包括激惹、幻觉、昏迷、肌阵挛和抽搐[117,133-136]。抽搐可以导致明显的酸中毒并增加心脏毒性。抽搐通常发生在心脏骤停前。长时间抽搐可导致严重后果，需要迅速开始积极的药物治疗，并且可选用苯二氮䓬类药物治疗抽搐[133,136]。

药物过量引起的癫痫大发作是一种常见的单一类型的抽搐，在药物治疗之前往往就已终止[135]。抽搐大多不会持续发作，所以不应该给予长期抗抽搐药物治疗。然而，如果 A.G. 抽搐在 1~2 分钟内未停止，表明需苯二氮䓬类药物[117,133,136]。苯巴比妥起效慢，对控制急性发作而言起效太迟，且苯妥英钠治疗药物中毒性抽搐通常是无效的[117]。抽搐发作后，患者的酸中毒、低血压情况会加重[136]。抽搐后应立即监测血气、肌酸激酶和 ECG 的变化。

尿液筛查的解读

案例 5-4，问题 16：A.G. 血压降到 80/42mmHg，开始给予多巴胺。复查血气 pH 为 7.20。静脉注射 150ml 碳酸氢钠后心电图恢复正常，给予多巴胺后，血压升高为 100/56mmHg，抽搐停止。尿液药物筛查结果为阿米替林和去甲替林。血液中未检出对乙酰氨基酚、水杨酸盐和乙醇。去甲替林的存在是否表明 A.G. 除了服用阿米替林以外还服用了其他药物？

去甲替林是阿米替林的代谢物，因此服用阿米替林的患者尿液中也可检测到去甲替林的存在。药物代谢产物和母体化合物通常在尿液筛查中同时被检测到[132]。

住院时间

案例 5-4，问题 17：A.G. 应该监测多长时间？

A.G. 应该被转入 ICU 病房进行持续监测，直到

CNS 和心血管毒性作用已经被逆转恢复[117]。关于有症状患者应观察多长时间，存在争议。有些人认为有症状的患者需要心电监护至摄入后 24 小时[135]。其他人认为，TCA 过量的患者需要在症状消失后继续监护 24 小时，因为有些报告称，患者可能发生迟发症状[139]。然而，98% 的心脏毒性和心律失常症状见于 TCA 摄入后 24 小时内[117,134]。由于迟发症状的发生率较低，大多数患者在完全清醒后出院[133]。毒性完全解除后，应该由精神科医生对 A.G. 进行评估，以确定他是否应该住院治疗其自杀倾向[133-135]。

A.G. 的治疗转归

A.G. 未再出现抽搐。他继续接受输注多巴胺 8 小时，并需要再注射几次碳酸氢钠。次日下午，他逐渐醒来并对自杀未遂表示遗憾。此次治疗结束后他被转入精神科住院治疗。

对乙酰氨基酚摄入的评估

肝毒性机制

案例 5-5

问题 1：B.W.，18 岁，女性，孕 30 周，服用了 40 颗 500mg 的对乙酰氨基酚片剂后 8 小时被送往急诊科。她非常抑郁并希望通过服用对乙酰氨基酚终止妊娠。她是意外怀孕，未进行产前检查。B.W. 服药后呕吐过六次并主诉腹痛，心率 95 次/min，血压 110/74mmHg，体温 36.9℃。B.W. 无慢性病史，其他病史不清。对乙酰氨基酚过量是如何引起中毒的？

对乙酰氨基酚通过葡糖醛酸化和硫酸化在肝脏代谢。混合功能氧化酶系统的细胞色素 P450（CYP）2E1 将乙酰氨基酚部分代谢为高活性代谢产物 N-乙酰-对-苯醌亚胺（N-acetyl-p-benzoquinoneimine，NAPQI）。在治疗剂量时，这种代谢物由谷胱甘肽在肝脏解毒。当达到中毒血浆浓度时，葡糖醛酸化和硫酸化代谢途径饱和。通常情况下，NAPQI 是通过与谷胱甘肽结合而被解毒，然而毒性代谢物数量的增加，会耗尽肝脏中的谷胱甘肽贮存。当谷胱甘肽储备下降至正常水平的 30% 时，毒性代谢物就会与肝细胞直接结合，导致对乙酰氨基酚过量的特征性小叶中心性肝坏死[149-152]。

妊娠并发症

案例 5-5，问题 2：由于 B.W. 目前正处于孕期，应该如何调整对乙酰氨基酚中毒的治疗措施？

妊娠不会改变潜在毒性摄入的初期评估或治疗，初始评估首先针对母亲[153,154]。怀孕期间过量服药通常与企图堕胎、抑郁、之前可能失去过孩子、失去爱人或经

济原因有关[131,132,153,154]。故意服用止痛药、产前维生素、铁剂、精神药物和抗生素，占怀孕期间药物过量事件的74%。

由于对乙酰氨基酚可穿过胎盘，母亲服用过量对乙酰氨基酚对胎儿造成危险。在孕14周后，胎儿肝脏能将对乙酰氨基酚氧化代谢为肝毒性代谢产物[151]。但是，胎儿肝脏对对乙酰氨基酚的代谢能力只有成人肝脏的10%。胎儿肝脏可以将对乙酰氨基酚与谷胱甘肽和硫酸盐结合，但通过谷胱甘肽结合解毒似乎会减少[155,156]。

孕妇对乙酰氨基酚中毒的研究表明，大多数孕妇和她们的孩子均可以完全健康存活，并未受到伤害。但也有孕妇和胎儿死于对乙酰氨基酚过量的案例[155,157]。怀孕期间对乙酰氨基酚过量似乎并未增加出生缺陷或不良妊娠结局的风险，除非孕妇处于重度中毒，特别需要及时治疗[149,155]。

胃肠道清除毒物

案例5-5，问题3：是否应该对 B. W. 采用胃肠道清除毒物的方法？说明理由。

B. W. 在8小时前摄入对乙酰氨基酚。因此，药物可能已经被完全吸收，不应该采取任何方式进行胃肠道清除。

评估潜在毒性

案例5-5，问题4：如何评价 B. W. 服用对乙酰氨基酚后的潜在毒性作用？

成人对乙酰氨基酚的摄入量大于150mg/kg或服用总量超过7.5g可导致中毒。然而，对乙酰氨基酚的血清浓度比对乙酰氨基酚的急性摄入剂量更能预测对乙酰氨基酚引起的肝毒性[158,159]。在美国，常使用 Matthew-Rumack 列线图评估急性对乙酰氨基酚过量的潜在肝毒性[160,161]。半对数图上，摄入对乙酰氨基酚后4小时，对乙酰氨基酚血清浓度为200μg/ml 为治疗线，摄入对乙酰氨基酚后15小时，对乙酰氨基酚血清浓度为30μg/ml 为治疗线[152]。有些医务人员认为应该更为保守一些，由于摄入史往往并不准确，所以应采用摄入4小时后对乙酰氨基酚血清浓度150μg/ml 作为启动治疗的底线。分别以对乙酰氨基酚血清浓度和摄取时间为坐标作图[159]。列线图预测了 AST 或 ALT 将大于1 000IU/L 的可能性，并且通过标示对乙酰氨基酚浓度是否在中毒范围内来指导治疗[162]。列线图仅对急性中毒有用，因为它低估了慢性对乙酰氨基酚暴露的潜在毒性。应该指出的是，虽然列线图用来绘制所有患者的对乙酰氨基酚浓度，但它仅适用于既往健康且未饮酒的成人患者[152]。

对乙酰氨基酚治疗列线图

案例5-5，问题5：什么时候测量对乙酰氨基酚血清浓度最佳？

无论服用的是固体还是液体对乙酰氨基酚，一般情况下，1.5~2.5小时都会完全吸收[159]。因为 Matthew-Rumack 列线图是基于药物完全吸收而绘制的，所以它不适用于摄入发生4小时内的情况[159]。大多数临床试验室能在接到血液标本2小时以内完成检测并报告对乙酰氨基酚血清浓度。

对乙酰氨基酚毒性分期

案例5-5，问题6：对乙酰氨基酚中毒的临床症状和体征是什么？

因为对乙酰氨基酚过量在早期没有特异性的诊断性表现，所以早期发现很困难。中毒有阶段性，但可能会重叠且不明确。摄入后30分钟到24小时，患者可能表现出厌食、恶心、呕吐、乏力和出汗，而这些表现都很容易被归因于其他因素。中毒的第二阶段发生在摄入24~48小时后，这一阶段可出现肝毒性。肝毒性普遍发生于摄入后36小时。AST 测定是最灵敏的肝毒性检测方法，因为 AST 异常总是先于实际肝损害表现出来[152,160,163]。

第三阶段是摄入72~96小时后，肝功能严重受损更加明显，患者会再次出现厌食、恶心、呕吐和全身不适。症状可以从轻度肝衰竭到爆发性肝衰竭，可伴有肝性脑病、昏迷和出血。AST 和 ALT 血清浓度可达10 000IU/L 以上。胆红素、INR 值也会升高，葡萄糖和 pH 结果异常。如果发生死亡，通常是由肝衰竭导致多器官衰竭或出血所致。大多数死亡发生于暴露后3~5天。渡过这一阶段的患者大多会逐渐康复[152,160,163]。

解毒剂

案例5-5，问题7：对于 B. W.，应该考虑用什么解毒剂来治疗对乙酰氨基酚中毒？解毒剂是怎样起效的？什么时候最有效？

摄入至少4小时后测定对乙酰氨基酚的浓度可以明确是否中毒[159]。N-乙酰半胱氨酸（N-acetylcysteine，NAC）是对乙酰氨基酚中毒的解毒剂。NAC 含有一个巯基，它转化为半胱氨酸，随后被转换成谷胱甘肽[149,160,162,163]。NAC 作为谷胱甘肽的替代品，直接与对乙酰氨基酚的毒性代谢产物——NAPQI 结合，使其转化为无毒的半胱氨酸结合物[163]。NAC 也是硫化作用的替代品，通过该途径也可以增加无毒代谢。NAC 能增加肝内微循环，这被认为具有保肝作用，即使已发生肝损害也显示出一定价值[149,160]。

尽早启动 NAC 治疗至关重要。在服药后8~10小时开始给予 NAC，仅1.6%的患者会出现肝毒性。在服药超过10小时后才开始使用 NAC，53%的患者会发生肝损伤[152,160]。

妊娠期 N-乙酰半胱氨酸的安全性

案例5-5，问题8：妊娠期间服用 NAC 安全吗？

乙酰氨基酚中毒的妊娠患者处理应与非妊娠患者相同[155-157]。如果无法挽救孕妇，胎儿就无法生存（除非胎儿已经接近临盆或紧急生产）。妊娠不是 NAC 治疗的禁忌，而且，因为 NAC 可以通过胎盘，所以它可保护胎儿免受肝毒性[155,157]。

NAC 治疗似乎对母亲和胎儿均有益处[152,155,158-160,162,163]。当将其作为妊娠期间对乙酰氨基酚过量的解毒剂时，NAC 似乎并不会对胎儿有毒性影响[149,152,155,157]。对乙酰氨基酚过量后，NAC 治疗延迟会使胎儿的死亡概率增加[152,156,160]。

N-乙酰半胱氨酸的给药途径

案例 5-5，问题 9：B.W. 摄入对乙酰氨基酚 9 小时后的血清浓度为 170μg/ml，应通过哪种途径给予 NAC？

该浓度高于 Matthew-Rumack 列线图中 6 小时治疗线对应的对乙酰氨基酚浓度[161]。因为从摄入到送达急诊已耽误了一段时间，且 B.W. 已经出现呕吐，所以 B.W. 很难口服 NAC。因此，建议静脉使用。

FDA 批准的无菌，无热原的 NAC 配方可作为解毒剂[164-166]。静脉注射 NAC 并非没有风险，首次静注 NAC 时可能发生过敏反应。不良反应的发生率为 14.3%～23%。哮喘和异位妊娠患者应缓慢而谨慎给药，同时观察是否出现过敏反应的症状[166]。

大多数不良反应包括恶心、呕吐、荨麻疹、皮肤潮红和瘙痒。支气管痉挛、血管性水肿、低血压和死亡事件很少发生，但当静脉途径给药时仍须密切监护[167,168]。大多数过敏反应发生在初始输入解毒剂的 15 分钟，并且与剂量相关[168]。尽管一项比较两种输注速度不良反应的研究并未显示其有显著临床差异，但考虑到时间关系，静脉输注首剂 NAC 的时间通常需要 60 分钟而不是 15 分钟[166,169]。

静脉给予 N-乙酰半胱氨酸

案例 5-5，问题 10：怎样对 B.W. 实施静脉给予 NAC？

FDA 批准的静脉使用 NAC 的方案与欧洲应用的 20 小时给药方案相同，被称为 Prescott 方案[164,165,166]。将 NAC 按照 150mg/kg 剂量溶于 5% 葡萄糖中静脉缓慢滴注 60 分钟，同时观察可能出现的过敏反应症状。随后，50mg/kg 维持剂量输注 4 小时，最后按照 100mg/kg 剂量输注 16 小时。该方案在负荷剂量后的 20 小时内共给予了总量为 300mg/kg 的 NAC[166]。

口服 N-乙酰半胱氨酸

案例 5-5，问题 11：一旦 B.W. 能耐受口服 NAC 治疗，什么样的剂量方案是适当的？

标准口服 NAC 方案来源于初期的临床研究[163]。无论是采用 10% 还是 20% 的黏液溶解剂（用于吸入治疗的制剂），NAC 的口服负荷量均为 140mg/kg。初始剂量后，在随后的 72 小时内，每间隔 4 小时给予一次 NAC，每次按照 70mg/kg 的剂量，共 17 次。该方案在 72 小时内共给予 1330mg/kg 的 NAC[170]。由于口服 NAC 含有巯基有一股很难闻的味道（像臭鸡蛋一样），通常导致患者恶心、呕吐。为了掩盖难闻的味道和气味，可将 NAC 稀释于碳酸饮料或果汁中，稀释成 5% 的溶液[163]。由于口服 NAC 经肝代谢，这被认为是口服治疗的优势所在[164]。

基于静脉疗法的有效性，目前正在使用 NAC 短期口服疗法[171,172]。NAC 短程口服遵循与静脉 NAC 相同的 20 小时疗程。给予患者 140mg/kg 的 NAC 口服负荷剂量，随后每 4 小时给药一次，每次按照 70mg/kg 的剂量给药，共 5 次（治疗 20 小时）。在负荷剂量后 20 小时（即给予 5 次维持剂量后），重复测定对乙酰氨基酚血清浓度、肝功能和 INR 值。如果肝功能和凝血功能正常，对乙酰氨基酚的水平低于检出下限，可以停用 NAC。摄入后 36 小时，建议再次复测肝功能。20 小时 NAC 疗法的其他版本中，治疗方案是相同的，但实验室检查分别是在药物摄入后初次测定，以及 16 小时、36 小时和 48 小时后复测[172]。

乙酰半胱氨酸的疗效

案例 5-5，问题 12：NAC 的哪种给药途径更有效？

没有证据表明何种 NAC 给药途径更具优势[161,164,173-175]。当对乙酰氨基酚过量时，患者的预后更多地取决于药物摄入后到开始治疗的时间，而不是 NAC 的给药途径。在摄入后 8～10 小时就给予 NAC 治疗的患者，不管是通过何种途径，都很少出现肝毒性。入院较晚或启动 NAC 治疗延迟的患者，肝毒性发生率较高[150,161,164,170,174-176]。

一项关于静注 NAC 与口服 NAC 疗效对比的研究发现，只要在对乙酰氨基酚过量摄入后 10 小时内开始治疗，两者均能有效降低肝毒性。呕吐会导致口服给药推迟，但在启动治疗方案时，静脉输注存在明显延迟[174]。静脉给予 NAC 能避免呕吐患者的麻烦，但口服 NAC 更安全。口服 NAC 会引起恶心及呕吐，而静脉输注 NAC 可能导致支气管痉挛、荨麻疹和血管性水肿[149,160]。此外，口服治疗要便宜得多[176]。

虽然尽早启动治疗是减少对乙酰氨基酚中毒所致肝损伤的一个关键因素，然而治疗时长已成为另一个重要因素[175,177]。因为静脉制剂治疗时间为 21 个小时，重度中毒患者可能存在治疗不足的情况。21 小时后，应对患者重新评估，以确保对乙酰氨基酚浓度低于检测限，且肝酶有明显下降的趋势。如果仍存在可测量的对乙酰氨基酚，肝酶仍升高，必须继续 NAC 治疗。

口服 NAC 治疗比静注所需的准备时间更少且价格更便宜。如果患者摄入对乙酰氨基酚后很快就诊，并且没有恶心和呕吐,可口服治疗。如果患者就诊较晚(摄入后 10 小时以上)伴随肝毒性症状和体征,以及顽固性恶心和呕吐,应立即静脉给予 NAC[164,170]。

乙酰半胱氨酸的疗效监测

案例 5-5,问题 13: 如何监测 B. W. 应用 N-乙酰半胱氨酸治疗的功效?

应通过每天监测对乙酰氨基酚浓度(只要还能测出)、AST、ALT、总胆红素、葡萄糖和 INR 值,来评估 B. W. 使用 NAC 的疗效。AST 和 ALT 的血清浓度常常在药物过量摄入后的 36 小时(变化范围为 24~72 小时)升高[160,174]。由于持续肝损害,即使给予了 NAC 治疗,肝酶的峰值也可达至几万单位。大多数患者的 AST 和 ALT 在 3 天后开始下降,然后恢复到基线值[160]。

少数患者,尤其是那些药物过量摄入后就诊较晚的患者,有可能出现急性肝衰竭。严重或持续性酸中毒、凝血功能障碍、显著升高的血清肌酐、Ⅲ~Ⅳ级脑病等症状的出现与暴发性肝衰竭患者死亡相一致。肝移植可作为这些病人的选择[152,178-181]。

乙酰半胱氨酸治疗时间

案例 5-5,问题 14: NAC 治疗应该持续多久?

最初的 NAC 剂量方案是基于对乙酰氨基酚半衰期 4 小时制定的。5 个半衰期后(20 小时),对乙酰氨基酚在体内基本被代谢,可停用 NAC。根据相对于 NAPQI 消耗谷胱甘肽的速率,按照 6mg/(kg·h)的剂量给予 NAC。为了确保患者获得足够剂量的 NAC,FDA 推荐将剂量改为 18mg/(kg·h),持续 72 小时[182]。这一建议是传统 72 小时口服 NAC 疗法的疗程。

采用传统的 72 小时口服 NAC 疗程时,如果肝功能检测趋于正常,其他实验室检查指标(即凝血检查、葡萄糖、pH、胆红素)在正常范围,血清中不再测到对乙酰氨基酚,则可以停止治疗。但只要血液中还有对乙酰氨基酚存在,就可以代谢为 NAPQI,引起进一步的毒性作用[162,171,182]。持续的 NAC 治疗不会对患者造成伤害,只会获益。

使用较短的 20 小时疗程的口服 NAC 时,如果肝功能和凝血功能正常,且 20 小时后在血清中不能测出对乙酰氨基酚,即可停止 NAC 治疗[172]。但是,如果 20 小时后肝功能或凝血功能异常,或如果 20 小时后血清中仍然能测出对乙酰氨基酚,那么应该将 NAC 治疗再延长 24 小时[173,174]。应每隔 24 小时重复进行实验室检查,并且必须密切监测患者病情发展。如果患者没有改善,应该持续给予 NAC 直至患者康复、实施肝移植或死亡[152]。

目前关于 NAC 的最佳给药途径、最佳剂量方案或最佳治疗时间尚未达成共识[160,164,182]。然而,为达到最佳疗效,NAC 治疗必须在药物摄入后 10 小时内实施,这一点得到一致认同[149,160,164,170,173,176]。对无任何肝毒性症状表现的患者,较短疗程 NAC 治疗可减少给予患者的 NAC 剂量,减少实验室检查的次数,缩短住院时间,降低成本[164,171,182]。

乙酰半胱氨酸毒性

案例 5-5,问题 15: 怎样监测 B. W. 的 NAC 治疗毒性呢?

除了预期的呕吐外,口服 NAC 安全且无毒性作用[149,161,164]。给予口服 NAC 后至少需要 1 小时才能被顺利吸收。如果 B. W. 在口服 NAC 后一小时内出现呕吐,应重复给予。如果她呕吐持续很长时间,则应给予止吐药(例如昂丹司琼、甲氧氯普胺)或安置十二指肠营养管,这样可以改善胃肠耐受性[164,183,184]。如果患者不能耐受口服液,NAC 应通过静脉通路持续给予。

高达 14% 的患者静脉输注 NAC 时出现过敏反应。虽然大多数的反应并不严重,但已有关于支气管痉挛、血管性水肿和呼吸骤停的报道[149,160,164,182]。当通过静脉给予 NAC 时,应监测患者是否出现变态反应或过敏反应。NAC 负荷剂量在 60 分钟内缓慢输注,大部分反应都可以避免[149,160,164]。

B. W. 治疗转归

B. W. 存在持续恶心和呕吐,并难以耐受口服液。继续静脉输注 NAC。请产科医师会诊以评估 B. W. 的妊娠状况。在她住院期间安置了胎儿监护,并对胎儿进行了超声检查。当 B. W. 通过超声看到胎儿时,她抑郁的心情看起来有所改善。在摄入发生 36 小时后,她的对乙酰氨基酚浓度未再测出,她肝功能检测显示 AST 轻度升高至 274U/L,ALT 为 188U/L。INR 和总胆红素水平正常,分别是 0.7 秒和 0.8mg/dl。

随后,精神科医生查看了 B. W.。安排她进行咨询和产前培训。B. W. 看起来很渴望参加,当家人来看望她时,她很热情地谈论宝宝。由于妊娠,医生决定持续 NAC 治疗直到完成 72 小时疗程,目的是尽可能保护胎儿的肝脏。6 周后,她正常分娩了一个体重 2.7kg 的女婴。

结论

遗憾的是,目前尚无适用于所有中毒患者的标准化治疗方法。每次中毒都是唯一的,必须考虑患者特定因素。由于通常缺乏循证科学的支持,中毒患者的治疗颇具争议。当在美国遇到毒物接触可能时,请致电 1-800-222-1222 咨询中毒控制中心,中毒控制中心全天 24 小时提供咨询服务。

(徐斑、张芸榕 译,刘静、杜晓冬、魏薇 校,蒋学华 审)

参考文献

1. Woolf AD, Lovejoy FR, Jr. Epidemiology of drug overdose in children. *Drug Saf*. 1993;9:291.

2. Madden MA. Pediatric poisonings: recognition, assessment, and management. *Crit Care Nurs Clin North Am*. 2005;17:395.

3. Mowry JB et al. 2013 Annual report of the American Association of Poison Control Centers' National Poison Data System (NPDS): 31st Annual Report. *Clin Toxicol (Phila)*. 2014:S2:1032.

4. Substance Abuse and Mental Health Services Administration, Office of Applied Studies. Drug Abuse Warning Network 2005: National Estimates of Drug-Related Emergency Department Visits. https://dawninfo.samhsa .gov/data. Accessed July 2015.

5. Schille SF et al. Medication overdoses leading to emergency department visits among children. *Am J Prev Med*. 2009;37:181.

6. Fung LS. Pediatric accidental ingestions—monitoring and treatment options. *US Pharmacist*. March 2010:51.

7. Dean B, Krenzelok EP. Adolescent poisoning: a comparison of accidental and intentional exposures. *Vet Hum Toxicol*. 1998;30:579.

8. Huott MA, Storrow AB. A survey of adolescents' knowledge regarding toxicity of over-the-counter medications. *Acad Emerg Med*. 1997;4:214.

9. Chan P. Pharmacokinetic and pharmacodynamic considerations in geriatrics. *Calif J Health Syst Pharmacy*. 2010;22:5.

10. Johnston CB. Drugs and elderly: practical considerations. University of California San Francisco, Division of Geriatrics, primary care lecture series; 2001.

11. Klasco RK, ed. POISINDEX System. Greenwood Village, CO: Thomson Reuters. (Expires 6/2015.)

12. Caravati EM, McElwee NE. Use of clinical toxicology resources by emergency physicians and its impact on poison control centers. *Ann Emerg Med*. 1991;20:147.

13. Hoffman R et al, eds. *Goldfrank's Toxicologic Emergencies*. 10th ed. New York, NY: McGraw-Hill; 2015.

14. Olson KR et al, eds. *Poisoning and Drug Overdose*. 6th ed. New York, NY: McGraw-Hill; 2012.

15. Mullen WH et al. Incorrect overdose management advice in the Physicians' Desk Reference. *Ann Emerg Med*. 1997;29:255.

16. Cohen JS. Dose discrepancies between the Physicians' Desk Reference and the medical literature, and their possible role in the high incidence of dose-related adverse drug events. *Arch Intern Med*. 2001;161:957.

17. Harrison DL et al. Cost-effectiveness of regional poison control centers. *Arch Intern Med*. 1996;156:2601.

18. Miller TR, Lestina DC. Costs of poisoning in the United States and savings from poison control centers: a benefit-cost analysis. *Ann Emerg Med*. 1997;29:239.

19. Committee on Poison Prevention and Control, Board on Health Promotion and Disease Prevention, Institute of Medicine of the National Academies. Forging a Poison Prevention and Control System. Poison control center activities, personnel, and quality assurance. Chapter 5. Washington, DC: The National Academies Press; 2004.

20. Ford PS. A telephone history taking and poisoning care process. *Vet Hum Toxicol*. 1981;23:428.

21. Veltri JC. Regional poison control services. *Hosp Formul*. 1982;17:1469.

22. [No authors listed]. Clinical policy for the initial approach to patients presenting with acute toxic ingestion or dermal or inhalation exposure. American College of Emergency Physicians. *Ann Emerg Med*. 1995;25:570.

23. Kulig K. Initial management of ingestions of toxic substances. *N Engl J Med*. 1992;326:1677.

24. Eldridge DL, Holstege CP. Utilizing the laboratory in the poisoned patient. *Clin Lab Med*. 2006;26:13.

25. Wright N. An assessment of the unreliability of the history given by self-poisoned patients. *Clin Toxicol*. 1980;16:381.

26. Boyle JS et al. Management of the critically poisoned patient. *Scand J Trauma Resusc Emerg Med*. 2009;17:29.

27. Olson KR et al. Physical assessment and differential diagnosis of the poisoned patient. *Med Toxicol*. 1987;2:52.

28. Nice A et al. Toxidrome recognition to improve efficiency of emergency urine drug screens. *Ann Emerg Med*. 1988;17:676.

29. Spyker DA, Minocha A. Toxicodynamic approach to management of the poisoned patient. *J Emerg Med*. 1988;6:117.

30. Roberts DM, Buckley N. Pharmacokinetic considerations in clinical toxicology. *Clin Pharmacokinet*. 2007;46:897.

31. Sue YJ, Shannon M. Pharmacokinetics of drugs in overdose. *Clin Pharmacokinet*. 1992;23:93.

32. Mahoney JD et al. Quantitative serum toxic screening in the management of suspected drug overdose. *Am J Emerg Med*. 1990;8:16.

33. Hepler BR et al. Role of the toxicology laboratory in the treatment of acute poisoning. *Med Toxicol*. 1986;1:61.

34. Buckley NA et al. Controlled release drugs in overdose: clinical considerations. *Drug Saf*. 1995;12:73.

35. Mellick LB et al. Presentations of acute phenytoin overdose. *Am J Emerg Med*. 1989;7:61.

36. Chaikin P, Adir J. Unusual absorption profile of phenytoin in a massive overdose case. *J Clin Pharmacol*. 1987;27:70.

37. Mitchell JR et al. Acetaminophen-induced hepatic injury: protective role of glutathione in man and rationale for therapy. *Clin Pharmacol Ther*. 1974;16:676.

38. Rosenberg J et al. Pharmacokinetics of drug overdose. *Clin Pharmacokinet*. 1981;6:161.

39. Baud FJ. Pharmacokinetic-pharmacodynamic relationships: how are they useful in human toxicology? *Toxicol Lett*. 1998;102–103:643.

40. Greene SL et al. Acute poisoning: understanding 90% of cases in a nutshell. *Postgrad Med J*. 2005;81:204.

41. Hojer J et al. Position paper update: ipecac syrup for gastrointestinal decontamination. *Clin Toxicol*. 2013;51:134.

42. Benson BE et al. Position paper update: gastric lavage for gastrointestinal decontamination. *Clin Toxicol*. 2013;51:140.

43. Chyka PA et al. Position paper: single-dose activated charcoal. *Clin Toxicol (Phila)*. 2005;43:61.

44. [No authors listed]. Position paper: cathartics [published correction appears in *J Toxicol Clin Toxicol*. 2004;42:1000]. *J Toxicol Clin Toxicol*. 2004;42:243.

45. Thanacoody R. Position paper update: whole bowel irrigation for gastrointestinal decontamination of overdose patients. *Clin Toxicol (Phila)*. 2015;53:5.

46. [No authors listed]. Position statement and practice guidelines on the use of multi-dose activated charcoal in the treatment of acute poisoning. American Academy of Clinical Toxicology; European Association of Poisons Centres and Clinical Toxicologists. *J Toxicol Clin Toxicol*. 1999;37:731.

47. Vale JA. Clinical toxicology. *Postgrad Med J*. 1993;69:19.

48. Holz LE, Jr, Holz PH. The black bottle. A consideration of the role of charcoal in the treatment of poisoning in children. *J Pediatr*. 1963;63:306.

49. Neuvonen PJ, Olkkola KT. Oral activated charcoal in the treatment of intoxications: role of single and repeated doses. *Med Toxicol Adverse Drug Exp*. 1988;3:33.

50. Bond GR. The role of activated charcoal and gastric emptying in gastrointestinal decontamination: a state-of-the-art review. *Ann Emerg Med*. 2002;39:273.

51. Harris CR, Filandrinos D. Accidental administration of activated charcoal into the lung: aspiration by proxy. *Ann Emerg Med*. 1993;22:1470.

52. Graff GR et al. Chronic lung disease after activated charcoal aspiration. *Pediatrics*. 2002;109:959.

53. Elliot CG et al. Charcoal lung: bronchiolitis obliterans after aspiration of activated charcoal. *Chest*. 1989;96:672.

54. Givens T et al. Pulmonary aspiration of activated charcoal: a complication of its misuse in overdose management. *Pediatr Emerg Care*. 1992;8:137.

55. Golej J et al. Severe respiratory failure following charcoal application in a toddler. *Resuscitation*. 2001;49:315.

56. Tomaszewski C. Activated charcoal—treatment or toxin? *J Toxicol Clin Toxicol*. 1999;37:17.

57. Gazda-Smith E, Synhavsky A. Hypernatremia following treatment of theophylline toxicity with activated charcoal and sorbitol. *Arch Intern Med*. 1990;150:689.

58. Allerton JP, Strom JA. Hypernatremia due to repeated doses of charcoal-sorbitol. *Am J Kidney Dis*. 1991;17:581.

59. Tenebein M. Whole bowel irrigation as a gastrointestinal decontamination procedure after acute poisoning. *Med Toxicol Adverse Drug Exp*. 1988;3:77.

60. Hoffman RS, Goldfrank LR. The poisoned patient with altered consciousness: controversies in the use of the "coma cocktail". *JAMA*. 1995;274:562.

61. Trujillo MH et al. Pharmacologic antidotes in critical care medicine: a practical guide for drug administration. *Crit Care Med*. 1988;26:377.

62. Goldfrank LR, Hoffman RS. The cardiovascular effects of cocaine. *Ann Emerg Med*. 1991;20:165.

63. Wrenn K et al. Profound alkalemia during treatment of tricyclic antidepressant overdose: a potential hazard of combined hyperventilation and intravenous bicarbonate. *Am J Emerg Med*. 1992;10:553.

64. Olson KR et al. Seizures associated with poisoning and drug overdose. *Am J Emerg Med*. 1994;12:392.

65. Dart RC et al. Expert consensus guidelines for stocking of antidotes in hospitals that provide emergency care. *Ann Emerg Med*. 2009;54:386.

66. Proudfoot AT et al. Position paper on urine alkalinization. *J Toxicol Clin Toxicol*. 2004;42:1.

67. Garrettson LK, Geller RJ. Acid and alkaline diuresis: when are they of value in the treatment of poisoning? *Drug Saf*. 1990;5:220.

68. Temple AR. Acute and chronic effects of aspirin toxicity and their treatment. *Arch Intern Med*. 1981;141(3 SpecNo):364.

69. Kulling P, Persson H. Role of the intensive care unit in the management of the poisoned patient. *Med Toxicol*. 1986;1:375.

70. Alapat PM, Zimmerman JL. Toxicology in the critical care unit. *Chest*. 2008;133:1006.

71. Chyka PB et al. Salicylate poisoning: an evidence-based consensus guideline for out-of-hospital management. *Clin Toxicol (Phila)*. 2007;45:95.

72. Clarke A, Walton WW. Effect of safety packaging on aspirin ingestion by children. *Pediatrics*. 1979;63:687.

73. Done AK, Temple AR. Treatment of salicylate poisoning. *Mod Treat*. 1971;8:528.

74. Done AK. Aspirin overdosage: incidence, diagnosis, and management. *Pediatrics*. 1978;62(5, pt 2 Suppl):890.

75. Yip L et al. Concepts and controversies in salicylate toxicity. *Emerg Med Clin North Am*. 1994;12:351.

76. Notarianni L. A reassessment of the treatment of salicylate poisoning. *Drug Saf*. 1992;7:292.

77. Temple AR. Pathophysiology of aspirin overdosage toxicity, with implications for management. *Pediatrics*. 1978;62(5, pt 2 Suppl):873.

78. Heffner JE, Sahn SA. Salicylate-induced pulmonary edema: clinical features and prognosis. *Ann Intern Med*. 1981;95:405.

79. Anderson RJ et al. Unrecognized adult salicylate intoxication. *Ann Intern Med*. 1976;85:745.

80. Bailey RB, Jones SR. Chronic salicylate intoxication: a common cause of morbidity in the elderly. *J Am Geriatr Soc*. 1989;37:556.

81. Dargan PI et al. An evidence based flowchart to guide the management of acute salicylate (aspirin) overdose. *Emerg Med J*. 2002;19:206.

82. Done AK. Salicylate intoxication: significance of measurements of salicylate in blood in cases of acute ingestion. *Pediatrics*. 1960;26:800.

83. Greenberg MI et al. Deleterious effects of endotracheal intubation in salicylate poisoning. *Ann Emerg Med*. 2003;41:583.

84. Koren G. Medications which can kill a toddler with one tablet or teaspoonful. *J Toxicol Clin Toxicol*. 1993;31:407.

85. Litovitz T, Manoguerra A. Comparison of pediatric poisoning hazards: an analysis of 3.8 million exposure incidents: a report from the American Association of Poison Control Centers. *Pediatrics*. 1992;89(6, pt 1):999.

86. Drug Facts and Comparisons 2015. St. Louis, MO: Wolters Kluwer; 2014.

87. PDR Staff. *Physicians Desk Reference 2015*. 69th ed. Montvale, NJ: Thompson Healthcare; 2014.

88. Klasco RK, ed. *INDENTIDEX System*. Greenwood Village, CO: Thomson Micromedex; 2006; vol. 164.

89. Pharmer.org. Where's My Pill? http://www.pharmer.org/. Accessed July 2, 2015.

90. Drugs.com. Drug Information Online. http://www.drugs.com/. Accessed July 2, 2015.

91. Manoguerra AS et al. Iron ingestion: an evidence-based consensus guideline for out-of-hospital management. *Clin Toxicol (Phila)*. 2005;43:553.

92. Klein-Schwartz W et al. Assessment of management guidelines: acute iron ingestion. *Clin Toxicol (Phila)*. 1990;29:316.

93. Fine JS. Iron poisoning. *Curr Probl Pediatr*. 2000;30:71.

94. McGuigan MA. Acute iron poisoning. *Pediatr Ann*. 1996;25:33.

95. Mills KC, Curry SC. Acute iron poisoning. *Emerg Med Clin North Am*. 1994;12:397.

96. Banner W, Jr, Tong TG. Iron poisoning. *Pediatr Clin North Am*. 1986;33:393.

97. Caravati EM. Safety of childhood acetaminophen overdose [letter]. *Ann Emerg Med*. 2001;37:115.

98. Woolf AD et al. Tricyclic antidepressant poisoning: an evidence-based consensus guideline for out-of-hospital management. *Clin Toxicol (Phila)*. 2007;45:203.

99. Jaeger RW et al. Radiopacity of drugs and plants in vivo limited usefulness. *Vet Hum Toxicol*. 1981;23(Suppl 1):2.

100. James JA. Acute iron poisoning: assessment of severity and prognosis. *J Pediatr*. 1970;77:117.

101. Perrone J et al. Special considerations in gastrointestinal decontamination. *Emerg Med Clin North Am*. 1994;12:285.

102. Tenebein M. Whole bowel irrigation in iron poisoning. *J Pediatr*. 1987;111:142.

103. Chyka PA et al. Serum iron concentrations and symptoms of acute iron poisoning in children. *Pharmacotherapy*. 1996;16:1053.

104. Lovejoy FH, Jr. Chelation therapy in iron poisoning. *J Toxicol Clin Toxicol*. 1982;19:871.

105. Engle JP et al. Acute iron intoxication: treatment controversies. *Drug Intell Clin Pharm*. 1987;21:153.

106. Helfer RE, Rodgerson DO. The effect of deferoxamine on the determination of serum iron and iron-binding capacity. *J Pediatr*. 1966;68:804.

107. Ingelfinger JA et al. Reliability of the toxic screen in drug overdose. *Clin Pharmacol Ther*. 1981;29:570.

108. Rogers SC et al. Rapid urine drug screens: diphenhydramine and methadone cross-reactivity. *Pediatr Emerg Care*. 2010;26:665.

109. Brahm NC et al. Commonly prescribed medications and potential false-positive urine drug screens. *Am J Helath Syst Pharm*. 2010;67:1344.

110. Yealy DM et al. The safety of prehospital naloxone administration by paramedics. *Ann Emerg Med*. 1990;19:902.

111. Watson AJ et al. Acute Wernickes encephalopathy precipitated by glucose loading. *Ir J Med Sci*. 1981;150:301.

112. Zubaran C et al. Wernicke-Korsakoff syndrome. *Postgrad Med J*. 1997;73:27.

113. Handal KA et al. Naloxone. *Ann Emerg Med*. 1983;12:438.

114. Lora-Tamayo C et al. Cocaine-related deaths. *J Chromatogr A*. 1994;674:217.

115. Weinbroum A et al. Use of flumazenil in the treatment of drug overdose: a double-blind and open clinical study in 110 patients. *Crit Care Med*. 1996;24:199.

116. Forsberg S et al. Coma and impaired consciousness in the emergency room: characteristics of poisoning versus other causes. *Emerg Med J*. 2009;26:100.

117. Callaham M. Tricyclic antidepressant overdose. *JACEP*. 1979;8:413.

118. Ettinger NA, Albin RJ. A review of the respiratory effects of smoking cocaine. *Am J Med*. 1989;87:664.

119. Finkle BS, McCloskey KL. The forensic toxicology of cocaine (1971–1976). *J Forensic Sci*. 1978;23:173.

120. Kline JN, Hirasuna JD. Pulmonary edema after freebase 3 cocaine smoking—not due to an adulterant. *Chest*. 1990;97:1009.

121. Cucco RA et al. Nonfatal pulmonary edema after "freebase" cocaine smoking. *Am Rev Respir Dis*. 1987;136:179.

122. Duberstein JL, Kaufman DM. A clinical study of an epidemic of heroin intoxication and heroin-induced pulmonary edema. *Am J Med*. 1971;51:704.

123. Warner-Smith M et al. Morbidity associated with non-fatal heroin overdose. *Addiction*. 2002;97:963.

124. Sporer KA, Dorn E. Heroin-related noncardiogenic pulmonary edema. *Chest*. 2001;120:1628.

125. Chan TC et al. Drug-induced hyperthermia. *Crit Care Clin*. 1997;13:785.

126. Albertson TE et al. A prolonged severe intoxication after ingestion of phenytoin and phenobarbital. *West J Med*. 1981;135:418.

127. Adams BK et al. Prolonged gastric emptying half-time an gastric hypomotility after drug overdose. *Am J Emerg Med*. 2004;22:548.

128. Knopp R. Caustic ingestions. *JACEP*. 1979;8:329.

129. Dawson AH, Whyte IM. Therapeutic drug monitoring in drug overdose. *Br J Clin Pharmacol*. 1999;48:278.

130. Hoffman RJ, Nelson L. Rational use of toxicology testing in children. *Curr Opin Pediatr*. 2001;13:183.

131. Rayburn W et al. Drug overdose during pregnancy: an overview from a metropolitan poison control center. *Obstet Gynecol*. 1984;64:611.

132. Perrone J, Hoffman RS. Toxic ingestions in pregnancy: abortifacient use in a case series of pregnant overdose patients. *Acad Emerg Med*. 1997;4:206.

133. Crome P. Poisoning due to tricyclic antidepressant overdosage: clinical presentation and treatment. *Med Toxicol*. 1986;1:261.

134. Callaham M, Kassel D. Epidemiology of fatal tricyclic antidepressant ingestion: implications of management. *Ann Emerg Med*. 1985;14:1.

135. Dziukas L, Cameron P. Management of antidepressants in overdose. *CNS Drugs*. 1994;2:167.

136. Frommer DA et al. Tricyclic antidepressant overdose: a review. *JAMA*. 1987;257:521.

137. Guharoy SR. Adult respiratory distress syndrome associated with amitriptyline overdose. *Vet Hum Toxicol*. 1994;36:316.

138. Shannon M, Lovejoy FH, Jr. Pulmonary consequences of severe tricyclic antidepressant ingestion. *J Toxicol Clin Toxicol*. 1987;25:443.

139. Sohn D, Byers J, 3rd. Cost effective drug screening in the laboratory. *Clin Toxicol*. 1981;18:459.

140. Garriott JC. Interpretive toxicology. *Clin Lab Med*. 1983;3:367.

141. Henry JA. Epidemiology and relative toxicity of antidepressant drugs in overdose. *Drug Saf*. 1997;16:374.

142. Phillips S et al. Fluoxetine versus tricyclic antidepressants: a prospective multicenter study of antidepressant drug overdoses. The Antidepressant Study Group. *J Emerg Med*. 1997;15:439.

143. Singh N et al. Serial electrocardiographic changes as a predictor of cardiovascular toxicity in acute tricyclic antidepressant overdose. *Am J Ther*. 2002;9:75.

144. Pentel P, Benowitz N. Efficacy and mechanism of action of sodium bicarbonate in the treatment of desipramine toxicity in rats. *J Pharmacol Exp Ther*. 1984;230:12.

145. Shannon M, Liebelt EL. Targeted management strategies for cardiovascular toxicity from tricyclic antidepressant overdose: the pivotal role for alkalinization and sodium loading. *Pediatr Emerg Care*. 1998;14:293.

146. Kingston ME. Hyperventilation in tricyclic antidepressant poisoning. *Crit Care Med*. 1979;7:550.

147. Wrenn K et al. Profound alkalemia during treatment of tricyclic antidepressant overdose: a potential hazard of combined hyperventilation and intravenous bicarbonate. *Am J Emerg Med*. 1992;10:553.

148. Seger DL et al. Variability of recommendations for serum alkalinization in tricyclic antidepressant overdose: a survey of U.S. poison center medical directors. *J Toxicol Clin Toxicol*. 2003;41:331.

149. Kozer E, Koren G. Management of paracetamol overdose: current controversies. *Drug Saf*. 2001;24:503.

150. Davis M et al. Paracetamol overdose in man: relationship between pattern of urinary metabolites and severity of liver damage. *Q J Med*. 1976;45:181.

151. Corcoran GB et al. Evidence that acetaminophen and *N*-hydroxyacetaminophen form a common arylating intermediate, *N*-acetyl-*p*-benzoquinoneimine. *Mol Pharmacol*. 1980;18:536.

152. Zed PJ, Krenzelok EP. Treatment of acetaminophen overdose. *Am J Health Syst Pharm*. 1999;56:1081.

153. Lester D, Beck AT. Attempted suicide and pregnancy. *Am J Obstet Gynecol*. 1988;158:1084.

154. Czeizel A, Lendvay A. Attempted suicide and pregnancy [letter]. *Am J Obstet Gynecol*. 1989;161:497.

155. Riggs BS et al. Acute acetaminophen overdose during pregnancy. *Obstet Gynecol*. 1989;74:247.

156. Rollins DE et al. Acetaminophen: potentially toxic metabolite formed by human fetal and adult liver microsomes and isolated fetal liver cells. *Science*. 1979;205:1414.

157. McElhatton PR et al. Paracetamol poisoning in pregnancy: an analysis of the outcomes of cases referred to the Teratology Information Service of the National Poisons Information Service. *Hum Exp Toxicol*. 1990;9:147.

158. Prescott LF et al. Plasma-paracetamol half-life and hepatic necrosis in patients with paracetamol overdosage. *Lancet*. 1971;1:519.

159. Rumack BH, Matthew H. Acetaminophen poisoning and toxicity. *Pediatrics*. 1975;55:871.

160. Anker AL, Smilkstein MJ. Acetaminophen: concepts and controversies. *Emerg Med Clinic North Am*. 1994;12:335.

161. Acetaminophen (*N*-Acetyl-*p*-Aminophenol, APAP). Drug Facts and Comparisons. Facts and Comparisons [database online]. St Louis, MO: Wolters Kluwer Health; April 2004. Accessed September 12, 2015.

162. Rumack BH et al. Acetaminophen overdose: 662 cases with evaluation of oral acetylcysteine treatment. *Arch Intern Med*. 1981;141(3, Spec No):380.

163. Linden CH, Rumack BH. Acetaminophen overdose. *Emerg Med Clinic North Am*. 1984;2:103.

164. Prescott L. Oral or intravenous *N*-acetylcysteine for acetaminophen poisoning? *Ann Emerg Med*. 2005;45:409.

165. Prescott LF. Treatment of severe acetaminophen poisoning with intravenous acetylcysteine. *Arch Intern Med*. 1981;141(3, Spec No):386.

166. Acetadote (acetylcysteine) injection labeling [product information]. Nashville, TN: Cumberland Pharmaceuticals; 2006.

167. Smilkstein MJ et al. Acetaminophen overdose: a 48-hour intravenous *N*-acetylcysteine treatment protocol. *Ann Emerg Med*. 1991;20:1058.

168. Bailey B, McGuigan MA. Management of anaphylactoid reactions to intravenous *N*-acetylcysteine. *Ann Emerg Med*. 1998;31:710.

169. Kerr F et al. The Australasian Clinical Toxicology Investigators Collaboration randomized trial of different loading infusion rates of *N*-acetylcysteine. *Ann Emerg Med*. 2005;45:402.

170. Buckley NA et al. Oral or intravenous *N*-acetylcysteine: which is the treatment of choice for acetaminophen (paracetamol) poisoning? *J Toxicol Clin Toxicol*. 1999;37:759.

171. Woo OF et al. Shorter duration of oral *N*-acetylcysteine therapy for acute acetaminophen overdose. *Ann Emerg Med*. 2000;35:363.

172. Yip L, Dart RC. A 20-hour treatment for acute acetaminophen overdose. *N Engl J Med*. 2003;348:2471.

173. Clarke S, Herren K. Towards evidence based emergency medicine: best BETs from the Manchester Royal Infirmary. Oral or intravenous antidote for paracetamol overdose. *Emerg Med J*. 2002;19:247.

174. Perry HE, Shannon MW. Efficacy of oral versus intravenous *N*-acetylcysteine in acetaminophen overdose: results of an open-label clinical trial. *J Pedatr*. 1998;132:149.

175. Yarema MC et al. Comparison of the 20-hour intravenous and 72-hour oral acetylcysteine protocols for the treatment of acute acetaminophen poisoning. *Ann Emerg Med*. 2009;54:606.

176. Smilkstein MJ et al. Efficacy of oral *N*-acetylcysteine in the treatment of acetaminophen overdose: analysis of the national multicenter study (1976–1985). *N Engl J Med*. 1988;319:1557.

177. Doyon S, Klein-Schwartz W. Hepatotoxicity despite early administration of intravenous *N*-acetylcysteine for acute acetaminophen overdose. *Acad Emerg Med*. 2009;16:34.

178. Bernal W et al. Use and outcome of liver transplantation in acetaminophen-induced acute liver failure. *Hepatology*. 1998;27:1050.

179. Mitchell I et al. Earlier identification of patients at risk from acetaminophen-induced acute liver failure. *Crit Care Med*. 1998;26:279.

180. Gow PJ et al. Paracetamol overdose in a liver transplantation centre: an 8-year experience. *J Gastroenterol Hepatol*. 1999;14:817.

181. Harrison PM et al. Serial prothrombin time as prognostic indicator in paracetamol induced fulminant hepatic failure. *BMJ*. 1990;301:964.

182. Kociancic T, Reed MD. Acetaminophen intoxication and length of treatment: how long is long enough. *Pharmacotherapy*. 2003;23:1052.

183. Wright RO et al. Effect of metoclopramide dose on preventing emesis after oral administration of *N*-acetylcysteine for acetaminophen overdose. *J Toxicol Clin Toxicol*. 1999;37:35.

184. Reed MD, Marx CM. Ondansetron for treating nausea and vomiting in the poisoned patient. *Ann Pharmacother*. 1994;28:331.

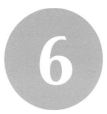

第6章　生命终末期治疗

Victoria F. Ferraresi

临终关怀和姑息治疗

术语

临终关怀(hospice care)与姑息治疗(palliative care)是两个相似但又有差异的术语,两者均表达了同一个理念,即"减轻患者的痛苦是医学长期的、核心的、完全合法的目标"。生命终末期治疗(end-of-life care)包含临终关怀和姑息治疗两个方面。生命终末期治疗的基本原则是在患者生命的最后几周和几个月中,尽量提高患者和其家人的生活质量。同时,在患者生命的终末期到患者死后的居丧期,为其家人提供支持和帮助。

"姑息治疗"包括临终关怀,应在疾病进展的早期引入,以向患有严重慢性或危及生命疾病的各年龄阶段的患者提供帮助。姑息治疗可以联合其他治疗方法治疗或减轻疾病,也可以单独实施。"Palliative"(姑息)一词,是由拉丁

文"*pallium*"(斗篷)演变而来,现被定义为"缓解疾病的剧烈痛苦的治疗"。世界卫生组织(World Health Organization,WHO)和国家共识项目(National Consensus Project,NCP)对姑息治疗的定义为:通过早期发现、正确评估并治疗疼痛以及其他生理、心理和精神问题,来预防和缓解患者的痛苦,从而改善面临致命性疾病的患者及其家人的生活质量[1-4]。姑息治疗:

- 尊重生命,正视死亡。
- 缓解疼痛以及其他令人痛苦的症状。
- 不加速死亡,也不延缓死亡。
- 整合患者治疗过程中的心理和精神问题。
- 提供一个援助体系,以帮助患者尽可能积极地生活,直至死亡。
- 在患者患病期间,利用多学科的团队协作解决患者及其家人的需求。
- 必要时可提供排遣丧亲之痛的咨询服务[3]。

2006年,姑息医学由美国医学专业委员会认可,成为

内科学下的亚专业[5]。联合委员会为姑息治疗提供一个高级认证程序，认证那些提供高质量姑息治疗服务的医院[6]。

"Hospice"，原指为收容那些艰难跋涉的朝圣者的处所和驿站，现被认为既是体现关怀的哲学，又是传递关怀的地方。晚期疾病的积极治疗结束后，临终关怀注重于缓解患者的疼痛及其他病症。这种临终关怀服务，既可在专业从事临终关怀的医院内进行，也可在患者家中或其居住的疗养机构中进行。临终关怀是开展姑息医疗的一种项目模式，在这种模式下，跨学科团队可对患者的症状（如疼痛）进行个体化处理，同时也可在其生命的最后时期给患者及其家庭和护理人员以心理、情绪、精神及丧亲的支持[7]。

美国的临终关怀

美国临终关怀与姑息治疗组织（National Hospice and Palliative Care Organization）评估，2013 年美国大约有 5 800 个临终关怀计划。那一年，美国死亡的人中有 42.9% 是在临终关怀中去世的[7-8]。临终关怀为各种晚期疾病患者提供关怀照顾（其中癌症患者占 36.5%，心脏疾病患者占 13.4%，痴呆症患者占 15.2% 以及肺部疾病患者占 9.9%）[7]。在医疗示范项目期间（1980—1982 年），93%的家庭临终关怀患者患有各种类型的癌症[9]。

34 岁以下的成人和儿科患者占临终关怀人口的比例不到 1%。虽然儿科临终关怀计划数量正在增加，并且更多的儿科患者接受了临终关怀服务，但 2006—2013 年期间，这一人群患者比例并没有增加[10]。监管、财政、文化和教育上的壁垒阻碍了儿童患者获得临终关怀服务[10,11]。所以，为了提高临终关怀福利并改善协调能力，各州必须向儿科患者提供临终关怀（根据医疗补助计划和其他国家计划，作为"平价医疗法案"的一部分）[12]。

在接受临终关怀服务的人群中，65 岁及以上患者约占 84%，其中，85 岁及以上患者占 41.2%。2013 年，87.2%的临终关怀患者接受了由医疗保险提供的临终关怀福利。几乎所有（92.7%）的临终关怀服务由医疗保险和医疗补助服务中心认证，并向医疗保险的临终关怀福利受益者提供关怀照护[7]。

医疗保险的临终关怀福利

医疗保险的临终关怀福利（Medicare Hospice Benefit）由医疗保险的 A 部分（医院部分）资助[13]。若两位医生（如患者的主管医生和临终关怀机构负责人）一致认为患者疾病的自然病程将导致其 6 个月之内死亡，则该患者有资格享有这项福利。临终关怀机构负责人来确定最终的诊断及其相关症状。逾期的临终关怀资格如果在规定时期（认证周期）内被临终关怀医疗主管机构重新认证，则该资格可继续使用。其他保险的购买者一般也遵循这一标准。由于涉及到终末期疾病，患者在选择该福利时需同意放弃他们的常规医疗保险福利，接受临终关怀项目提供的姑息性治疗而非治愈性治疗。该福利将所有与这些诊断相关的服务与选出的医疗保险认证的临终关怀项目结合起来，而该项目会协调和提供所有医疗照护。医疗保险下的临终关怀项目监管框架参见"42 CFR Part 418，医疗保险和医疗补助计划：临终关怀项目的纳入标准"[13]。

医疗保险提供（并补偿）的临终关怀分为以下 4 种等级，且随时可根据患者的病情或护理需求进行调整：

- 日常家庭护理（routine home care）：患者在家中接受日常临终关怀护理。
- 全程家庭护理（continuous home care）：因症状处理和照护存在困难，患者需在家中接受更为专业的护理。
- 一般住院护理（general inpatient care）：因某些症状在家中不能处理，患者需在医院或专业护理机构接受住院护理。
- 短期住院护理（inpatient respite care）：患者在专业护理机构住院，通常不超过 5 天，让家庭照护人员得以短暂休息。

按照常规护理标准，为临终关怀患者提供的大多数护理包括疼痛管理和症状管理，协助日常生活活动和心理支持。

即便与其晚期疾病无关，患者也可无条件向他们的初级护理人员（如医生或者执业护士）寻求帮助，初级护理人员的报酬也将直接由医疗保险支付。患者可选择使用他们的常规医疗保险福利治疗其他的病症，且患者在向医护人员寻求与主要临终诊断无关的护理或医疗时，不受到限制。患者可在任何时间撤销其医疗保险提供的临终关怀福利（如结束临终关怀以追求治愈性治疗或寻求临终关怀计划外的医疗护理）。同样，患者也可以在以后的日子，选择回归临终关怀计划或更换一种临终关怀计划，不会受到限制也无须担心利益受损[13]。

当患者即将死亡时则常常被转诊到临终关怀医院。患者住院时间的平均长度从医疗示范项目（1980—1982 年）的 37.1 天减少到 2005 年的 26 天，再到 2013 年的 18.5 天[7,9,14]。2013 年接受临终关怀计划的患者中有 34.5%在 7 天内死亡或出院[7]。

临终关怀计划每天收取固定费用，用以提供所有与临终诊断相关的护理（包括药品、耗材、耐用医疗设备、计算机程序、家庭健康协助、医务人员访视、精神关怀、丧亲服务等）。每年夏季，将确定下一财政年度临终关怀医疗保险资助的四种等级临终关怀服务的报销比例，并于 10 月 1 日生效[15]。设定基本报销，并参照当地生活成本的工资差距（工资系数）进行调整。例如，表 6-1 列举了 2016 财政年度 San Francisco，CA 和 Jefferson City，MO 等地日常家庭护理的报销比例。长期以来，临终关怀报销比例一直很低，没有跟上成本上涨的步伐[15,16]。从 2011 年至 2016 年，未经调整的临终关怀每日支付率从每天 146.63 美元增加至每天 161.89 美元（增长率约 2.1%/每年）[15,17]。

患者进入临终关怀项目后，由于入院手续、病情评估、初期护理计划制定、药物治疗、医疗设备使用、医疗用品消耗等均涉及人事费用，因此初期花费较高。在患者生命的终末期阶段，其病情经常出现新的状况或者加重，治疗费用也相应较高。从 2016 年 1 月 1 日，医疗保险和医疗补助服务中心开始实施临终关怀支付改革，包括在护理开始阶段（第 1～60 天）和生命终末期护理阶段因护理需求增加（service intensity add-on，SIA）而提高支付费用[15]。预计未来临终关怀计划的改革可能根据受益人居住地（家中还是临终关怀机构）的不同，临终关怀医疗保险计划覆盖范围，以及临终关怀服务提供的护理类型和质量效果来决定临终关怀支付费用的不同[18]。

表6-1

2016财政年度临终关怀常规护理水平的每日支付率示例(2015年10月1日—2016年9月30日)[14,15]

	A 调整前的支付费用(B+C)	B 非人工费用	C 人工费用	D 工资系数	E 调整后的人工费用(C×D)	F 合计每日支付费用(B+E)
San Francisco,CA	$161.89	$50.66	$111.23	1.726 0	$191.98	$242.64
Jefferson city,MO	$161.89	$50.66	$111.23	0.936 6	$104.18	$154.84

药物费用支出的增速超过临终关怀报销的增速[19]。2014年,美国的总体药品支出增长了13.1%,主要的增长原因是品牌、利润和特殊药品价格上涨、复合药物的价格上涨及行业整合导致的药品短缺。2014年,抗炎镇痛药物的价格上涨了15.7%。价格快速上涨的原因在一定程度上可能是由于快捷药方公司(Express Scripts)采用新的防伪处方(杜绝替代品)[19]。

在审查临终关怀患者医疗保险D部分的使用情况时,CMS会提醒医疗保险D规划部门、药房和临终关怀医院,临终关怀计划应为临终关怀患者支付所有护理费用(包括相关药物)(通过A部分)。CMS推翻了阻止临终关怀患者获得医疗保险D部分权益的决议,明确提出为临终关怀患者提供镇痛药、止吐药、泻药和抗焦虑药,并与医疗保险D部分协调药品覆盖事宜[20-22]。临终关怀医院可以建立药品处方集,但如果临终关怀医院由于某些原因无法提供相关药物,患者则不能通过医疗保险D部分获得药物。结果导致临终关怀支付了比过去多得多的药物(即,涵盖用于治疗的药物而不仅仅用于减轻相关病症)。

这些变量(即,在终末期疾病晚期转诊至临终关怀,初始阶段较高的照护费用,住院时间缩短,药物支出增加,药物使用增加)使临终关怀计划在经费管理方面承受巨大压力。患者转诊至临终关怀后,由于建议患者加入临终关怀的时机、照护时间长度或固有的高额费用等都难以控制,因此,高性价比的临终关怀服务应优先考虑合理控制药物支出。

提高患者护理水平和控制药物费用

2008年,临终关怀的纳入条件已经更新,更加注重以患者为中心,以结果为导向[13]。24 CRF§418.106列出了药物的覆盖范围(包括药品、生物制品、医疗耗材和医疗设备)且按照下述要求强制执行:"临终关怀项目规定,当患者被转入临终关怀项目后,终末疾病及相关疾病的姑息治疗和管理中所使用的药物和生物制品必须由临终关怀项目提供。"

上述标准特别提出了用药管理以及药物治疗概况审核的问题,并明确指出"根据临终关怀项目的政策和程序以及州法律,临终关怀项目必须确保多学科团队与患者进行用药管理指导和培训……从而确保药物和生物制品的使用能够满足每一位患者的需求。"

条例规定,初期全面的评估必须"考虑"药物概况(24 CFR§418.54)。这是"对患者所有的处方药、非处方药、草药以及其他可能会影响药物疗效的替代治疗药物的审查",其具体包括以下:

- 药物治疗效果
- 药物副作用
- 实际或潜在的药物相互作用
- 重复药物治疗
- 目前和实验室监测相关的药物治疗

虽然条例并未规定谁进行用药评估,但是唯有药剂师能胜任这项工作。

受过良好培训的药师可以改善患者的照护情况,并通过阻止不当用药,建立循证处方集,颁布针对特定靶向药物的优先授权政策,制定坚持应用仿制药物的政策,以及管理药物分发数量等措施,对临终关怀项目的财政利润产生积极影响。除了控制药品费用,药剂师应向患者和医务人员提供药品信息,与临终关怀医疗团队的其他成员协作互助,从而提高药物使用的安全性和有效性[23-37]。

转入临终关怀的患者

资格

案例6-1

问题1:M.P.,89岁,女性。因阿尔茨海默症晚期转入临终关怀项目。她住在一家老年疗养院里,雇了一名护理人员。由于其日常所有活动都不能自理,其丈夫已有段时间无法在家照顾她。最近,她被送往医院治疗吸入性肺炎和尿路感染,并静脉注射了一个疗程的万古霉素和哌拉西林/他唑巴坦。既往病史包括骨质疏松症、冠状动脉疾病、慢性阻塞性肺疾病(chronic obstructive pulmonary disease,COPD)、高胆固醇血症和甲状腺功能低下。对人物、地点或时间的定向力消失,言语表达错乱。饮食不能自理,能吃浓稠流食。她为卧床患者,并且大小便失禁。时常不安且易怒,尤其是在晚上。姑息表现量表(Palliative Performance Scale,PPS)为30%。体重由一年前的61kg下降为51kg,最近一次测得的血清蛋白为2.2g/dl。医疗保险临终关怀福利制度下,M.P.满足临终关怀纳入资格的哪些标准?

患有慢性疾病(如阿尔茨海默症、帕金森病、卒中、心力衰竭、肺部疾病等)的患者即使病情非常严重,身体虚弱需要监护人护理,这也不足以满足对终末期疾病的定义。在医疗保险的临终关怀福利下,终末期疾病与需要监护人护理的慢性病之间的区别是患者的预期寿命不超过6个月,这对于能否获得临终关怀服务很重要。对于癌症诊断,疾病的广泛性转移可能会使预后更加明显。然而,对于其他慢性疾病，预期寿命就不那么明确了。

　　医疗保险财政中介机构发布了标准，以帮助确定患者转入临终关怀的资格和符合预期寿命只有6个月的某些疾病的指标。这些标准或地区性承保范围(local coverage determinations，LCDs)为整体临床状况差、非特定疾病的特殊数据建立患者情况基线，肾功衰竭、肝脏疾病等合并症的影响，以及符合申请资格的患者文书递交方式等相关内容制定了指南[38]。癌症和非癌症的诊断标准已经建立，并用于确定临终关怀服务的资格和补偿额度。非癌症疾病的标准已扩大到肌萎缩性脊髓侧索硬化症，由阿尔茨海默症及相关疾病造成的老年痴呆症、心脏病、人类免疫缺陷病毒病、肝脏疾病、肺部疾病、肾脏疾病、卒中和昏迷等。若癌症患者癌细胞扩散转移，治疗效果持续下降或患者进一步拒绝治疗，则患者可转入临终关怀计划。

　　基于LCDs现有的阿尔茨海默症的相关标准来判断M.P.是否在医疗保险临终关怀赔付范围内。标准如下：

- 根据功能评估分期量表(Functional Assessment Staging Scale)，7级及以上：
  - 7A级：在一天内或一次交谈中只能说6个或更少可理解的词汇。
  - 7B级：在一天内或一次交谈中，只能说简单词汇。
  - 7C阶段：行动不能自理。
  - 7D阶段：站立不能自理。
  - 7E阶段：无法微笑。
  - 7F阶段：不能独自抬头。
- 行动不能自理。
- 穿衣不能自理。
- 洗澡不能自理。
- 间歇性或持续性大小便失禁。
- 语言沟通不连贯；只会几个常用词汇或只能说6个甚至更少的可理解的词汇。
- 在过去的12个月中出现下列病症之一：吸入性肺炎、肾盂肾炎或上尿路感染、败血症、褥疮溃疡(多处，3期和4期)、发热(抗生素治疗后复发)。
- 不能摄取足够的液体和热量，且在过去的6个月内，体重下降10%，血清白蛋白含量小于2.5g/dl。

　　姑息表现评分(Palliative Performance Score，PPS)(表6-2)顺次排列了残疾的程度，可以用来辅助评估临终关怀

表6-2

姑息表现评分(Palliative Performance Score，PPS)第2版

PPS等级	行动能力	行为能力和疾病状态	自理能力	营养摄取	意识水平
100%	正常	正常生活工作 无疾病症状	正常	正常	清醒
90%	正常	正常生活工作 出现某些疾病症状	正常	正常	清醒
80%	正常	经努力可正常活动 出现某些疾病症状	正常	正常或降低	清醒
70%	降低	不能正常工作 显著病变	正常	正常或降低	清醒
60%	降低	不能从事爱好/家务 显著病变	偶尔需要必要的协助	正常或降低	清醒或意识模糊
50%	坐/卧为主	不能从事任何工作 广泛病变	重要活动 需要协助	正常或降低	清醒或意识模糊
40%	卧床为主	不能从事大部分活动 广泛病变	大部分活动都需要协助	正常或降低	清醒或昏昏欲睡±意识模糊
30%	卧床	不能从事任何活动 广泛病变	全面护理	正常或降低	清醒或昏昏欲睡±意识模糊
20%	卧床	不能从事任何活动 广泛病变	全面护理	只能小口进食	清醒或昏昏欲睡±意识模糊
10%	卧床	不能从事任何活动 广泛病变	全面护理	只能行口腔护理	昏昏欲睡或昏迷±意识模糊
0%	死亡				

　　说明：通过从左至右读取数据来找到"最佳匹配的横行"而确定姑息表现评分(Palliative Performance Score，PPS)。从左列开始向下阅读直到找到符合的行动能力标准，然后，阅读下一列，直到确定每一列的级别。因此，左侧列优先于右侧列。

　　来源：Reprinted with permission from Victoria Hospice Society. *Palliative Performance Scale* (*PPSv2*)，*version* 2. Medical Care of the Dying. 4th ed. Victoria，British Columbia，Canada：Victoria Hospice Society；2006：120. www. victoriahospice. org/sites/default/files/imce/PPS%20ENGLISH. pdf. Accessed April 17，2011. Copyright 2001 Victoria Hospice Society. The Palliative Performance Scale version 2 (PPSv2) tool is copyright to Victoria Hospice Society and replaces the first PPS published in 1996 [*J Pall Care* 9(4)：26-32]. Victoria Hospice Society，1952 Bay Street，Victoria，BC，V8R 1J8，Canada www. victoriahospice. org edu. hospice@ viha. ca

资格[39]。M. P. 患有阿尔茨海默病,符合以上标准,有资格获得临终关怀服务。很明显,她已经虚弱不堪了。言语不清,饮食不能自理,对时间或地点的定向力消失,大小便失禁,在过去的一年内,体重下降了约20%,血清蛋白含量为2.2g/dl,PPS评分为30%(即完全卧床,无法进行任何活动,意识模糊)。此外,她还有许多并发症,近期有吸入性肺炎发作,并完成了一个疗程的抗生素治疗。

药物管理

案例6-1,问题2:M. P. 无过敏史。她当前服用的药物如下:美金刚10mg,每日2次;阿司匹林81mg,每日1次;阿仑膦酸钠70mg,每周1次;埃索美拉唑20mg,洛伐他汀20mg,晚餐时服用;甲地孕酮(40mg/ml)5ml(200mg),每日2次;左旋甲状腺素0.1mg,每日1次;复合维生素每日1次;丙酸倍氯米松定量吸入剂,每日1喷;沙丁胺醇2.5mg/异丙托溴铵0.5mg,通过雾化器,每4小时1次,用于喘息或呼吸急促;对乙酰氨基酚325mg~650mg,每6小时1次,用于轻度疼痛或发热;奥氮平5mg,睡前服用,用于烦躁不安和攻击性行为;镁乳,30ml每日1次,治疗便秘;如果没有排便,比沙可啶栓剂10mg,每3日1次。临终关怀机构负责人已确定M. P. 患有呼吸性肺炎,UTI和COPD与M. P. 的终末预后有关。对于M. P. 的药物治疗方案,你的评价是什么?哪些药物可由临终关怀项目提供,哪些药物可被终止使用?

临终关怀需提供(支付)与终末期疾病诊断相关的药物,用于临终关怀护理方案(plan of care,POC)中病症的缓解。POC是为每个患者在护理初期阶段制定的个体化治疗方案,并在护理过程中由多学科团队(interdisciplinary group,IDG)定期更新。纳入条件(the Conditions of Participation)要求IDG应由医生、注册护士、社会工作者、牧师以及法律顾问组成[39]。注册护士负责协调实施POC。某些临终关怀项目的IDG还包括药剂师,审核用药问题。

M. P. 服用的大部分药物与其他临终关怀患者的药物清单类似。这些临终关怀患者往往是老年人,患有多种长期的慢性疾病,并服用多种药物。在当前的医疗状况下,大多数转入临终关怀项目的患者的药物清单很少被审查、更新或修改。转入临终关怀项目也意味着护理水平的改变,这是审查患者服用的所有药物的最佳时机,以确定每个药物的必要性,从而最大限度地优化治疗效果,减少潜在的不良反应、用药错误和不适当花费。

M. P. 转入临终关怀项目后,其治疗将不再注重治愈性治疗,而是在其生命的最后阶段,控制她的不适症状,提高她的生活质量。应以简化为目的,分析M. P. 的用药方案,停用不必要的药物,增加可同时控制两种或更多症状的替代药物。M. P. 的用药方案应考虑以下变化:

对乙酰氨基酚(acetaminophen)。该镇痛药通常有助于缓解轻微疼痛,尤其适用于行动不便的老年患者。24小时持续使用可能会有效。

沙丁胺醇/异丙托溴铵复合剂(albuterol/ipratropium combination)。临终关怀计划需为M. P. 的吸入性肺炎和COPD治疗支付费用,因为临终关怀医疗主任确定这些疾病与M. P. 的生命终末期预后有关。如果M. P. 能进行雾化治疗,在她吸入性肺炎治疗过程中,若该复合吸入制剂能够改善她的呼吸状况,则应继续使用(参见第19章,慢性阻塞性肺疾病)。

阿仑膦酸钠(alendronate)。由于骨质疏松症的治疗既不是M. P. 生命末期的重要考虑因素,也不在临终关怀治疗方案之中,可停用该二磷酸盐药物。因此,临终关怀计划并不会覆盖该药物。此外,M. P. 卧病在床,而阿仑膦酸钠需在直立位置摄入,且患者在服用药物后应保持直立状态以降低阿仑膦酸钠导致的食道刺激(参见第110章,骨质疏松症)。骨质疏松带给她的潜在疼痛可以使用止痛药物来控制。

阿司匹林(aspirin)。低剂量的阿司匹林可降低心血管血栓的风险。阿司匹林不会提高M. P. 的舒适度或生活质量。尽管阿司匹林不在医疗保险临终关怀福利范围内,仍可继续服用,除非M. P. 的主管医生决定停药。

丙酸倍氯米松(beclomethasone)。患者的认知功能并不完善(如,对人物、地点或时间的定向力消失),也不能有效控制呼吸的吸气时间,从而无法促发她的定量雾化吸入器。全身性类固醇皮质激素(如泼尼松)可改善她的COPD症状,提高她的食欲和幸福感。短期服用类固醇皮质激素,潜在副作用小。

比沙可啶和镁乳(bisacodyl,milk of magnesia)。由于患者随着年龄增加,胃肠蠕动减少,体力活动减少,纤维素和液体摄入不足,以及服用致便秘药物(如阿片类药物、抗胆碱能药物、精神药物)等原因,临终关怀患者经常出现便秘,其发生率高达94%[40-43]。镁乳配合间断使用比沙可啶栓,对患者而言是很好的润肠通便的治疗方案。如果M. P. 的处方中随后加入了阿片类药物,建议补充温和刺激胃肠蠕动的泻药(如番泻叶)。必要时可服用渗透剂如聚乙二醇(PEG),口服山梨糖醇或乳果糖。如果大便硬结也可选择矿物油,每日30ml;然而,M. P. 存在误吸的危险,不应考虑使用矿物油。此类患者应避免使用容积性泻药,因为其可能无法摄取足够的水以防止粪便嵌塞。对于顽固性便秘患者,使用纳洛酮(一种阿片受体拮抗剂的注射制剂)可以拮抗胃肠道的阿片效应,逆转阿片类药物引起的便秘而又不影响其全身性镇静镇痛效应[44-46]。纳洛酮的四价衍生物不能透过血脑屏障。用药剂量基于患者体重,对于体重为38~62kg的患者,皮下注射8mg;对于体重为62~114kg的患者,皮下注射12mg,每日1次。最常见的副作用是腹痛、腹胀、恶心和眩晕[43]。

埃索美拉唑(esomeprazole)。阿仑膦酸钠停药后不再引发食道和胃肠道刺激,因此该质子泵抑制剂可能并不必要。然而,如果需要使用质子泵抑制剂,首选非处方药奥美拉唑或兰索拉唑,它们具有更好的成本效果性[47]。如果患者如M. P. 不能吞下完整的片剂,可以打开胶囊配方,将内容物与软食混合并完整吞咽。

左旋甲状腺素(levothyroxine)。甲状腺素药物应持续服用直至 M. P. 不再能够吞咽。然而,她的医疗保险临终关怀福利是基于阿尔茨海默病的,而不是其他甲状腺的终末期疾病(如癌症),因此该药物并不在她的医疗保险临终关怀福利范围内。

洛伐他汀(lovastatin)。患者在生命的最后 6 个月内,应停止服用降胆固醇药物。洛伐他汀不会提高 M. P. 生命终末期的生活质量,因此,该药物也不在她的医疗保险临终关怀福利范围内。

甲地孕酮(megestrol)。孕酮衍生物甲地孕酮,每日服用 400～800mg 可明显增加食欲[48,49]。如果营养不良的临终关怀患者希望增加饮食,临终关怀项目可提供食欲刺激药物。目前尚不清楚对于存在认知障碍的患者给予食欲刺激药物是否能够增加体重或改善营养状况。因在这种情况下益处尚不明确,需考虑服用甲地孕酮的潜在副作用(如静脉血栓),尤其是对卧床且长期服用低剂量的阿司匹林预防心血管血栓的 M. P. 而言[50]。

美金刚(memantine)。美金刚是 N-甲基-D-天冬氨酸拮抗剂,它可以适度改善中至重度阿尔茨海默病患者的临床症状[51,52],并随着时间的推移疗效越来越差[53],对 M. P. 疗效可能有限(见第 108 章)。临终关怀团队成员和 M. P. 的家人讨论后,合理的做法是停用美金刚。

复合维生素(multivitamins)。复合维生素以及其他营养补充剂对 M. P. 的舒适度和生活质量的提高作用不大。停止服用这些药物可简化用药管理,减少潜在的用药错误,降低药物费用。

奥氮平(olanzapine)。痴呆症患者常常需要超说明书使用抗精神病药物(如奥氮平、氟哌啶醇、氯丙嗪)来控制烦躁和意识不清(见第 108 章)。患者转入临终关怀项目时,可能正在接受非常规药物(如奥氮平)治疗。尽管缺乏显示疗效的随机临床试验证明,低剂量使用第一代抗精神病药物如氟哌啶醇和氯丙嗪可能对阿片类药物导致的恶心和呕吐非常有用[54]。M. P. 的医疗保险临终关怀福利将覆盖这些药物。当需要更大强度的镇静效果时,优选氯丙嗪。

症状管理

美国内科医师学会(American College of Physicians)基于系统评价的证据和医疗保健研究和质量机构(Agency for Healthcare Research and Quality)的报告,为提高患者生命终末期的姑息治疗质量,制定了临床指南。这些指南为患者在生命终末期遭受的疼痛、呼吸困难和抑郁等症状的定期评估和有效治疗方法都提供了强有力的建议。对于癌症患者,指南包括使用阿片类药物,非甾体抗炎药,双膦酸盐类药物控制疼痛;三环类抗抑郁药,选择性 5-羟色胺再摄取抑制药以及心理干预治疗抑郁;阿片类药物缓解呼吸困难,氧气缓解短期血氧不足。指南不涉及患者生命终末期姑息治疗中的其他可变因素或对其他事项(如营养支持)的管理,这是因为证据质量有限,而不是其他问题或症状不重要[55]。姑息治疗质量的国家共识计划(National Consensus Project for Quality Palliative Care)建议,首选做法应以患者及其家人都能接受的方式,对疼痛和其他症状量化、记录、及时评估并处理[4]。

案例 6-1,问题 3:M. P. 转入临终关怀项目并完成评估后,护士为她制定症状管理方案,预定"舒适套件"。该套件包含哪些组件? 为什么有用?

一些临终关怀机构使用常规的"舒适套件",其中包括用于处理大多数临终关怀患者症状的具体药物,或处方药物用于治疗特定患者的预期症状。这些药物被放置在患者家中或其所在的机构中。当患者发生预期症状时,此举措既利于药物的获得,也便于护理人员遵照主管医生的指导把药物提供给患者。癌症患者的潜在症状多达 27 种(中位数为 11 种),且许多症状一起发生[56]。某项研究表明,患者(n=176)在生命的最后一周平均要经受 6.6～6.8 种痛苦的症状[57]。一般来说,每种症状的发生率难以衡量,并且表现出高度的变异性。对于出现多种终末期疾病的患者来说,疼痛(34%～96%)、乏力(32%～90%)和呼吸困难(10%～95%)最为常见,癌症患者的疼痛发生率为 35%～96%[58]。终末期疾病患者,包括 M. P. 这样的痴呆症患者在内,也会经受抑郁(3%～82%)、焦虑(8%～79%)、意识不清(6%～93%)、失眠(9%～74%)、恶心(6%～68%)、便秘(23%～70%)、腹泻(3%～90%)及厌食(21%～92%)等症状[58]。症状的发生率的差异归因于诸多变量(如研究设计、患者人群、基础疾病、定义不一致以及护理提供地)。然而,即使在患者生命的最后一周,症状的发生率都会存在显著差异。因此,对患者症状频繁进行评估是非常必要的。吗啡、劳拉西泮、氟哌啶醇、丙氯拉嗪栓剂和抗胆碱能药物是临终关怀患者经常预定使用的药物。可缓解多种症状的药物(如吗啡用于缓解疼痛或呼吸困难,或氟哌啶醇用于缓解烦躁或恶心)尤其适合放置在"舒适套件"中。

吗啡(morphine)。每位临终关怀的癌症患者应配备短效阿片类药物,用于缓解呼吸困难和疼痛。虽然吗啡可引起呼吸抑制,但是低剂量的吗啡可通过多种机制有效控制呼吸困难:舒张血管,减小外周血管阻力,抑制压力感受器效应,降低脑干对二氧化碳的敏感度(阿片类药物引起呼吸抑制的主要机制)并减少由血液 PCO_2 水平升高引起的反射性血管收缩。阿片类药物还可减少与呼吸困难有关的焦虑,并可能直接作用于呼吸道的阿片受体(表 6-3)[59-64]。

尽管静脉给药是很方便的,但临终关怀患者通常没有建立静脉通道。因此,临终关怀患者主要口服给药,偶尔采用舌下、口腔黏膜、皮肤、直肠或皮下(如果必须输注)等给药途径。当患者在生命终末期失去吞咽能力时(或处于无法吞咽的状态),舌下给药或口腔黏膜给药是最有效的方法,尤其是亲脂性药物。吗啡是亲水性药物,虽然能通过黏膜吸收,但是当吗啡经喉咙流下后,主要的临床效应可能源自胃肠道吸收。

表 6-3

生命终末期呼吸困难的治疗

非药物疗法

缩唇呼吸

直立位

放松

冥想

使用风扇或打开窗户保证面部空气流通

药物疗法

全身性阿片类药物（短效）根据需要，每 1~2 小时，小剂量口服、舌下含服或注射给药

长效制剂可作为短效阿片类药物的常规补充药物

吸入用阿片类药物经雾化直接送入呼吸道，避免了首过效应，可以使用更小的剂量，理论上将嗜睡等副作用降到最低。但是，可能会引起局部组胺释放，导致支气管痉挛。应使用无防腐剂的无菌注射制品。由于应用了雾化器和无防腐剂的肠外制剂，使用更加繁琐，费用更加昂贵；证据未显示雾化的阿片药物优于生理盐水

药剂：吗啡 2.5mg~10mg 稀释于 2ml 生理盐水中；吗啡酮 0.25~1mg 稀释于 2ml 生理盐水中；芬太尼 25μg 稀释于 2ml 生理盐水中

基于呼吸困难的程度，通常每 2~4 小时给药 1 次

苯二氮䓬类药物缓解与呼吸困难相关的焦虑

临终关怀的初期阶段，浓度为 20mg/ml 的硫酸吗啡口服制剂，盛装在 30ml 的瓶中。此瓶吗啡可给药 60 次，每次给药剂量为 10mg，在该药物浓度下，每次仅需 0.5ml。羟考酮或氢吗啡酮，调整相对剂量后，必要时可替代吗啡。对于重度癌症疼痛，可从这些阿片类药物中选用一个，没有证据表明哪个药物比其他的更好[65]。

劳拉西泮（lorazepam）。短效苯二氮䓬类药物（如劳拉西泮，根据需求，每 4 小时 0.5mg）能有效治疗焦虑。在生命终末期的患者会遭受极度焦虑，特别是那些伴有呼吸困难症状的患者。必须注意老年人不可过度使用，因为这些药物可以增加跌倒的风险或适得其反，恶化谵妄或不安。

氟哌啶醇（haloperidol）。低剂量的氟哌啶醇（如 0.5~1mg）可有效治疗谵妄，烦躁不安或恶心、呕吐。

丙氯拉嗪当患者不能通过口服药物来控制恶心和呕吐时，丙氯拉嗪直肠栓剂往往是有效的。虽然有必要考虑恶心和呕吐的病因，但丙氯拉嗪总体说来是一个良好的初始药物。

抗胆碱药（anticholinergic agent）。伴随死亡临近，患者难以清除咽喉分泌物，因而发出一种被称之为"死亡呼噜声"的声音[66]。虽然此时患者常失去意识，但这种声音却让周围的人非常痛苦。抗胆碱能药物（如格隆溴铵、莨菪碱、东莨菪碱、阿托品等）可用于减少咽喉分泌物。患者通过体位调整和轻柔抽吸可以去除已经存在的分泌物。这种治疗方法通常在患者弥留之际才进行；如果开始过早，患者可能出现支气管或肺部分泌物过于黏稠，心动过速，谵妄，口干或其他抗胆碱能副作用。然而，这些药物在患者弥留之际早期使用效果最佳[67]。格隆溴铵只有很小剂量可以透过血脑屏障，所以其片剂、注射制剂或口服溶液都是作为抗胆碱能药的不错选择。可将规格为 1mg 的片剂压碎后放于舌下，每 8 小时 1 次。莨菪碱有口服片、缓释片、舌下含片、口服液、口服混悬液以及注射液。莨菪碱的舌下含片和口服混悬液的给药剂量为 0.125~0.25mg，每 4 小时 1 次。东莨菪碱透皮贴剂起效较慢（使用 4 小时后才能在血液中检测到）[68]，此种情况下应用有限。1% 阿托品滴眼液的口服或舌下含服给药方便。近段时间该药品短缺以及价格上涨使其成本效益降低。假设 20 滴药液的体积约等于 1ml，患者可根据需要口服或舌下含服 0.5~1mg（1~2 滴）阿托品滴眼液，每 4 小时 1 次。必须告知患者家属和护理人员此药这时候不是用于滴眼的。

案例 6-1，问题 4：M. P. 的临终关怀护士从药店中购买硫酸吗啡口服制剂存在困难，也难以找到愿意接受传真处方的药店。为什么难以获得吗啡？护士又该如何处理这个问题？

使用阿片类药物缓解疼痛或其他症状存在诸多困难。患者和护理人员往往比较害怕阿片类药物，或者误认为这些药物具有成瘾性或加速死亡[69]。由于害怕被抢劫，担心药物监管机构调查，或在疼痛管理和姑息治疗中并不十分认可阿片类药物的药效等原因，药剂师在药店内没有配备阿片类药物，这也为阿片类药物的使用增加了障碍[70]。对临终关怀服务缺乏经验的药剂师，可能不了解向临终关怀患者提供管控药物的联邦法规。联邦法规和大多数州的法律，允许为临终关怀患者接收附表 Ⅱ 中管制药物的传真处方。根据美国联邦法规法典（21CFR1306.11）（g 段）："按照条例 1306.05，对于附表 Ⅱ 麻醉药物的规定，医护人员之间可以传递处方，或由医疗机构直接将处方传真给零售药房。此规定专为那些参加已被认证的临终关怀项目的患者而设定，其费用由医疗保险第 ⅩⅧ 条支付或由州政府认证的临终关怀项目支出。医护人员或医疗机构会在处方上注明该患者是临终关怀患者。按照此规定的目的（g 段），传真处方将被视为原始书面处方，并应依照 1304.04（h 段）规定保存。"[71]

临终关怀患者在家订购管制药物可能需要花费几个小时，有时甚至一整天。临终关怀机构在订购附表 Ⅱ 中的管制药物时，应该预见可能出现的困难。M. P. 的护士应花时间解决 M. P. 的护理人员和家人对这些药物存在的任何担忧（例如，这些药物对她的影响，以及对成瘾性和副作用等

方面的担忧），并预留充足的时间提前订购这些药物，便于症状发作时能及时得到控制。

案例 6-2

问题1：G.G.，40岁，女性，转入临终关怀项目时卵巢癌Ⅳ期，并转移至骨盆、肝脏和肺部。在经受了数月的非特异性胃部不适和胃胀气后，被确诊。开腹手术中，明确诊断为卵巢癌Ⅲ期，接受了全腹式子宫切除术及双侧输卵管卵巢切除术和肿瘤细胞减灭术。随后接受了化疗和反复的肿瘤细胞减灭术。在过去6个月里，体重从79kg下降到69kg（身高为158cm）。主要症状表现为持续的恶心、便秘，以及严重的伴有灼烧感的腹部绞痛。疼痛评分等级为8级（范围为0~10级），且疼痛转移至腹股沟和腿部。其家人对于药物引起的嗜睡不太满意；他们认为其用药过度。她开始出现吞咽困难。否认过敏史。目前的用药情况如下：芬太尼透皮贴剂75μg/h，每72小时更换1次；硫酸吗啡缓释胶囊50mg，每日3次（通常每日给药1次）；多库酯钠，250mg，每日1次；兰索拉唑，30mg，每日1次；如果需要控制恶心和焦虑，给予劳拉西泮0.5mg，每4小时1次。对于她的疼痛管理方案，最准确的评价是什么？

G.G.目前正在使用两种长效的阿片类药物（即芬太尼透皮贴剂和吗啡缓释制剂），但仍无法减轻她的疼痛，这可能是神经性疼痛（灼烧和绞榨感）。据估计，高达39%的癌症疼痛患者有神经性疼痛[72-74]。这可能是由于神经周围的肿瘤生长、术后神经损伤、化疗引起的神经病变或放射治疗后引起的。单独使用阿片类药物可能疗效有限，或需要高于通常的剂量[72]。联合应用辅助镇痛药如抗抑郁药，抗惊厥药和局部麻醉药在治疗神经病变中起重要作用（见第55章）。

两种长效镇痛药物制剂是重复使用的，应该替换为一种阿片类药物。由于美沙酮具有对抗神经性疼痛的活性，是一种更好的长效制剂（见第55章），并且可以减少G.G.的用药种类。美沙酮影响5-羟色胺和去甲肾上腺素的再摄取，并阻断NMDA受体[75]。然而，研究显示美沙酮不优于其他阿片类药物[76]。对于G.G.而言，美沙酮的优点包括长半衰期，高生物利用度，在黏膜上的易于吸收，活性代谢物较少以及成本更低。美沙酮液体制剂是长效的镇痛药物，当患者濒临死亡失去吞咽能力时，较为有用。使用美沙酮的缺点是其长期和可变的消除半衰期，药物相互作用，QTc间期的延长，以及与其他阿片类药物的等效剂量的可变性。美沙酮给药很复杂，应该由经验丰富的临床医生进行处方[76-77]。

当使用美沙酮替换芬太尼和吗啡时，应考虑以下几个方面：(a)患者遵循处方指导的依从性意愿和能力；(b)使用适当的转换公式；(c)将芬太尼的透皮制剂转化为阿片类口服药物；(d)备用阿片类药物应对爆发痛。

由于美沙酮的消除半衰期长且可变，一般每4~6天调整一次美沙酮的剂量，患者须能够且愿意遵循其使用指导。美沙酮处方信息应该用于换算剂量，一般的经验法则是，美沙酮初始剂量不应超过30mg（表6-4）[78-79]。

新的安全性指南建议在使用美沙酮之前和期间进行心电监护[80]，绝症患者应该平衡预期寿命和护理目标。对于电解质异常（低钾血症或低镁血症）、肝功能受损、心脏病、长QT综合征或使用其他QTc延长药物（如胺碘酮、阿奇霉素、西酞普兰、氟康唑、氟哌啶醇、恩丹西酮）的患者应谨慎使用[81]。

换算完成后，再根据患者的年龄，以前使用的阿片类药物和目前的临床状态来调整所计算出的给药剂量，给药间隔时间设定为12、8或6小时。基于每一位患者的需求制定临床决策对于个体化治疗非常重要。

在为G.G.进行美沙酮剂量换算之前，使用芬太尼透皮贴剂的患者，需慎重考虑该药的吸收情况[82]。芬太尼的透皮吸收系统通过皮肤层吸收并沉积在皮下脂肪中，然后进入体循环。对于消瘦的恶病质患者，芬太尼透皮贴剂并不一定有效。在这种情况下，剂量换算不应包括芬太尼。在启动美沙酮的初始剂量时，应该去除该贴片，如果需要，可以使用治疗突发性疼痛的药物来替代。对于使用多张贴片的患者，每3天可减少一张。尽管G.G.体重下降了（身高158cm，体重69kg），但她不是恶病质，在将她目前的阿片类药物剂量换算为美沙酮剂量时，应包括芬太尼。她的吗啡缓释制剂（50mg，每日三次）相当于每天口服150mg吗啡。她的芬太尼透皮贴剂，75μg/h，相当于每天口服约150mg吗啡。她每天服用的吗啡总量为150mg加150mg，或300mg。按1:5~1:10的转化率（10%~20%）将吗啡等效转换为美沙酮，计算后的美沙酮口服剂量应为30~60mg/d。

表 6-4

口服吗啡剂量与口服美沙酮需求的换算[78,79]

每日口服吗啡的总基础剂量（如吗啡的等效剂量）	估算的美沙酮的每日口服剂量需求（占吗啡的每日总剂量的百分数%）
<100mg	20%~30%
100~300mg	10%~20%
300~600mg	8%~12%
600~1 000mg	5%~10%
>1 000mg	<5%

虽然G.G相对比较年轻，使用阿片类药物已有一段时间后，仍伴有剧烈疼痛（评分为8级），但是按照20mg/次，每8小时一次（即60mg/d）的剂量给予美沙酮，可能是超量的。她按照15mg/次，每8小时一次（45mg/d）的剂量服用美沙酮，并根据她的临床反应，如有需要，可增加剂量。在接下来的几天内，这种较小的初始剂量更能使她适应吗啡和芬太尼的一些不完全交叉耐药，以及残留在她体内的芬太尼。大剂量服用阿片类药物的患者，转换需要在一段时间内完成（例如，每隔3天将以前每日剂量的三分之一进行转换）。这种阿片类药物的转换方法特别适合于使用多个透皮贴剂的瘦弱的恶病质患者。G.G.进行美沙酮转换后的头几天，临床医生应该经常和她联系。给予首次剂量后，医生应每2~4小时电话联系一次患者，以评估疗效和毒性反应（主要为嗜睡、意识模糊，或恶心）。如果疼痛减轻的

效果不能覆盖整个给药间隔期,可进行剂量调整,G.G. 也可根据指导服用额外剂量的美沙酮。

换药为美沙酮对于临终关怀而言是很划算的做法。长效阿片类药物的门诊处方价格并不合理,且显著增加临终关怀成本。谨慎使用美沙酮即可改善全身疼痛管理,又能控制成本。当美沙酮不再适合使用时,普通吗啡缓释制剂是一种很好的备选方案。对于不能服用口服药物或有明显的依从性问题的患者,应保留芬太尼透皮制剂。羟考酮缓释制剂只适用于不能耐受吗啡,有明显肾损害,或有其他禁忌证的患者。转换为美沙酮后,G.G. 的阿片类药物的日常费用将大幅度减少,同时还能为她提供适当而有效的疼痛管理。

G.G. 还需要一种针对爆发痛的备用止痛药。一些医务人员使用小剂量的美沙酮,2.5mg 或 5mg,每 3 小时一次。在护士熟悉美沙酮使用的监督良好的机构中(如住院),这是一个不错的选择。但是,如果看护人员将美沙酮视为吗啡(常常用于突发性疼痛)一样来使用,就存在过度用药的风险。这可能会带来灾难性的后果,特别是年老体弱的患者。因为 G.G. 没有住院治疗,且过去对吗啡的耐受性良好,为了满足突发性疼痛的需要,可以给予浓度为 20mg/ml 的吗啡,30mg 或 1.5ml,每 2 小时一次。

G.G. 也应该开始肠道治疗,仅使用大便软化剂是不够的。护士应进行直肠检查以确定直肠穹窿是否存在粪便。如果需要可以给予灌肠剂或栓剂,然后可以常规服用番泻叶或 PEG。

积极的症状管理和姑息镇静

案例 6-3

问题 1:D.V.,35 岁,男性。胃癌,转移至食管和主动脉区域,住院治疗。10 个月前确诊,虽然接受了多个疗程的化疗(最近为伊立替康和西妥昔单抗),病情仍然有所恶化。经外周置入双腔中心静脉导管。自确诊后,其体重下降了 30kg,现在 68kg,身高 183cm,伴有腹痛、剧烈恶心、呕吐、顽固性便秘以及全身不适等症状。D.V. 形容他的疼痛程度为 7 分(总共 10 分),胃部如刀扎般灼痛。他每 24 小时使用 50~75 次弹丸式注射剂量的患者自控镇痛泵(patient-controlled analgesia,PCA)。没有其他医疗问题。D.V. 和其妻子已经同意停止化疗,不想回到医院而转入了临终关怀。其自述有吗啡、昂丹司琼、苯海拉明过敏反应史,尽管这些过敏史都没有记录在案。他目前正在接受的药物治疗有:静脉滴注氢吗啡酮,2mg/h;PCA,每 5 分钟给药 1mg;如果疼痛需要,口服氢吗啡酮 4mg,每 4 小时 1 次;芬太尼透皮贴剂,275μg/h,每 3 天更换 1 次;口服氯胺酮 20mg,每 3 小时 1 次;口服番泻叶 2 片,每日 2 次;口服多库酯钠 250mg,每日 2 次;聚乙二醇 3350,17g,每日 1 次;如果需要改善便秘,服用乳果糖 15ml;如果需要控制恶心或呕吐,口服劳拉西泮 2mg,4 小时 1 次;口服甲氧氯普胺 10mg,每 6 小时 1 次,治疗恶心或呕吐;静脉注射异丙嗪 25mg,每 4 小时 1 次,治疗恶心或呕吐;巴氯芬 10mg,每 8 小时 1 次,治疗打嗝;泮托拉唑 40mg,每日 1 次。你怎样评估他的治疗方案?

对于在家的患者,D.V. 的药物方案不需要如此复杂。重新核查每一个问题后,就可能进行简化。他在使用多种阿片类药物且过度使用 PCA 泵的情况下,并没有很好地管理他的疼痛,以致他的疼痛强度仍然有 7 分(范围为 0~10 分)。一旦开始 PCA 注射给药,就没有必要继续使用其他长效阿片类药物(如芬太尼透皮贴剂)或其他用于缓解突发疼痛的口服制剂。PCA 的使用剂量应为突发性疼痛的缓解剂量,应单独使用该方法后评定疼痛的缓解。一旦疼痛得到控制,如果患者能够吞咽,就可以考虑长效口服制剂。否则,将造成混乱。应该详细询问有阿片类药物过敏史的患者,让其描述所谓的变态反应的确切表现。阿片类药物导致的真正的变态反应非常罕见,患者往往将副作用误认为是变态反应,或是经历过阿片类药物释放组胺所产生的效应。氢吗啡酮,尤其是氢吗啡酮注射剂,比吗啡昂贵许多,且疗效不如吗啡,最好保留给真正对吗啡过敏的患者使用。

虽然 D.V. 在医院里每 3 小时使用一次氯胺酮,但在家庭环境中想继续保持这种方式是不太现实的。由于 D.V. 需经常给药,因此他和他的妻子可能更愿意停用该药,而用另一种药物进行替代。

D.V. 目前使用同一治疗类别的多种药物治疗便秘。更为谨慎的做法是大剂量使用同一药物,而不是按照低于最大推荐剂量的剂量同时使用两种药物。D.V. 可以使用更高的剂量番泻叶(最多 4 片/次,每日 2 次),然后,如果需要,可使用聚乙二醇 3350。

D.V. 也服用多种药物来控制他的恶心和呕吐。异丙嗪主要阻断组胺受体,如果眩晕是他恶心和呕吐的部分原因,可继续使用。注射用的盐酸异丙嗪可以转换为在家中使用栓剂。当患者或护理人员拒绝使用栓剂时,昂丹司琼可能是一个很好的选择。他曾经也服用劳拉西泮缓解恶心和呕吐;然而,苯二氮䓬类药物并不是有效的止吐药。它们主要用于控制与恶心和呕吐相关的焦虑,尤其是适用于化疗过程中常见的可预期的恶心和呕吐。如果体格检查发现肠鸣音减弱,甲氧氯普胺可能对控制 D.V. 的恶心和呕吐有效。它同样可以有效治疗呃逆,是否需要巴氯芬还需要再次评估。

案例 6-3,问题 2:在回家几天后,D.V. 问他的临终关怀护士:"你就不能给我一些东西来结束这一切吗?"他睡眠一直不好,厌倦服用这么多药物,并希望减轻自己强加给妻子的重担。

无论在姑息治疗中尽多大的努力,疾病终末期患者仍然会持续遭受痛苦。因此,为了结束痛苦,医务人员会不断面对患者要求结束其生命的请求。虽然存在争议,但大多数临床医生从道德上和法律上都明显不赞成这种做法[83-92]。尽管很多临床医生可以想象安乐死是可被接受的,但很少有人愿意主动参与结束患者的生命[93,94]。

少数患者经过深思熟虑后希望使用药物诱导镇静来减轻痛苦[95-102]。通过增加阿片类药物的剂量达到预期的镇静效果是不可取的。苯二氮䓬类、苯巴比妥类以及异丙酚等药物联合使用能成功诱导患者处于镇静状态。阿片类药物可持续控制疼痛并防止戒断综合征发生。

临终关怀护士可静脉滴注劳拉西泮诱导姑息性镇静，滴速为 1mg/h，如需要达到预期疗效，可以逐步增加剂量[88]。如果单独用咪达唑仑达不到预期镇静效果，可以在家中加用复方苯比妥栓剂。虽然姑息性镇静可能缩短寿命，平息生命终末期躁动的需求可为这类风险开脱，但只有在对其他姑息治疗方法均无效的严重情况下，姑息性镇静才是最后的办法，并且需同患者、其家人和其他临床团队成员就临床和伦理问题进行深入讨论后才能实施。

案例 6-3，问题 3：反复增加氢吗啡酮的注射剂量（其目前剂量为 25mg/h）对 D. V. 的疼痛管理几乎不起作用，且其在 24 小时内连续使用多达 120 次 PCA，这反映了他承受着持续性的疼痛。他自述疼痛等级为 8 分（最高 10 分）。在考虑姑息性镇静以前，D. V. 还可采用什么治疗措施？

在考虑姑息镇静之前，应彻底评估患者失眠、抑郁、疼痛等症状的程度。寻找失眠的原因，并进行治疗。想要进行姑息镇静的原因往往是疼痛管理效果不佳。多达 10% ~ 20% 的癌症患者的疼痛使用标准全身镇痛药可能效果不佳[103]。介入技术，包括鞘注阿片类药物和/或局部麻醉药的使用可能是有用的，但可能不适用于在家中的患者[104,105]。对于 D. V. 而言，按 0.5 ~ 1mg/（kg·h）的剂量静脉或皮下给予利多卡因，有助于严重神经性疼痛的处理[106-110]。利多卡因通过阻断钠通道而中断疼痛的传导（见第 55 章）。

D. V. 静脉注射利多卡因的初始剂量为 1mg/（kg·h）。由于利多卡因的半衰期短，不能给予弹丸式注射。经过一整晚，他弹丸式使用氢吗啡酮的次数减为 1 次。现在，他说他的疼痛程度为 1 分（总分 10 分），并且睡了一整晚，这还是这几个月来的第一次。在接下来的两天，氢吗啡酮的基础剂量逐渐减少至 5mg/h。他没有任何利多卡因中毒症状，如口周麻木、金属味或嗜睡。在接下来的两周，D. V. 继续使用利多卡因，而再没有使用氢吗啡酮，直至他在家里在他家人陪伴中去世。

（徐斑、叶晓莉　译，尹茜、魏薇　校，蒋学华　审）

参考文献

1. Lamers WM Jr. Defining hospice and palliative care: some further thoughts. *J Pain Palliat Care Pharmacother*. 2002;16:65.

2. Ryndes T, Von Gunten CF. The development of palliative medicine in the USA. In: Bruera E, Higginson I, Ripamonti C, eds. *Textbook of Palliative Medicine*. New York, NY: Oxford University Press; 2006:29.

3. World Health Organization. WHO Definition of Palliative Care. http://www.who.int/cancer/palliative/definition/en. Accessed March 27, 2011.

4. National Consensus Project for Quality Palliative Care. *Clinical Practice Guidelines for Quality Palliative Care*. 3rd ed; 2009. http://www.nationalconsensusproject.org/NCP_Clinical_Practice_Guidelines_3rd_Edition.pdf. Accessed August 29, 2015.

5. American Board of Medical Specialties. Specialties and Subspecialties. http://www.abms.org/member-boards/specialty-subspecialty-certificates/. Accessed August 29, 2015.

6. The Joint Commission. Advanced Certification for Palliative Care Programs. http://www.jointcommission.org/certification/palliative_care.aspx. Accessed August 29, 2015.

7. National Hospice and Palliative Care Organization (NHPCO). 2014 Edition NHPCO Facts and Figures: Hospice Care in America. http://www.nhpco.org/sites/default/files/public/Statistics_Research/2014_Facts_Figures.pdf. Accessed July 26, 2015.

8. Center Deaths, percent of total deaths, and death rates for the 15 leading causes of death: United States and each State, 2013. http://www.cdc.gov/nchs/data/dvs/LCWK9_2013.pdf. Accessed August 29, 2015.

9. Brinbaum HG, Kidder D. What does hospice cost? *Am J Pub Health*. 1984;74:689.

10. Friebert S, Williams C. NHPCO Facts and Figures: Pediatric Palliative and Hospice Care in America. National Hospice and Palliative Care Organization; 2015. http://www.nhpco.org/sites/default/files/public/quality/Pediatric_Facts-Figures.pdf. Accessed August 29, 2015.

11. Carroll JM et al. Issues related to providing quality pediatric care in the community. *Pediatr Clin North Am*. 2007;54:813.

12. National Hospice and Palliative Care Organization (NHPCO). Pediatric Concurrent Care; 2012. http://www.nhpco.org/sites/default/files/public/ChiPPS/Continuum_Briefing.pdf. Accessed August 29, 2015.

13. Electronic Code of Federal Regulations. Title 42–Public Health, Part 418—Hospice Care. http://www.ecfr.gov/cgi-bin/text-idx?rgn=div5;node=42%3A3.0.1.1.5. Updated July 23, 2015. Accessed July 26, 2015.

14. National Hospice and Palliative Care Organization (NHPCO). NHPCO Facts and Figures 2005 Findings. http://www.allhealth.org/briefingmaterials/NHPCO-NHPCOsFactsandFigures-2005Findings-760.pdf. Accessed September 7, 2015.

15. Centers for Medicare and Medicaid Services, Department of Health and Human Services. Medicare Program; FY 2016 Hospice Wage Index and Payment Rate Update and Hospice Quality Reporting Requirements; Final Rule (Codified at 42 CFR §418). *Fed Regist*. 2015;80:47142–47207. http://www.gpo.gov/fdsys/pkg/FR-2015-08-06/pdf/2015-19033.pdf. Accessed August 30, 2015.

16. Centers for Medicare and Medicaid Services, Department of Health and Human Services. Final FY2016 Wage Index. https://www.cms.gov/Medicare/Medicare-Fee-for-Service-Payment/Hospice/Hospice-Regulations-and-Notices-Items/CMS-1629-F.html. Accessed August 30, 2015.

17. Centers for Medicare and Medicaid Services, Department of Health and Human Services. Update to Hospice Payment Rates, Hospice Cap, Hospice Wage Index, and the Hospice Pricer for FY 2011 (Transmittal 2004, Change Request 7077); 2010. https://www.cms.gov/transmittals/downloads/R2004CP.pdf. Accessed September 7, 2015.

18. Medpac—Medicare Payment Advisory Council. *Report to the Congress: Medicare Payment Policy*. Washington, DC: Medpac—Medicare Payment Advisory Council; 2015;chap 12:285–312. http://www.medpac.gov/documents/reports/mar2015_entirereport_revised.pdf?sfvrsn=0 Accessed August 30, 2015.

19. The Express Scripts Lab. The 2014 Drug Trend Report. http://lab.express-scripts.com/drug-trend-report/

20. Centers for Medicare and Medicaid Services, Department of Health and Human Services. Announcement of Calendar Year (CY) 2014 Medicare Advantage Capitation Rates and Medicare Advantage and Part D Payment Policies and Final Call Letter; 2013:134–137. www.cms.gov/Medicare/Health-Plans/MedicareAdvtgSpecRateStats/Downloads/Announcement2014.pdf. Accessed August 30, 2015.

21. Centers for Medicare and Medicaid Services, Department of Health and Human Services. Part D Payment for Drugs for Beneficiaries Enrolled in Hospice—Final 2014 Guidance; 2014. https://www.cms.gov/medicare/medicare-fee-for-service-payment/hospice/downloads/part-d-payment-hospice-final-2014-guidance.pdf. Accessed August 30, 2015.

22. Centers for Medicare and Medicaid Services, Department of Health and Human Services. Part D Payment for Drugs for Beneficiaries Enrolled in Medicare Hospice; 2014. https://www.cms.gov/Medicare/Medicare-Fee-for-Service-Payment/Hospice/Downloads/2014-PartD-Hospice-Guidance-Revised-Memo.pdf. Accessed August 30, 2015.

23. Lucas C et al. Contribution of a liaison clinical pharmacist to an inpatient palliative care unit. *Palliat Med*. 1997;11:209.

24. American Society of Health-System Pharmacists. ASHP statement on the pharmacist's role in hospice and palliative care. *Am J Health Syst Pharm*. 2002;59:1770.

25. Snapp J et al. Creating a hospice pharmacy and therapeutics committee. *Am J Hosp Palliat Care*. 2002;19:129.

26. Lycan J et al. Improving efficacy, efficiency and economics of hospice individualized drug therapy. *Am J Hosp Palliat Care*. 2002;19:135.

27. Varga J. A prescription for drug cost savings. *Am J Hosp Palliat Care*. 2002;19:153.

28. Lee J, McPherson MF. Outcomes of recommendations by hospice pharmacists. *Am J Health Syst Pharm*. 2006;63:2235.

29. Hill RR. Clinical pharmacy services in a home-based palliative care program. *Am J Health Syst Pharm*. 2007;64:806.

30. Atayee RS et al. Development of an ambulatory palliative care pharmacist practice. *J Palliat Med*. 2008;11:1077.

31. Suhrie EM et al. Impact of a geriatric nursing home palliative care service on unnecessary medication prescribing. *Am J Geriatr Pharmacother*. 2009;7:20.

32. Kemp LO et al. Medication reconciliation in hospice: a pilot study. *Am J Hosp Palliat Care*. 2009;26:193.

33. Martin CM. Exploring new opportunities in hospice pharmacy. *Consult Pharm*. 2009;24:114.

34. Walker KA et al. Fifty reasons to love your palliative care pharmacist. *Am J Hosp Palliat Care*. 2010;27:511.

35. Herndon CM, Lynch JC. A mock "on-call" experience for pharmacy students in a pain and palliative care elective. *J Pain Palliat Care Pharmacother*. 2010;24:387.

36. Wilson S et al. Impact of pharmacist intervention on clinical outcomes in the palliative care setting. *Am J Hosp Palliat Care*. 2011;28(5):316–320.

37. O'Connor M et al. The palliative care interdisciplinary team: where is the community pharmacist? *J Palliat Med*. 2011;14:7.

38. Centers for Medicare & Medicaid Services. Local Coverage Determination (LCD): Hospice-Determining Terminal Status (L25678). https://www.cms.gov/medicare-coverage-database/indexes/lcd-state-index.aspx?s=6&DocType=Active&bc=AggAAAAAAAAA%3d%3d&#ResultsAnchor. Accessed August, 31, 2015.

39. Victoria Hospice Society. *Palliative Performance Scale (PPSv2), Version 2. Medical Care of the Dying*. 4th ed. Victoria, British Columbia, Canada: Victoria Hospice Society; 2006:120. http://www.victoriahospice.org/health-professionals/clinical-tools. Accessed April 13, 2016.

40. McMillan SC. Presence and severity of constipation in hospice patients with advanced cancer. *Am J Hosp Palliat Care*. 2002;19:426.

41. Mavity L. Constipation near the end of life. *J Palliat Med*. 2006;9:1502.

42. Librach SL et al. Consensus recommendations for the management of constipation in patients with advanced, progressive illness. *J Pain Symptom Manage*. 2010;40:761–773.

43. Relistor (methylnaltrexone bromide) [Prescribing information]. Philadelphia, PA: Wyeth Pharmaceuticals. http://labeling.pfizer.com/showlabeling.aspx?id=499. Accessed September 6, 2015.

44. Rauck RL. Treatment of opioid-induced constipation: focus on the peripheral mu-opioid receptor antagonist methylnaltrexone. *Drugs*. 2013;73:1297–1306.

45. Candy B et al. Laxatives or methylnaltrexone for the management of constipation in palliative care patients. *Cochrane Database Syst Rev*. 2011;(1):CD003448.

46. Licup N, Baumrucker SJ. Methylnaltrexone: treatment for opioid-induced constipation. *Am J Hosp Palliat Med*. 2011;28:59.

47. RedBook Online [database online]. Greenwood Village, CO: Truven Health Analytics, Inc. Updated periodically. Accessed September 6, 2015.

48. Del Fabbro E et al. Symptom control in palliative care—part II: cachexia/anorexia and fatigue. *J Palliat Med*. 2006;9:409.

49. Berenstein EG, Ortiz Z. Megestrol acetate for treatment of anorexia-cachexia syndrome. *Cochrane Database Syst Rev*. 2005;(2):CD004310.

50. Megace (megesterol acetate) [Prescribing information]. Princeton, NJ: ER Bristol-Meyers Squibb. http://dailymed.nlm.nih.gov/dailymed/drugInfo.cfm?setid=65b28775-ee59-88cf-e4d8-372c6c79ad14. Accessed September 7, 2015.

51. Morrison LJ, Solomon L. Dementia medications in palliative care #174. *J Palliat Med*. 2008;11:634.

52. Memantine for Alzheimer's disease. *Med Lett Drugs Ther*. 2003;45:73.

53. Buckley JS, Salpeter, SR. A risk-benefit assessment of dementia medications: systematic review of the evidence. *Drugs Aging*. 2015;32:453–467.

54. Perkins P, Dorman S. Haloperidol for the treatment of nausea and vomiting in palliative care patients. *Cochrane Database Syst Rev*. 2009;(2):CD006271.

55. Qaseem A et al. Evidence-based interventions to improve the palliative care of pain, dyspnea, and depression at the end of life: a clinical practice guideline from the American College of Physicians. *Ann Intern Med*. 2008;148:141.

56. Vignaroli E, Bruera E. Multidimensional assessment in palliative care. In: Bruera E, Higginson I, von Gunten CF, et al, eds. *Textbook of Palliative Medicine*. New York, NY: Oxford University Press; 2006:322.

57. Conill C et al. Symptom prevalence in the last week of life. *J Pain Symptom Manage*. 1997;14:328.

58. Solano JP et al. A comparison of symptom prevalence in far advanced cancer, AIDS, heart disease, chronic obstructive pulmonary disease and renal disease. *J Pain Symptom Manage*. 2006;31:58.

59. Jennings AL et al. Opioids for the palliation of breathlessness and terminal illness. *Cochrane Database Syst Rev*. 2001;(4):CD002066.

60. Gutstein HB, Akil H. Opioid analgesics. In: Brunton LL, Lazo JS, Parker KL, et al, eds. *Goodman & Gilman's: The Pharmacological Basis of Therapeutics*. 11th ed. New York, NY: McGraw-Hill; 2006:547.

61. Zebraski SE et al. Lung opioid receptors: pharmacology and possible target for nebulized morphine in dyspnea. *Life Sci*. 2000;66:2221.

62. Ferraresi V. Inhaled opioids for the treatment of dyspnea. *Am J Health Syst Pharm*. 2005;62:319.

63. Bausewein C et al. Non-pharmacological interventions for breathlessness in advanced stages of malignant and non-malignant diseases. *Cochrane Database Syst Rev*. 2008;(2):CD005623.

64. Smallwood N et al. Management of refractory breathlessness with morphine in patients with chronic obstructive pulmonary disease. *Intern Med J*. 2015;45:898–904.

65. Caraceni A et al. Is morphine still the first choice opioid for moderate to severe cancer pain? a systematic review within the European palliative care research collaborative guidelines project. *Palliat Med*. 2010;25:402–409.

66. Bickel K, Arnold R. *Fast Facts and Concepts #109. Death Rattle and Oral Secretions*. 3rd ed; 2008:109. http://www.mypcnow.org/#!blank/wz9l3. Accessed April 13, 2016.

67. Mercadante S. Death rattle: critical review and research agenda. *Support Care Cancer*. 2014;22:571–575.

68. Transderm Scop (scopolamine) [Prescribing information]. Parsippany, NJ: Novartis Consumer Health; 2014. http://dailymed.nlm.nih.gov/dailymed/drugInfo.cfm?setid=4d705c57-fa98-46e0-97f3-38e1b0ada76b. Accessed September 6, 2015.

69. Portenoy RK et al. Opioid use and survival at the end of life: a survey of a hospice population. *J Pain Symptom Manage*. 2006;32:532.

70. Joranson DE, Gilson AM. Pharmacists' knowledge of and attitudes toward opioid pain medications in relation to federal and state policies. *J Am Pharm Assoc (Wash)*. 2001;41:213.

71. U.S. Food and Drug Administration. Code of Federal Regulations Title 21. 21 CFR 1306.11(g). http://www.accessdata.fda.gov/scripts/cdrh/cfdocs/cfcfr/CFRSearch.cfm?fr=1306.11. Accessed September 6, 2015.

72. Vadalouca A et al. Pharmacological treatment of neuropathic cancer pain: a comprehensive review of the current literature. *Pain Pract*. 2012;12:219–251.

73. Piano V et al. Treatment for neuropathic pain in patients with cancer: comparative analysis of recommendations in national clinical practice guidelines from European countries. *Pain Pract*. 2014;1:1–7.

74. Mennett MI et al. Prevalence and aetiology of neuropathic pain in cancer patients: a systematic review. *Pain*. 2012;153:359–365.

75. Weissman DE. Fast Facts and Concepts #171. Methadone for neuropathic pain; 2006:171. http://www.mypcnow.org/#!blank/ari0c. Accessed April 13, 2016.

76. Cherny N. Is oral methadone better than placebo or other oral/transdermal opioids in the management of pain? *Palliat Med*. 2011;25:488–493.

77. Good P et al. Therapeutic challenges in cancer pain management: a systematic review of methadone. *J Pain Palliat Care Pharmacother*. 2014;28:197–206.

78. Methadone hydrochloride (methadone hydrochloride tablets) [Prescribing information]. Montvale, NJ: Ascend Laboratories, LLC; 2015. http://dailymed.nlm.nih.gov/dailymed/drugInfo.cfm?setid=aa8e14c1-fbfd-4e4d-b59e-2d4ae1ca815f. Accessed September 9, 2015.

79. Bruera E, Sweeney C. Methadone use in cancer patients with pain: a review. *J Palliat Med*. 2002;5:127.

80. Chou R et al. Methadone safety: a clinical practice guideline from the American pain society and college on problems of drug dependence, in collaboration with the heart rhythm society. *J Pain*. 2014;15:321–337.

81. Drug-induced prolongation of the QT interval and torsades de pointes. Lexi-Comp Online [database online]. Hudson, OH: Lexi-Comp, Inc. Updated January 11, 2013. Accessed September 7, 2015.

82. Duragesic (fentanyl transdermal system) [Prescribing information]. Titusville, NJ: Janssen Pharmaceuticals, Inc; 2014. http://www.duragesic.com/sites/default/files/pdf/duragesic_0.pdf. Accessed September 7, 2015.

83. Cato MA et al. Perspective on ASHP's assisted-suicide policy. *Am J Health Syst Pharm*. 1999;56:1672.

84. ASHP statement on pharmacist decision making on assisted suicide. *Am J Health Syst Pharm*. 1999;56:1661.

85. Stein GC. Assisted suicide: an issue for pharmacists. *Am J Health Syst Pharm*. 1998;55:539.

86. Dixon KM, Kier KL. Longing for mercy, requesting death: pharmaceutical care and pharmaceutically assisted death. *Am J Health Syst Pharm*. 1998;55:578.

87. Hamerly JP. Views on assisted suicide. Perspectives of the AMA and the NHO. *Am J Health Syst Pharm*. 1998;55:543.

88. Coombs Lee B. Views on assisted suicide. The aid-in-dying perspective. *Am J Health Syst Pharm*. 1998;55:547.

89. Vaux KL. Views on assisted suicide. An ethicist's perspective [published

correction appears in Am J Health Syst Pharm. 1998;55:1416]. *Am J Health Syst Pharm*. 1998;55:551.

90. Veatch RM. The pharmacist and assisted suicide. *Am J Health Syst Pharm*. 1999;56:260.

91. Evans, EW. Conscientious objection: a pharmacist's right or professional negligence? *Am J Health Syst Pharm*. 2007;64:139–141.

92. Oakman BN et al. Death with dignity; the developing debate among health care professionals. *Consult Pharm*. 2015;30:352–355.

93. Fass J, Fass A. Physician-assisted suicide: ongoing challenges for pharmacists. *Am J Health Syst Pharm*. 2011;68:846.

94. Rupp MT, Isenhower HL. Pharmacists' attitudes toward physician-assisted suicide. *Am J Health Syst Pharm*. 1994;51:69.

95. Kirk TW et al. National Hospice and Palliative Care Organization (NHPCO) position statement and commentary on the use of palliative sedation in imminently dying terminally 3 ill patients. *J Pain Symptom Manage*. 2010;39:914.

96. de Graeff A, Dean M. Palliative sedation therapy in the last weeks of life: a literature review and recommendations for standards. *J Palliat Med*. 2007;10:67.

97. Ghafoor VL, Silus LS. Developing policy, standard orders, and quality-assurance monitoring for palliative sedation therapy. *Am J Health Syst Pharm*. 2011;68:523.

98. Rady MY, Verheijde JL. Continuous deep sedation until death: palliation or physician-assisted death? *Am J Hosp Palliat Care*. 2010;27:205.

99. Hahn MP. Review of palliative sedation and its distinction from euthanasia and lethal injection. *J Pain Palliat Pharm*. 2012;26:30–39.

100. Quill TE et al. Last-resort options for palliative sedation. *Ann Intern Med*. 2009;151:421–424.

101. Salacz M, Weissman DE. Fast Facts and Concepts #106. Controlled Sedation for Refractory Suffering—Part I; 2004:106. http://www.mypcnow.org/#!blank/t0d2x. Accessed April 13, 2016.

102. Salacz M, Weissman DE. Fast Facts and Concepts #107. Controlled Sedation for Refractory Suffering—Part II; 2004:107. http://www.mypcnow.org/#!blank/m3r0z. Accessed April 13, 2016.

103. Afsharimani B et al. Pharmacological options for the management of refractory cancer pain—what is the evidence? *Support Care Cancer*. 2015;23:1473–1481.

104. Mercadante S. Managing difficult pain conditions in the cancer patient. *Curr Pain Headache Rep*. 2014;18:395–401.

105. Vissers KC et al. Pain in patients with cancer. *Pain Pract*. 2011;11:453–475.

106. McCleane G. Intravenous lidocaine: an outdated or underutilized treatment for pain? *J Palliat Med*. 2007;10:798.

107. Ferrante FM et al. The analgesic response to intravenous lidocaine in the treatment of neuropathic pain. *Anesth Analg*. 1996;82:91.

108. Bruera E et al. A randomized double-blind crossover trial of intravenous lidocaine in the treatment of neuropathic cancer pain. *J Pain Symptom Manage*. 1992;7:138.

109. Ferrini R, Paice JA. How to initiate and monitor infusional lidocaine for severe and/or neuropathic pain. *J Support Oncol*. 2004;2:90. www.supportiveoncology.net/journal/artides/0201090.pdf. Accessed January 13, 2008.

110. Thomas J. Fast Facts and Concepts #180. Parenteral Lidocaine for Neuropathic Pain; 2007:180. http://www.mypcnow.org/#!blank/sc824. Accessed April 13, 2016.

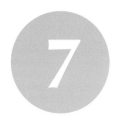

第7章 职业教育与实践

William W. McCloskey，Edith Claros，Carol Eliadi，and Beth Buyea

核心原则

		章节案例
①	跨专业教育合作组织（Interprofessional Education Collaboration，IPEC）的专家小组成员编写了一份报告，强调了跨专业教育（interprofessional education，IPE）的4项核心能力：①跨专业实践价值观和道德规范；②职责和责任；③跨专业沟通；④团队和团队合作。	案例7-1（问题1）
②	IPEC认为沟通是一项关键能力，但可能会受到医务人员间的人口统计学差异和职业差异所带来的负面影响。为了解决这个问题，IPEC报告鼓励所有团队成员在遇到与患者有关的问题时以尊重的方式进行交流。	案例7-2（问题1）
③	虽然人们应该了解IPE是什么，但明确哪些内容不属于IPE也很重要。由其他专业人员指导进行的高级药学实践（Advanced Pharmacy Practice Experience，APPE）轮转经历，不包括分担患者护理责任，不属于IPE范畴。	案例7-3（问题1）
④	早期接触IPE可提高学生对其专业价值的信心，鼓励他们尊重其他专业的贡献，并更好地使他们做好为患者提供帮助的准备。这些早期经历也增加了与其他专业合作的吸引力，减少对其他专业的任何刻板印象，并加强沟通技巧。	案例7-4（问题1）
⑤	IPE模式的要素之一是理解不同专业在处理病人的方案上可能有所不同。医疗团队意味着所有团队成员均需对患者护理负责任，不应由任何一个专业主导。	案例7-5（问题1）
⑥	IPE模式可以放在任何环境中，如教室、实验室和患者护理机构，这一点非常重要。无论在何种环境下，IPE相关活动都应代表"真实世界"的体验。	案例7-6（问题1）
⑦	尽管过去几年在推进IPE方面取得了进展，但从机构/组织层面到个人层面的实施过程中仍存在一些障碍。克服这些障碍对于继续努力使学生准备好与其他医务人员合作非常重要。	案例7-7（问题1）

跨专业教育（Interprofessional education，IPE）可以更好地帮助医学、药学、护理和其他医疗卫生专业的学生做好准备，使之在团队中进行协作并为患者提供更好的医疗服务[1]。IPE在最近受到了广泛关注，但IPE并非一个新的概念，其蕴含的理念已经存在了一段时间。IPE最初于20世纪40年代兴起；在20世纪60年代与改善初级保健的举措相吻合[2]。在20世纪70年代早期，医学研究所（Institute of Medicine，IOM）提出的"健康团队教育"是将药学与医学、护理学和口腔医学等一样，视为团队的组成部分[3]。但仍然存在一个值得关注问题，即包括药师在内的许多从业者，通常接受的培训都是与其他医务人员不同。这种教育分离可能会使从业者对其他医务人员对于患者治疗贡献的信仰和价值的认同产生不利影响[2]。2003年，IOM在其报告"健康职业教育：质量之桥"中解决了这个问题[4]。该报告强调应将跨专业实践纳入医疗卫生教育并为IPE建立核心竞争力。IOM 2003报告指出"所有医务人员都应作为跨专业团队的成员，接受相关培训，以提供以患者为中心的服务，并且强调在服务中应重视循证实践、质量改进方法和信息学的应用。"这些IOM的建议为医疗卫生专业提供了推动IPE发展所需的动力[2]。显然，随着慢性病患病率的不断增加以及提供医疗服务复杂性的增加，将跨专业方法应用于患者治疗是很重要的[2]。此外，包括2010年的患者保护和平价医疗法案在内的新的医疗保险方案，激发了以团队为中心的医疗方式的发展，例如以患者为中心的医疗之家（Patient-centered Medical Home，PCMH）概念，鼓励跨专业的团队合作提供初级医疗护理服务[5,6]。通过PCMH模式，医生与护士、药师、社会工作者和其他人员共同承担并管理复杂的患者治疗[7]。PCMH模式以患者自身为其医疗

服务的中心,拓展患者与医务人员之间的交流方式和机制,如患者与他们的医务人员之间的沟通技术(例如,电子邮件)的使用等[7]。虽然研究表明,医护专业人员的合作可以改善患者的治疗效果,但还需要做更多的工作来验证IPE 与患者良性预后的关系[8]。

我们希望读者将这些概念应用于后续章节,因为所提出的许多案例都可以作为 IPE 实践的一部分。此外,我们还希望学生将这些理念应用于他们自己所在机构的 IPE 活动中。

IPE 的核心竞争力

案例 7-1

问题 1:你参加了一个与药师、护士、医师助理和医学院学生的 IPE 研讨会。每周你们都会被分配案例进行小组讨论。你的初步印象是,这些练习主要是为了促进团队合作,但 IPE 还可以对其他某些方面有帮助吗?

跨专业教育合作组织(Interprofessional Education Collaboration,IPEC)是一个代表药学、护理、医学、骨科医学、口腔医学和公共卫生等学院的组织,组建了专家组来发展IPE 的核心竞争力。专家组报告最初发表于 2011 年[5],最近于 2016 年更新[6]。报告中强调的四项主要能力如下:①跨专业实践的价值观和道德规范;②职责和责任;③跨专业沟通;④团队建设与合作[5,6]。确定这些能力是为了在不同的医疗卫生专业间创造协调的工作机制,从而将核心内容纳入各自的课程并指导课程开展。这些能力还为终身学习奠定了基础,并为不同专业的教育计划认证机构提供信息以用于制定共同的认证标准[5,6]。

关于第一项能力,IPEC 报告认为跨专业的价值观和道德规范是建立专业和跨专业身份的重要因素。这些价值观和道德规范以患者为中心,并以提供患者医疗服务这个共同目标为基础。团队合作可以帮助患者、家属和社区预防、治疗疾病,促进整体健康以增加自我价值。除了以患者为中心外,该能力还有助于与患者、家属和医疗团队的其他成员建立起信任关系。同时,也期望团队成员在他/她的实践领域中依然保持自己的专业能力[5,6]。

第二项能力强调了 IPEC 对于了解专业职责和责任如何在为患者提供医疗服务,以及如何提高患者和民众的医疗卫生需求方面的相互补充的重要性。这种多样化的专业知识才是高效医疗团队的基础。当每个专业人员都知道其他人可以为患者医疗发挥什么作用时,治疗的协作将会更加高效[5]。药师应有效地向其他团队成员阐明,他们可以为执行治疗计划做些什么,特别是在预防和识别与药物相关的问题时。实践证明,共享职责也可以增强患者的治疗效果并降低成本[5]。例如,护士、社会工作者和药师可以合作制定出院计划,通过解决如何获得可及的社区医疗资源、药物依从性、患者教育和随访等问题来降低再入院的可能性[2]。IPEC 报告指出,每位成员都应该了解个人能力、知识和专业的局限性,并参与持续的跨专业发展以提高团队

表现[6,5]。

IPEC 报告还认为沟通是一项关键能力。专家指出,应该以积极和负责任的方式与患者、家属以及医务人员和非医务人员进行沟通。交流的关键包括拥有平易近人、见多识广、关怀和包容性等特征。倾听和鼓励其他成员发表意见也是交流的重要特征。以患者、家属和其他团队成员理解的方式来呈递信息可以帮助提高跨专业护理的安全性和有效性。

案例 7-2

问题 1:你是一个医疗团队中的一员,团队中有一个非常令人生畏的主治医师。你的团队正在评估一位患有上呼吸道感染的患者。你从医疗记录中注意到患者在服用华法林。主治医师指示住院医师开具一种你知道可能与华法林发生相互作用并可能增加出血风险的抗生素。你应该如何向主治医师表达你的疑虑?

医务人员之间可能存在的个体差异和专业差异(例如,老年主治医师和年轻药师),可能使沟通受到的不良影响。为了解决这个问题,IPEC 鼓励所有团队成员在遇到与患者有关的问题时以尊重的方式来表达。你应该礼貌、清楚地向主治医师提出你的疑虑,并提供循证证据来支持并说明相互作用的机制及严重性。尽管主治医师的态度令人生畏,但不进行交流可能会对患者造成伤害。能自信地提供和接收反馈有助于促进团队医疗工作的开展[5,6]。

IPEC 叙述的第四项能力——团队协作,是指为患者提供医疗服务这个共同目标而一起工作。IPEC 报告表明,团队合作不仅涉及共同解决问题,还需要建设性地管理与其他医务人员以及患者、家属产生的分歧。当权限与基于专业背景的权威相混淆时,团队内可能会产生冲突。始终以患者的临床结局为中心,通过团队协作公开解决任何潜在的争议,并且采取有效的沟通技巧等可以帮助建立一个更高效的团队。报告还指出,团队合作也意味着放弃一些专业自主权,当团队中不同专业的知识和经验被整合在一起以制定患者护理决策时,医疗卫生团队才算发挥最大作用[5,6]。

由于这种向团队合作的转变,包括药学、护理和医学在内的许多医疗卫生专业认证组织,现在将跨专业协作和团队合作作为其评价标准的一部分[9]。除医学毕业生外,药学院毕业生也必须能够作为团队的一部分与其他医护人员进行高效地合作。IPE 的基本原则是,如果来自不同医疗卫生专业的学生一起学习,他们将会更好地确定团队中各自的位置并为患者提供最佳的医疗服务[10]。正如 Brock 及其同事最近指出的那样,"医疗卫生教育必须更要像一个团队运动[11]"。

IPE 术语

与 IPE 相关的术语可能令人困惑,因为多学科、跨学科和跨专业的解释可能在文献中有所不同[2]。跨专业教育促进中心(the Centre for the Advancement of Interprofessional

Education, CAIPE）是一个致力于促进和发展 IPE 的英国组织。CAIPE 将 IPE 定义为"两个及以上专业人员之间相互学习来提高团队协作和医疗质量[12]"。"跨学科"这个术语虽然有时与"跨专业"这个词互换，但当治疗小组中有非医疗专业的人员（如护理助理）时使用跨学科更为合适[2]。但是，多学科这个术语不应该与跨学科混淆，前者是患者医疗服务的简单累加，几位医务人员会提供独立服务，每个人都负责自己的专业。如前所述，IPE 是一种更加协调的方法，会接纳许多不同转业的观点来进行整合协作，以优化患者治疗[2]。

案例 7-3

问题 1：你正在进行高级药学实践实习（Advanced Pharmacy Practice Experiences, APPE）轮转，并与一个患者医疗团队一起查房，其中包括医学、护理学和营养学学生。住院医师介绍了一例最近因心力衰竭加重而入院的老年患者的病例，并确定了治疗计划，而实际上并没有让团队中的任何人参与进来。你的经历是否被算作 IPE 的一个例子？

了解 IPE 是什么固然重要，但明确不属于 IPE 范畴的内容也很重要。例如，来自不同医疗卫生专业的学生在课堂环境中（例如药理学）学习相同的课题，但并不针对各自专业进行互动讨论相关病历材料，这不被视为 IPE[1]。另一个专业的教师向药学专业的学生授课也不是 IPE，除非包含了专业人员在为患者提供医疗服务时如何互动的一些内容[1]。此外，由其他专业人士指导 APPE 轮转但不分担患者护理责任，也不被视为 IPE。因此，案例 7-3 中描述的经历不被视为 IPE。显然，任何 IPE 活动的根本必须由代表着不同专业背景的学生共同参与其中。

在课程中加入 IPE

案例 7-4

问题 1：你在药学院的第一年中，将与其他医疗卫生专业的学生一起参加医疗卫生导论研讨课。一位同学抱怨说以后的课程她更愿意只与药学生一起上课。有其他医疗卫生专业学生共同参加的入门级课程会有什么潜在益处？

IPE 的目标是全面发展并提高跨专业团队知识、技能和态度方面的能力[9]。这不仅包括临床技能、沟通、解决冲突、团队建设能力，还有尊重其他医学专业人员的职责和责任[2]。最佳的方式是将 IPE 以纵向和横向整合的方式融入到整个课程中，可以在进入课程专业阶段之前向学生介绍协作、团队合作和以患者为中心的医疗服务的理念[9]。据报道，早期接触 IPE 可提高学生对其专业价值的信心，鼓励他们尊重其他专业的贡献，并让他们更好地为患者提供医疗服务做准备[13]。此外，无论学生具有何种的专业知识，IPE 计划中的早期教育经历增加了他们与其他职业合作的

意愿，减少对其他职业潜在的负面刻板印象，提高沟通能力[14]。

药学教育认证机构，即美国药学教育委员会（American Council for Pharmacy Education, ACPE），已将 IPE 纳入其《2016 年 PharmD 计划认证标准和指南》（2016 Standards and Guidelines for Accreditation for the PharmD program）[15]。其目标是确保药学院校在 PharmD 课程中纳入 IPE。《2016 年 ACPE 标准》（2016 ACPE Standards）标准的第 11 条特别强调了 IPE。为了达到这个标准，一些药学院的 PharmD 课程应做好准备使得"所有学生能够作为跨专业团队中的成员并发挥作用，在各种环境中提供初级、以患者为中心的医疗服务[15]"。该标准的关键要素包括跨专业团队驱动力（interprofessional team dynamics）、跨专业团队教育和跨专业团队实践。

该标准的跨专业驱动力包括价值观和道德规范、跨专业沟通、解决冲突以及履行跨专业职责和责任等问题。该标准表明"应在课程教学和药学实践经历导论（Introductory Pharmacy Practice Experience, IPPE）中引入、加强和实践这些技能，并在 APPE 实践的环境中证明其能力[15]。"

跨专业团队教育和团队实践标准的关键是共同协作来改善患者医疗服务。团队教育应包含模拟练习。在练习中，药学生可以与医学、护理和其他医疗卫生专业学生合作，以便更好地了解每个人在医疗团队的作用。团队实践应包括为患者直接提供医疗服务，这是共享决策过程的一部分。这个过程应包括与其他医疗工作者的面对面互动，旨在提高跨专业团队的效率[15]。

尽管有其优点，但并非每个学生最初都能理解或接受 IPE。有一些经过验证的方法可以评估个体接受 IPE 的能力。跨专业学习意愿量表（Readiness for Interprofessional Learning Scale, RIPLS）已被用作评估 IPE 态度和意愿的研究工具[16]。问卷一共有 19 项问题，旨在评估三个主要领域：团队合作和协作、专业身份以及职责与责任。跨学科教育感知量表（Interdisciplinary Education Perception Scale, IEPS）是另一种评估对 IPE 态度的工具[17]。该量表是一个 18 项问卷，其中包含 4 项次级衡量标准：能力和自主性、合作需求、实际合作及对他人价值的了解。RIPLS 和 IEPS 等评估工具已用于衡量 IPE 经历对学生的接受程度和态度产生的影响。尽管这两个工具和其他工具可用于衡量人们对 IPE 的行为或态度的变化，但它们并不能评估 IPE 可能对患者结局产生的影响[2]。

IPE 模式

创建一个高效的 IPE 模式首先要了解这只是提供患者直接医疗服务的第一步[2]。跨专业的环境可以帮助学生们从不同专业角度进行学习，这反而有助于提升他们自己本专业的技能，并更有效地在团队环境下工作[2]。重要的是，包括学生和医务人员在内的所有专业背景的代表都要与本专业以及跨学科环境进行交流。医疗机构还需要承诺将 IPE 纳入机构内所有计划的课程，以帮助 IPE 维持其未来的可行性[2]。

与其他医疗卫生专业的学生一样,药学生也应被视为任何 IPE 模式中必不可少的部分。在医疗卫生团队中,药师并不总是被认为是必要的,在建设 IPE 团队时需要解决这个问题[2]。理想的 IPE 团队应该包含药学生以及医学、护理、社会工作和营养学的学生[2]。

在创建团队时,必须考虑特定专业的社会化阶段[2]。医疗卫生学生的社会化被定义为"在职业实践过程中获得与该专业相关的知识、技能、价值观、职责和态度",并且可以通过代表该学科的语言、行为和举止来展示出上述特点[2]。在参与 IPE 模式工作时,学生保持自身专业背景非常重要。同样,在创建学生团队时,应该尝试平衡他们在专业社会化和教育上所处的阶段[2]。当 4 年级的医学生与没有经验的护理或药学生一组时,如果医学生占据了更主导的角色,可能会对其他学生的学习产生负面影响[2]。

案例 7-5

问题 1:M. M. 是一名 65 岁的退休男子,3 天前曾向他的医生讲述其存在逐渐加重的呼吸困难(气促)。自述过去两周脚踝肿胀症状加重,因此每天到傍晚穿鞋困难、爬楼梯不便。过去 1 周,食欲下降、伴恶心和呕吐,右上腹有压痛。患者诉过去 1 个月未服用药物,自认为药物对病情没有帮助。患者独自与他的狗一起住在一个多户住宅二楼的一套两居室小公寓里。他有一个女儿住在另一个州,在假期会来看望他。患者住院并诊断为慢性心衰竭性加重,目前已出院回家。医生、护士、社会工作者和药师是出院计划小组的成员,需与 M. M. 一起协作。药师对 M. M. 的照护方法与其他团队成员有何不同?

IPE 模式的一个要素是要理解不同的专业在患者照护方法上可能会有所不同。医学和药学倾向于关注消除或"排除"引起患者不适的病因,无论是医源性还是药源性的[2]。虽然医生主要关注 M. M. 的医学评估,但药师将判断他的药物是否导致了他认为的"这些药没有起作用"的情况。药师还将与 M. M. 合作制定一项加强他出院用药依从性的计划。该团队的其他成员,如护士和社会工作者,可以采取更全面的方法,从更广泛的角度解决患者的问题[2]。这包括考虑可能影响 M. M. 病情好转的任何家庭或环境问题,例如独居以及没有邻近的亲人时的自我照顾能力。他们可以做出相应的安排以确保 M. M. 在家里能够得到适当的赡养和照顾。护士还可以指导患者保持良好饮食习惯,识别病情恶化的早期症状和体征的重要性。从事社会工作或心理学专业人员,往往与患者或家属接触的时间更长,特别是在患者需要生活习惯或行为干预的时候[2]。关于不同专业进行患者照护差异的另一个需要关注的问题是,医学生通常接受培训成为临床问题的决策者,这一直是医学文化的一部分[18]。如前所述,团队医疗服务是指所有团队成员对患者治疗的共同责任,不应由任何一个专业主导。

案例 7-6

问题 1:你的大学有一个 IPE 日,医学、护理学、药学学生和助理医师学生将使用人体模型在疾病模拟案例中进行团队合作。这是一个提供 IPE 的合适策略吗?

IPE 模式是可以在各种环境中进行的,例如教室、实验室和患者实际照护环境。无论环境如何,与 IPE 相关的活动都应代表"真实世界"的体验[2]。模拟活动(模拟病人治疗环境)和研讨会形式的案例讨论更适合早期专业教育,因为参与者可以在其中交换信息。学生还可以在患者就诊时观察医疗服务提供者的活动,并反思每个人对患者医疗服务的作用。患者实际照护环境更适合具有更多经验的学生[2],除了更符合现实世界之外,它还能更有效地培养学生作为团队一员所需的信心和技能。在这种体验环境中,来自多个专业的临床医生会积极参与并担任榜样和导师,这对于模式的成功至关重要[2]。

Bridges 与其同事描述了 IPE 的三种不同实践模式,分别为教导模式、社区经历模式及跨专业的模拟模式[19]。教导式的重点是发展跨专业团队建设的能力、了解其他专业以及文化如何影响医疗卫生服务。学生们以小组形式工作,并参与社区服务项目。还有一个临床组成部分,来自不同专业的学生组成团队并在实习地点参加规定数量的课程。社区模式是学习不同专业人员如何通过合作为许多在家中缺乏护理的人提供患者医疗服务。指派学生小组进行家访,使他们接触到各种类型的家庭(例如,有多个孩子的医疗补助家庭,独居的老年人,临终关怀病人等)。每个团队都有一个项目,他们在课程结束时需要进行小组展示。通过模拟模式,来自不同专业的学生使用模拟人而不是真正的患者来促进跨专业的团队合作。尽管有多种不同的策略可以实现 IPE,但成功的 IPE 经历具有的共同特点包括责任、自信、问责、协调、沟通、信任、尊重自主和合作[19]。

IPE 的潜在阻碍

案例 7-7

问题 1:虽然我们认为 IPE 很重要,但它实施起来有什么障碍呢?

尽管在过去几年中,在推进 IPE 方面取得了进展,但从机构/组织层面到个人层面实施 IPE 的过程中仍然存在着一些障碍。克服这些障碍对于继续努力使学生准备好与其他医务人员合作非常重要。

在机构/组织层面,教学计划和教学要求可能因学科而异。由于认证机构标准各异,学生评估要求可能因专业而有所不同,并且学位课程涵盖主题的时间进度可能不一致。确定学生共同会面时间往往比较困难,并且可能没有可用的教室来容纳越来越多的学生。此外,尽管 ACPE 等认证机构规定了某些专业必须将 IPE 纳入课程,但不同专业在将 IPE 纳入课程上缺乏灵活性。在 IPE 领域缺乏受过培训的教师,且暂无足够的师资建设力量来解决这个问题。与 IPE 的合作可能受到机构、学科间地理位置分离的负面影响[2,20]。机构的管理部门必须提供必要的财务和其他资源来解决 IPE 中的一些潜在障碍。

个人层面的 IPE 也可能存在障碍。医疗卫生专业之间存在的态度差异可能会影响 IPE 的实施。已有证据表明,医务人员可能对彼此的临床知识和能力持否定意见[21]。Michalec 及其同事对包括药学在内的 6 个不同专业的 600 多名一年级学生进行了调查,评估了他们对自己以及其他医疗卫生专业的看法和刻板印象[21]。学生根据 9 个不同的明确属性(学术能力、专业能力、人际关系、领导能力、独立工作能力、团队合作能力、决策能力、实践技能和信心)对 6 种职业进行评分。大多数的属性中医学的评分最高,但其团队合作能力评分最低,这与团队医疗卫生的使命相悖。与其他专业(护理、职业治疗、物理治疗及夫妻和家庭治疗)相比,药学和医学在人际关系方面的得分很低。在与他人合作时,这是个负面因素。当然,这些只是学生在进行互动之前对其他医疗卫生专业的看法,但这可能反映了以团队为基础的患者照护时的潜在障碍。

全体员工都应了解 IPE 的价值,以便他们可以积极参与、实施其所在机构的计划。如果 IPE 反而导致工作量增加和时间受限,他们可能会拒绝实施 IPE[1]。

IPE 的未来

第一个挑战是维持过去几年 IPE 的发展动力,并提供必要的资源给予支持[22]。IPE 的扩展也被确定为未来的目标[23]。需要确定未来各专业之间合作的机遇,医疗卫生专业学生的教育需要将团队学习提升到常态,并提升患者的医疗服务质量[23]。相信在未来,学生和教师将有许多参与其他专业人员互动的机会,而且,这些经历将进一步促使他们共同努力来改善患者的治疗效果。

关于 IPE 仍有许多问题需要解决。需要有更客观的证据证明 IPE 在改善患者预后上的影响[24]。此外,对于还需要进行多少 IPE 才能使学习者获得 IPE 所需的能力,如何设置课程使 IPE 影响最大,以及进行 IPE 最有效模式是什么尚且还存在疑问[24]。

总结

各专业单独工作分别为患者提供医疗服务的传统医学模式可能导致沟通失效并且损害患者的安全。通过包括药师在内的医疗团队来协调患者的照护计划可以改善患者预后。IPE 可以有助于理解团队成员的职责和责任、改善沟通和使团队合作更为高效[8]。表 7-1 总结了组织参与 IPE 的一些建议。

表 7-1

跨专业教育参与的建议

1	将众所周知、可观察、可衡量的 IPE 理念渗透到组织中
2	来自不同医疗卫生专业的教职员工合作开发教学课程
3	整合课堂教学和实践,使学生有机会学习如何建立团队和进行团队协作,并了解共同工作是如何改善患者医疗服务的
4	要求将 IPE 学习经历纳入课程
5	学生需展现其具有如跨专业教育协作所列举的能力
6	促进和支持 IPE 的基础建设,包括教师开发 IPE 的时间以及跨各个专业的协作活动

来源:Adapted from Barnsteiner JH. Promoting interprofessional education. *Nurs Outlook*. 2007;55:144-150.

(王凌、徐铭宇 译,尹茜、魏薇、杜晓冬 校,蒋学华 审)

参考文献

1. Buring SM et al. Interprofessional education: definitions, student competencies, and guidelines for implementation. *Am J Pharm Educ*. 2009;73(4):59.
2. American College of Clinical Pharmacy. Interprofessional education: principles and application. A framework for pharmacy. *Pharmacotherapy*. 2009;29(3):145e–164e.
3. Institute of Medicine. *Educating for the Health Team*. Washington, DC: National Academy of Sciences; 1972.
4. Greiner A, ed. Institute of Medicine Report. *Health Professions Education a Bridge: To Quality*. Washington, DC: National Academies Press, 2003.
5. Interprofessional Education Collaboration. Core competencies for interprofessional collaborative practice. Report of an expert panel. 2011. Available at: https://ipecollaborative.org/uploads/IPEC-Core-Competencies .pdf. Accessed August 30, 2016.
6. Core competencies for interprofessional collaborative practice. 2016 Update. Available at: https://www.ipecollaborative.org/uploads/ IPEC-2016-Updated-Core-Competencies-Report_final_release_.PDF. Accessed February 20, 2017.
7. Rittenhouse DR, Shortell SM. The patient-centered medical home. Will it stand the test of health reform? *JAMA*. 2009;301:2038–2040.
8. Bressler T, Persico L. Interprofessional education: partnerships in the educational proc. *Nurs Educ Pract*. 2016:16 (1); 144–147.
9. Dacey M et al. An interprofessional service-learning course: uniting students across educational levels and promoting patient-centered care. *J Nurs Educ*. 2010;49:696–699.
10. Lapkin S et al. A systematic review of interprofessional education in health professional programs. *Nurse Educ Today*. 2013;33:90–102.
11. Brock T et al. Health care education must be more of a team sport. *Am J Pharm Educ*. 2016;80(1):1.
12. Centre for the Advancement of Interprofessional Education. Defining IPE 2002. http://caipe.org.uk/resources/defining-ipe/. Accessed August 25, 2016
13. Cooper H et al. Beginning the process of teamwork: design, implementation and evaluation of an inter-professional education intervention for first year undergraduate students. *J Interprofessional Care*. 2005;19:492–508.
14. Tunstall-Pedoe S et al. Students attitudes to understanding interprofessional education. *J Interprofessional Care*. 2003;17:161–172.
15. Accreditation Council for Pharmacy Education. Accreditation standards and key elements for the professional program in pharmacy leading to the doctor of pharmacy degree. "Standards 2016". 2016. Available at: https:// www.acpe-accredit.org/standards. Accessed August 28, 2016.
16. Parsell G, Bligh J. The development of a questionnaire to assess the read-

iness of health care students for interprofessional learning (RIPLS). *Med Educ*. 1999;33:95–100.

17. Lueccht RM et al. Assessing professional perceptions: design and validation of an Interdisciplinary Education Perception Scale. *J Allied Health*. 1990;19:181–191.

18. Leape LL, Berwick DM. Five years after to err is human: what have we learned? *JAMA*. 2005;293:2384–2390.

19. Bridges DR et al. Interprofessional collaboration: three best practice models of interprofessional education. *Med Educ Online*. 2011;16:60350. doi:10:3402/meo.v16i0.6035.

20. Lawlis TR et al. Barriers and enablers that influence sustainable interprofes-sional education: a literature review. *J Interprofessional Care*. 2014;28:305–310.

21. Michalec B et al. Dissecting first-year students' perceptions of health pro-fession groups. Potential barriers to interprofessional education. *J Allied Health*. 2013;42:202–213.

22. Schmitt MH et al. The coming of age for interprofessional education and practice. *Am J Med*. 2013;126:284–288.

23. Graybeal C et al. The art and science of interprofessional education. *J Allied Health*. 2010;39:232–237.

24. Nickol DR. Interprofessional education: what's now, and what's next. *J In-terprofessional Educ Pract*. 2015;1:1–2.

第 7 章　职业教育与实践

药物索引

主题索引